疫病早知道

田合禄 著

中国科学技术出版社
·北京·

图书在版编目（CIP）数据

疫病早知道 / 田合禄著 . — 北京：中国科学技术出版社，2022.1
（2024.4 重印）

ISBN 978-7-5046-9118-7

Ⅰ . ①疫… Ⅱ . ①田… Ⅲ . ①瘟疫—中医治疗法—研究 Ⅳ . ① R254.3

中国版本图书馆 CIP 数据核字 (2021) 第 147909 号

策划编辑	韩　翔　于　雷
责任编辑	方金林
文字编辑	秦萍萍
装帧设计	佳木水轩
责任印制	李晓霖

出　　版	中国科学技术出版社
发　　行	中国科学技术出版社有限公司发行部
地　　址	北京市海淀区中关村南大街 16 号
邮　　编	100081
发行电话	010–62173865
传　　真	010–62179148
网　　址	http://www.cspbooks.com.cn

开　　本	710mm×1000mm　1/16
字　　数	246 千字
印　　张	19
版　　次	2022 年 1 月第 1 版
印　　次	2024 年 4 月第 2 次印刷
印　　刷	北京顶佳世纪印刷有限公司
书　　号	ISBN 978-7-5046-9118-7/R · 2750
定　　价	45.00 元

内容提要

　　《医原》载:"人禀天地之气以生,即感天地之气以病。"《素问·至真要大论》曰:"百病之生也,皆生于风寒暑湿燥火,以之化之变也。"即万物皆生于天地之气中,天地是生命起源的基地,人与自然是一个统一的整体,人体受自然变化的直接影响,受天地二气的制约。天体运动导致天地之气上下升降失序,也必然导致人体脏腑气机升降失常而发生疾病。《诸病源候论》说:"人感乖戾之气而生病,则病气转相染易,乃至灭门,延及外人。"所谓"乖戾之气"亦有其时空规律性,我们只要掌握天体的运动规律,了解气候的周期变化,就能把握并预测疾病的发生规律,做到未病先防,以尽量避免疾病的发生或减少经济损失。

　　本书共4章,首先介绍了疫病,疫病自古有之,主要由"非时之气"引发,即五运六气学说中的客气和胜复之气;其次梳理了两千年来气候异常导致的疫病发生情况,并按五运六气学说的六十年甲子周期次序排列,找出疫病发生频次的规律及各年发生疫病的地区,即疫病发生的分野说,进而从气候变化、时间、空间等方面探讨疫病的发作规律;最后探讨了历代名医论治疫病的临床经验,为今后防治疫病打下了坚实的基础。全文层次清晰,有理有据,在总结前人经验的基础上,尚有启迪后世之意,实乃中医防治疫病不可多得的实用之书。

前　言

2003 年发生在我国的重症急性呼吸综合征（非典型性肺炎）——寒疫病震撼了世界，不仅引起了中国人对现代疫病的重视，还引起了世界各国人民对现代疫病的关注。疫病严重威胁着人类的生命，因此我们有必要对疫病的发生和流行进行深入研究，以利于将来对疫病的防治。

在我国漫长的历史进程中，古人记载了其与疫病的斗争，以及中医药在疫病防治中发挥的重大作用，并创立了独具特色和优势的理论和方法，特别是五运六气学说，其对疫病的预防和治疗做出了突出的贡献。中国数千年的历史文献对历代疫病的发生流行情况都有比较完整的记载，这是我们今天研究疫病的宝贵遗产。

首先，我们研究了《黄帝内经》五运六气学说，发现气候的异常变化是导致疫病发作的主要原因，并得到了历史记载疫病发作因素统计学的支持。其中社会政治因素只会影响疫情发展的轻重程度，而不是疫病发作的主要因素。社会稳定，政府可以发挥疫病防治的主导作用，疫情就会得到控制，而不至于发生大面积的流行；反之，如果社会不稳定，政府无力参与疫病的防治工作，则会导致疫病大面积流行。

其次，我们根据历史文献的记载，梳理出两千年来气候异常变化导致的疫病发生情况，按五运六气学说的六十年甲子周期次序排列，找出其中疫病发生频次的规律，再找出各年发生疫病的地区，即疫病发生的分野说，进而从气候变化、时间、空间等方面探讨疫病发作流行的规律，为将来疫病的预防做贡献。

最后，我们探讨了历代名医论治疫病的临床经验，总结其治疗疫病的理法方药原则及预防经验，为今后防治疫病打下了坚实的基础。

　　本书不仅深入研究了五运六气学说预测气候异常导致疫病发生的系统理论，还探讨了疫病发作地区的分野情况，希望能起到疫病早知道的作用，同时并附以历代名医治疗疫病的经验，作为临证之参考，以免动手便错。

　　本书在编写中引用了一些学者（特别是宋正海先生及张剑光先生）的成果，在此表示感谢。

滑县田合禄

于龙城桃园书屋

目　录

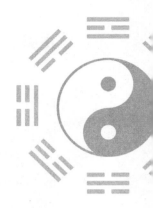

第1章 绪 论

    2003年春发生在我国的重症急性呼吸综合征（非典型性肺炎，以下简称"非典"）是一种急性传染性疾病，中医称之为疫病。这次疫病的发生，不仅震撼了中国人，也震撼了国际社会，成为世界医学史上的一件大事。通过全国有关部门的大力协作，我们不仅控制并战胜了这次"非典"疫情，还唤醒了医务工作者对今后疫病发生的重视。在这次"非典"战斗中，中医药防治虽然发挥了特别突出的作用，但也显得有些仓促，认识纷乱而不统一，没有完全发挥出中医药应有的作用，这就要求我们中医医务工作者，要认真学习中医基础理论中有关疫病的论述，特别是《黄帝内经》五运六气中有关疫病内容的论述，其理法俱全，指导着历代中医与疫病做斗争，并取得了辉煌成就。历代医家运用中医方法防治疫病的经验，是我们今天迎战疫病的宝贵财富，应认真总结，以利将来。以史为鉴，胸有成竹，有备迎战，这就是我写此书的目的。

一、疫病含义简释

    治疗疫病，首先必须了解什么是疫病。《说文解字》说："疫，民皆病也"，"皆"字说明疫病具有一定的广泛性。《大戴礼记·盛德》王聘珍解诂："疫，病流行也"，说明疫病有传染性。《汉书·刑法志》颜师古注："疫，疠病也。"《后汉书·钟离意传》李贤注："疫，疠气也。"《左传·昭公四年》洪亮吉诂："疠，恶疾也。"故有时合称"疫疠"，说明疫病是一种伤亡较严重且具有传染性或流行性特征的疾病。古代医学家对此多有记载，如《素问·刺法论》说："五疫之至，皆相染易，无问大小，病状相似"；《诸病源候论》说："人感乖戾之气而生病，则病气转相染易，乃至灭门，延及外人"。明代吴又可《温疫论》说："时疫能传染于人""病偏于一方，延门阖户，众人相同"。清代熊立品《瘟疫传证汇编》说："阖境延门，时气大发，瘟疫盛行，递相传染。"杨栗山《伤寒瘟疫条辨》说："凶年温病流行，所患者众，最能传染人，皆惊恐呼为瘟疫。"莫牧士《研经言》说："疫者役也，传染之时，病状相若，如役使也。"张凤达《增订伤暑全书》叶子雨按："疫者，犹徭役之谓，大则一郡一城，小则一村一镇，比户传染……如不传染，便非温疫。"因此，《中医疫病学》将中医疫病定义为：疫病是一类传染性极强、可造成大面积流行、起病急、危害大、不论性别和年龄、临床表现相似的疾病的总称。

二、疫病发展史述要

中国是一个古老的文明古国，有着悠久的历史，在这历史长河中，记载了我们祖先无数的创造和发明，其中之一是中国人与疫病的斗争。我们的祖先给我们留下了一部在世界范围内独一无二的、完整连续的3000年疫病流行史，这部宝贵的遗产，为我们今天防治疫病提供了宝贵的经验。我们要以史为鉴，预防未来疫病的发生。

据现有文献资料看，《黄帝内经》是第一部总结古人与疫病斗争的医书，书中总结了气候变化异常导致疫病发作的系统规律，提出了六气致疫的基本原理，阐述了疫病发作的病因病机、治疗原则及部分治疗经验，我们将在第 2 章重点论述。

到了汉代，疫病发作有 42 次之多。伟大医学家张仲景在《黄帝内经》及其他医学著作理论总结了其治疗疫病的经验，写出了我国第一部治疗疫病的不朽临床著作——《伤寒杂病论》，该书理法方药俱全，是一部活人救命之书，其功大矣，我们将在第 4 章进行重点论述。

至魏晋南北朝时期，文献记载有 74 次疫病发生。唐代较大的疫病有 21 次，宋代疫病至少发生 42 次，金元时代疫病发作 31 次。宋金之际是疫病发作的一个小高峰，故出现了刘完素、李东垣等治疫大家。刘完素创寒凉治疫法，李东垣以"气虚阴火"论病机，"内伤热中"辨疫证，"甘温除热"治疫病，创普济消毒饮、补中益气汤等治疫名方。

到了明清时期，我国疫病发生频次增多，培育出不少治疫大医学家。如吴又可、叶天士、余师愚、吴鞠通、戴天章、杨栗山、刘松峰等，多有名著留存于世。

三、疫病的分类

《黄帝内经》在总结前人治疫经验时将疫病划分为五种，即金疫、火疫、木疫、土疫、水疫五种。《伤寒例》将疫病分为寒疫、温疫两种，即春分以后、秋分以前感非时之寒者，为寒疫；秋分以后、春分以前感非时之温者，为温疫。其后中医文献所记载的疫病病名就较为繁多了，如伤寒、寒疫、瘟疫、霍乱、疫痢、疫疹、疫斑、大头瘟、蛤蟆瘟、软脚瘟、羊毛瘟、疫痧、疫喉痧、吊脚痧、鼠疫等，由此可以看出，疫病包含的病种是很多的。对于这些眼花缭乱的疫病病名，让人觉得很乱，于是刘松峰在《松峰说疫》中将疫病分为寒疫、温疫（瘟疫）、杂疫三种。刘氏所论寒疫、瘟疫都以六经传变为特点。杂疫类似内伤杂病，不过请注意，《伤寒例》所说的"寒疫"与刘松峰所说的"寒疫"内涵是不同的,《伤寒例》所说的寒疫发生在春分以后到秋分以前的时间段里,有非时之暴寒抑郁阳气火气所致,而刘松峰所说的寒疫四时皆有,病性属寒。我们认为,虽然刘氏这种提纲挈领式的归类有利于临床应用,但不如寒疫、燥热疫、湿热疫、杂疫归类更明白。值得特别注意的是,按照《黄帝内经》理论,寒疫必有郁热,病性不是单纯的寒;燥热疫必有中寒,不是单纯的热,其辨证按《伤寒论》的三部六经,详见拙著《五运六气临床应用大观》。

关于疫病的分类,在中医学术界存在"伤寒与温疫"之争和"温病与温疫"之争。关于伤寒与温疫的区别,目前中医学术界已达成共识,认为其属于两类性质不同和辨证论治方法亦不同的疾病。但伤寒与寒疫的关系,目前仍无定论,涉及对《伤寒论》的认识和评价,我们的观点倾向于《伤寒论》所论伤寒当属疫病,即为寒疫。虽然我们赞同《伤寒论》所论伤寒属于寒疫,但不是说与一般的伤寒外感病没有区别,寒疫传染,但伤寒一般不传染。关于温病与温疫,历史上存在两种观点,一是认为"温瘟无别",名异实同,如明代吴又可等;二是认为两者截然不同,传染者为温疫,不传染者为温病,如清代周扬俊、雷丰等,认为"温热本四时之常气,瘟疫乃天地之厉气,岂可同日而语哉"?目前中医学术界一般认为,温疫属于温病中具有强烈传染性,并可以引起流行的一类疾病,来势猛,危害大于一般温病,将温疫隶属于温病。我们的观点倾向于周扬俊,并建议用"瘟疫"之名,不用"温疫"之名。这样就可以建立起独立的"中医疫病学",屹立于一般中医外感病之外,另立门户。将传染的外感病归属于中医疫病,将不传染的外感病归属于内科一般外感病。疫病主要由"非时之气"引发,即五运六气学说中的客气或胜复之气引发,而一般外感病主要是由时令之气引发,即五运六气学说中的主气引发,将它们分开是必要的。

第2章 《黄帝内经》论疫病

　　《黄帝内经》认为，自然界中的万物——包括人在内，都是天地气交的产物。如《素问·至真要大论》说："本乎天者，天之气也；本乎地者，地之气也。天地合气，六节分而万物化生矣。"《素问·宝命全形论》说："天覆地载，万物悉备，莫贵于人。人以天地之气生，四时之法成。""人生于地，悬命于天，天地合气，命之曰人。"把生命看作是自然界发展到一定阶段的必然产物，是物质世界的一部分。天地是生命起源的基地，有了天地，然后"天覆地载，万物方生"（《素问·阴阳离合论》）。把人看作是一个小宇宙，天人一理，人与自然环境是一个统一的整体。由此得知，天地是人类赖以生存的必要条件，人体受天地自然界变化的直接影响，人体的生长发育受天地二气的制约。或者说人体必须适应天地的变化，即与天地同呼吸。所以《灵枢·邪客》说："人与天地相应也"；《灵枢·刺节真邪》说，人"与天地相应，与四时相副，人参天地"；《灵枢·岁露》说："人与天地相参也，与日月相应也"；《周易·乾·文言传》也说，人要"与天地合其德，与日月合其明，与四时合其序，与鬼神合其吉凶。先天而不违，后天而奉天时"。所以《黄帝内经》设有《生气通天论》《阴阳系日月》《藏气法时论》《四时调神大论》《顺气一日分四时》等及运气七篇大论来论述人与自然相关的问题。我在拙著《中医运气学解秘》一书中，曾设"天人相应整体观"专节来论述，阐释人在生理病理方面与自然相应的关系。当人体不能适应自然界气候变化的时候，就要发生疾病。所以《素问·至真要大论》说："百病之生也，皆生于风寒暑湿燥火，以之化之变也。"

清代名医石寿棠在《医原》中说："人禀天地之气以生，即感天地之气以病。"就是说，人体疾病的发生与天时气候有密切的关系，而气候的变化源于天体运动的变化。《素问·天元纪大论》说："天有五行御五位，以生寒暑燥湿风"，而且人"与天地相应，与四时相副""与日月相应"，由此可知，人体疾病的发生，也与天体运动有着密切关系。一旦天体的运动导致天地之气上下升降失序，也必导致人体脏腑气机运动升降失常而发生疾病。《黄帝内经》的作者在实践活动中观察到，天体的运动存在着有节律性的周期运动规律，影响着自然变化，并从中发现了五运六气的多种周期规律，从而总结出五运六气学说及六十年甲子周期规律。这是对人类文明的一大贡献。

万物皆生于天地之气，那么导致疾病发生的生物病原体，也必然脱离不了自然界变化规律的影响，因此，生物病原体是有一定规律可循的。任何生物体都有它一定的生存环境，离开这个环境，它就无法生存，所以由生物病原体导致的一切疾病，都有其时空规律。我们只要掌握天体的运动规律，了解气候的周期变化，就能把握并预测疾病的发生规律，做到未病先防，以避免疾病的发生及经济损失。这就要求我们要认真学习五运六气学说，请看拙著《中医运气学解秘》。

但有学者却说，运气学说只强调外因的决定作用，可用于群体而难施于个人，机械地规定时空关系，不能解释一气之下为何发病不同、虚实各异。其实这是对五运六气学说无知的说法，试问为什么在一气之下南北方及同一地的山上、山下气温不同？为什么在一气之下南北方生长的动植物不同，同一地山上山下生长的动植物也不同？为什么是三月而不是四月桃花开？为什么是四月而不是三月杏花开？为什么是五月而不是六月梨花开？为什么香蕉树、椰子树等只能生长在南方热带？而柿子树、杨树、榆树等只能长在北方？你懂得人"与天地相应""与日月相应"的内涵吗？这一切你都没有深刻了解，为何指手画脚指责运气学说。悲哉！中医的灵魂、中医的精华都葬送在他们的手里了。我们在这里要大声疾呼，是拯救运气学说的时候了，希望热心中医的同仁行动起来吧！人也是自然界万物之一，同动植物一样，也会受到时空的影响。所谓时，天时也，如三月、四月之谓也。所谓空，地理也，如南北、山上山下也。故在同一气之下，发病不同、虚实各异。

一、疫病的发生与气候变化密切相关

最早规律且系统地论述疫病的是《黄帝内经》。我们参考余霖《疫疹一得》"运气便览"、顾植山《疫病钩沉》及拙著《中医运气学解秘》，将其内容概括为表 2-1 至表 2-6。

表 2-1　辰戌年太阳寒水司天疫病表

司天之气	年份	运气特点及运气关系	气象特点	疫病易发时间及可能程度	疫病特点及定位
辰戌年太阳寒水司天	壬辰、壬戌	岁木太过，风气流行，寒政大举，火发待时，气生运顺	多风偏寒湿，郁火时发	初之气☆☆☆（阴历正月、二月）	民乃疠，温病乃作，病发心脾，证多风寒湿
	戊辰、戊戌	岁火太过，寒水来复，气克运，天刑，变化剧烈	忽冷忽热，变化无常	初之气☆☆（阴历正月、二月）	民乃疠，温病乃作，病发心肺，证多寒热错杂
	甲辰、甲戌	岁土太过，雨湿流行，运克气，不和、岁会，同天符	雨水偏多，易发水灾	初之气☆☆☆（阴历正月、二月）	民乃疠，温病乃作，病发心肾，证多寒湿

（续表）

司天之气	年份	运气特点及运气关系	气象特点	疫病易发时间及可能程度	疫病特点及定位
辰戌年太阳寒水司天	庚辰、庚戌	岁金太过，燥气流行，寒政大举，运生气逆	气温偏低	初之气☆☆（阴历正月、二月）	民乃疠，温病乃作，病发心肝，证多寒燥
	丙辰、丙戌	岁水太过，寒气流行，水齐土化，天符年，变化较大	多寒湿	初之气☆☆☆（阴历正月、二月）	民乃疠，温病乃作，病发心，证多寒热

注：☆☆☆为疫情程度强；☆☆为疫情程度次强；☆为疫情程度较小

由表2-1可知，辰戌太阳寒水十年疫病多发生在初之气（阴历的正月、二月），初之气的主气是厥阴风木、客气是少阳相火，春行夏令，风火相值，风助火威，出现高温。然而司天之气是寒水，水能克火，使风火内郁、不得舒畅而致病，病发三焦肝脾肺。

表2-2 卯酉年阳明燥金司天疫病表

司天之气	年份	运气特点及运气关系	气象特点	疫病易发时间及可能程度	疫病特点及定位
卯酉年阳明燥金司天	丁卯、丁酉	岁木不及，燥气流行，气克运，天刑，变化剧烈	燥火胜复，气候多变，易发旱灾	二之气☆☆☆，终之气☆（阴历三、四、十一、十二月）	二气疠大至，终气病温，灾三宫，病肝
	癸卯、癸酉	岁火不及，寒乃大行，运克气不和，同岁会	平气年	二之气☆☆☆，终之气☆（阴历三、四、十一、十二月）	二气疠大至，终气病温，灾九宫，病心肝
	己卯、己酉	岁土不及，风气流行，木兼土化，风燥横行，运生气逆	多风燥	二之气☆☆☆，终之气☆（阴历三、四、十一、十二月）	二气疠大至，终气病温，灾五宫，病脾肝
	乙卯、乙酉	岁金不及，炎暑流行，风燥横行，金火合德，太乙天符，变化剧烈	多燥热	二之气☆☆☆，终之气☆（阴历三、四、十一、十二月）	二气疠大至，终气病温，灾七宫，病肝疫，病急暴

（续表）

司天之气	年份	运气特点及运气关系	气象特点	疫病易发时间及可能程度	疫病特点及定位
卯酉年阳明燥金司天	辛卯、辛酉	岁水不及，湿气流行，土兼水化，气生运顺	平气年	二之气☆☆☆，终之气☆☆（阴历三、四、十一、十二月）	二气疠大至，终气病温，灾一宫，病肝肾

注：☆☆☆为疫情程度强；☆☆为疫情程度次强；☆为疫情程度较小

　　由表 2-2 可知，卯酉阳明燥金十年疫病多发生在二之气（阴历三、四月）和终之气（阴历十一、十二月），二之气的主气是少阴君火、客气是少阳相火，是臣（少阳相火）临君（少阴君火）位。《素问·六微旨大论》说："臣位君则逆，逆则其病近，其害速"，且司天之气是清凉燥气，凉燥外束，二火内郁，故致"二之气……疠大至，民善暴死"。终之气的主气是太阳寒水、客气是少阴君火，冬行春夏之令，应寒不寒，"阳气布，候反温"，故"民病温"。

表 2-3　寅申年少阳相火司天疫病表

司天之气	年份	运气特点及运气关系	气象特点	疫病易发时间及可能程度	疫病特点及定位
寅申年少阳相火司天	壬寅、壬申	岁木太过，风行脾病，运生气逆，同岁会	多风偏热	初之气、二之气☆☆（阴历正月至四月）	初气温病起，二气火郁，风火刑伤脾肺
	戊寅、戊申	岁火太过，炎暑流行，天符年，变化较大	火热蒸腾，寒乃时至	初之气、二之气☆☆☆（阴历正月至四月）	温病乃起，火热伤肺
	甲寅、甲申	岁土太过，雨湿流行，风热参布，气生运，顺化	雨水偏多，易发水灾及旱灾	初之气、二之气☆☆（阴历正月至四月）	温病乃起，易伤肺肾，证多湿热
	庚寅、庚申	岁金太过，燥气流行，天刑之年，变化剧烈	燥热之年，易发旱灾	初之气、二之气☆☆（阴历正月至四月）	温病乃起，易伤肝肺，证多燥热

（续表）

司天之气	年份	运气特点及运气关系	气象特点	疫病易发时间及可能程度	疫病特点及定位
寅申年少阳相火司天	丙寅、丙申	岁水太过，寒乃流行，运克气不和，变化较大	温度偏低，大雨时降，暴雨成灾	初之气、二之气☆☆（阴历正月至四月）	温病乃起，易伤心肺，证多寒热

注：☆☆☆为疫情程度强；☆☆为疫情程度次强；☆为疫情程度较小

由表2-3可知，寅申少阳相火十年疫病多发生在初之气（阴历正月、二月）和二之气（阴历三、四月），初之气的主气是厥阴风木、客气是少阴君火，而且司天之气又是少阳相火，风助二火，"候乃大温，温病乃起"。二之气的主气是少阴君火、客气是太阴湿土，湿遏火郁，"其病热郁于上，咳逆呕吐，疮发于中，胸嗌不利，头痛身热，昏愦脓疮"，如2003年之"非典"。

表2-4　丑未年太阴湿土司天疫病表

司天之气	年份	运气特点及运气关系	气象特点	疫病易发时间及可能程度	疫病特点及定位
丑未年太阴湿土司天	丁丑、丁未	寒湿流行，阴专其政，岁木不及，燥乃大行，金兼木化，运克气不和	寒雨数至，冬季偏冷	二之气☆☆☆（阴历三、四月）	温疠大行，灾三宫、寒湿、木郁，木发脾疫
	癸丑、癸未	寒湿流行，岁火不及而内郁，运生气小逆	寒雨数至，局部水旱灾，秋偏燥，冬偏冷	二之气☆☆☆（阴历三、四月）	温疠大行，灾九宫、寒湿、火郁，火发肺疫
	己丑、己未	岁土不及，风乃大行，木兼土化，太乙天符，变化剧烈	多阴雨风冷，易发水灾	二之气☆☆☆（阴历三、四月）	温疠大行，灾五宫、湿盛、土郁，土发肾疫

（续表）

司天之气	年份	运气特点及运气关系	气象特点	疫病易发时间及可能程度	疫病特点及定位
丑未年太阴湿土司天	乙丑、乙未	岁金不及，炎火乃行，湿土司天，湿火交争，气生运顺	暑雨数至	二之气☆☆☆（阴历三、四月）	温疠大行，灾七宫，寒湿、火郁、金疫。证多湿热
	辛丑、辛未	岁水不及，湿气大行，火气内郁，同岁会，气克运，天刑	寒湿年，冬季寒冷	二之气☆☆☆（阴历三、四月）	温疠大行，灾一宫，寒湿、水郁，水发心疫

注：☆☆☆为疫情程度强；☆☆为疫情程度次强；☆为疫情程度较小

　　由表 2-4 可知，丑未太阴湿土十年疫病多发生在二之气（阴历三、四月），二之气的主气和客气都是少阴君火，而司天之气是太阴湿土，湿遏火郁，疫病作焉。如 2003 年癸未年，加之癸年火运不及，寒气流行，与司天之气湿气合为寒湿，火郁更甚，郁火发作刑肺，于是非典型性肺炎大发作了。

表 2-5　子午年少阴君火司天疫病表

司天之气	年份	运气特点及运气关系	气象特点	疫病易发时间及可能程度	疫病特点及定位
子午年少阴君火司天	壬子、壬午	岁木太过，风气流行，运生气逆	多风偏燥热	五之气☆（阴历九、十月）	病温，易伤肝脾肺，证多风热
	戊子、戊午	岁火太过，炎暑流行，天符年，变化较大	温度高，气候偏燥	五之气☆☆（阴历九、十月）	病温，易伤心肺，证多燥热
	甲子、甲午	岁土太过，雨湿流行，气生运顺	雨水偏多，易发水灾	五之气☆☆（阴历九、十月）	病温，易伤脾肺，证多湿热
	庚子、庚午	岁金太过，燥气流行，气克运，天刑，变化剧烈	燥热年，易发旱灾	五之气☆（阴历九、十月）	病温，易伤肺，证多燥热

（续表）

司天之气	年份	运气特点及运气关系	气象特点	疫病易发时间及可能程度	疫病特点及定位
子午年少阴君火司天	丙子、丙午	岁水太过，寒气流行，运克气，不和，变化大	降水偏多	五之气☆（阴历九、十月）	病温，易伤肾肺，证多寒热

注：☆☆☆为疫情程度强；☆☆为疫情程度次强；☆为疫情程度较小

由表 2-5 可知，子午少阴君火十年疫病多发生在五之气（阴历九、十月），五之气的主气是阳明燥金、客气是少阳相火，应凉不凉，且相火被清凉金气所郁，郁极而发，温病发作。

表 2-6　巳亥年厥阴风木司天疫病表

司天之气	年份	运气特点及运气关系	气象特点	疫病易发时间及可能程度	疫病特点及定位
巳亥年厥阴风木司天	丁巳、丁亥	岁木不及，燥气大行，金兼木化，天符年，变化较大	多风偏燥	终之气☆☆（阴历十一、十二月）	其病温疠，灾三宫，易发肝脾疫，证偏风燥
	癸巳、癸亥	岁火不及，寒乃大行，气生运顺，同岁会，变化平和	平气年	终之气☆（阴历十一、十二月）	其病温疠，灾九宫，易发脾肾疫，证多风火
	己巳、己亥	岁土不及，风乃大行，气克运，天刑，变化剧烈	风多，善行数变	终之气☆☆（阴历十一、十二月）	其病温疠，灾五宫，易发脾疫，证多风火
	乙巳、乙亥	岁金不及，炎火乃行，火兼金化，运克气，不和，变化较大	风燥火热，胜复更作	终之气☆（阴历十一、十二月）	其病温疠，灾七宫，易伤肝脾肺，证多风热
	辛巳、辛亥	岁水不及，湿其流行，运生气逆	平气年	终之气☆（阴历十一、十二月）	其病温疠，灾一宫，易伤脾肾，证多风湿

注：☆☆☆为疫情程度强；☆☆为疫情程度次强；☆为疫情程度较小

由表2-6可知，巳亥厥阴风木十年疫病多发生在终之气（阴历十一、十二月），终之气的主气是太阳寒水、客气是少阳相火，冬行夏令，应寒不寒，然而主气太阳寒水克客气少阳相火，相火被郁，郁极而发，温疠大作。我们对这六气发生疫病的时间段用表2-7给予解析。

表2-7　六气疫病发生时间段

年　份	疫病发作阴历时段	加临的客气	疫　情
辰戌太阳司天	初之气（正月、二月）	少阳相火	温病乃作
卯酉阳明司天	二之气（三、四月）	少阳相火	疠大行，民善暴死
卯酉阳明司天	终之气（十一、十二月）	少阴君火	其病温
寅申少阳司天	初之气（正月、二月）	少阴君火	温病乃起
丑未太阴司天	二之气（三、四月）	少阴君火	温厉大行，远近咸若
子午少阴司天	五之气（九、十月）	少阳相火	其病温
巳亥厥阴司天	终之气（十一、十二月）	少阳相火	其病温厉

（一）疫病发生的病因病机

综上所述，辰戌太阳寒水十年疫病多发生在初之气（阴历正月、二月），原因是太阳寒水克少阳相火，相火郁极而发所致。卯酉阳明燥金十年疫病多发生在二之气（阴历三、四月）和终之气（阴历十一、十二月），原因是二之气的君火、相火被清凉金气所郁；终之气的少阴君火被太阳寒水所郁。寅申少阳相火十年疫病多发生在初之气（阴历正月、二月），原因是厥阴风木助君相二火为害。丑未太阳湿土十年疫病多发生在二之气（阴历三、四月），原因是主客二君火被寒湿所郁。子午少阴君火十年疫病多发生在五之气（阴历九、十月），原因是少阳相火被清凉金气所郁。巳亥厥阴风木十年疫病多发生在终之气（阴历十一、十二月），原因是少阳相火被太阳寒水所郁。由此不难看出，疫病的发作原因主要是少阴君火和少阳相火被太阳寒水、阳明燥金、太阴湿土的寒凉湿三气郁遏所致。要特别注意的是，经文中提出的"厉大行"，一是为阳明司天的二之气的主气是少阴君火，客气是少阳相火，是臣临君位逆的异常变化，二是为太阴司天的二之气的主客气都是少阴君火，是"一国两君"的异常变化。只有如此，才能导致严重的疫病大流行。并不是所有的"二火"相临都能发生严重的疫病大流行。如少阴司天之年的三之气是少阴君火加临少阳相火之上，君临臣位为顺，故不言"厉大行"。《黄帝内经》记载的这一规律只适用于六气主客气的加临，若再加临岁运则会改变这一现象。如戊辰年，岁运是火太过，司天是太阳寒水，火能克水，能使寒水不太过。

有人要问，为什么太阳寒水司天、太阴湿土在泉之年的五之气，少阴君火加临阳明燥金之上没有疫病记载呢？我们认为这是《素问·至真要大论》所说的"少阴同候"而省略的原因，或为遗漏造成的。这可以从下面的比较看出来。

太阳司天年少阴君火加临阳明燥金的五之气原文是：五之气，阳复化，草乃长乃化乃成，民乃舒。

少阴司天年少阳相火加临阳明燥金的五之气原文是：五之气，畏火临，暑反至，阳乃化，万物乃生乃长乃荣，民乃康，其病温。

请看，太阳司天年五之气的气候内容行文和少阴司天年五之气的气候内容行文是一致的，由此可推知，该年当有疫病发生。

如2003年（阴历癸未年）的气象特点，与《黄帝内经》所讲癸未年的运气特点十分吻合。2003年"寒雨数至"，阳历2月10日（阴历正月初十）河南许昌一带出现罕见暴风雪，2月21日（阴历正月二十一日）华北地区大雪，3月3至5日（阴历二月初一至初三）北方中雪、大雾，3月10日（阴历正月初八）东北及内蒙古、北京等地出现暴雪，3月13至15日（阴历二月十一日至十三日）华北中雪，4月

8 至 19 日（阴历三月初七至十八日）天山北下暴雪、北方大雪暴雪、南方暴雨，9 月 26 日（阴历九月初一）开始初夏连阴雨，10 月 14 日（阴历九月十九日）凌晨雷雨大作，10 月 30 日（阴历十月初六）夜雷雨大作等。

到了冬天，2004 年 1 月 23 日中央台气象报道，上海出现 50 年来最低气温 -5℃；2004 年 1 月 26 日中央台报道，香港出现 54 年来最冷的冬天。但癸未年毕竟是火运年，火气被寒湿所遏，郁伏于内，郁极而发，又会产生高温天气。如 2003 年阳历 3 月 29 日（阴历二月二十七日）华北气温急速升高到 20℃以上，最高地区达 30℃，3 月 30 日（阴历二月二十八日）太原高温达 24℃、长沙高温达 31℃，以华中及其周围为主高温区；7 月 25 日（阴历六月二十六日）前三之气相火内郁，广东发生乙型性脑炎，25 日之后将近四之气，相火为客气，内郁之火郁发，南方气温高达 40℃，最高 42.5℃，形成旱灾；直到 8 月 14 日（阴历七月十七日）气温才开始下降。

《黄帝内经》曰丑未之岁，"太阴司天，湿气下临……胸中不利……""阴专其政，阳气退辟……寒雨数至……民病寒湿……二之气，大火正……其病温厉大行，远近咸若，湿蒸相薄，雨乃时降""呼吸气喘""咳唾则有血""胸中不利，阴痿，气大衰""太阴之胜，火气内郁。"又云："伏明之纪……寒清数举……阳气屈伏……其气郁……邪伤心。"又云："民病胸中痛，胁支满，两胁痛，膺背肩胛间及两臂内痛，……胁下与腰背相引而痛，甚则屈不能伸，髋髀如别，……病鹜溏腹满，食饮不下，寒中肠鸣，泄注腹痛。"《素问·本病论》："丑未之年……民病伏阳在内，烦热生中，心神惊骇，寒热间争。以久成郁，即暴热乃生，赤风气瞳翳，化成疫疠""伏热内烦，痹而生厥，甚则血溢"。又云："庚辰阳年太过……后三年化成金疫也，速至壬午，徐至癸未，金疫至也……又只如庚辰……后三年化疠，名曰金疠，其状如金疫也""君火欲升，而中水运抑之……日久成郁……化疫、瘟疠"。

2000 年正好是庚辰年，中运燥气过胜，且因司天之气是寒水，清寒专政，火气内郁，郁发则生暴热，故该年出现大面积干旱，属上下升降失守之象，按经文"三年变大疫"之说，正好应该在 2002 年到 2003 年发生疫病。广东最早发现"非典"是在 2002 年壬午年末，大规模流行在 2003 年癸未年，与《黄帝内经》所言"三年化成金疫也，速至壬午，徐至癸未，金疫至也"的预言十分吻合。"金疫"即呼吸道传染病。顾植山说："其中'伏热内烦，痹而生厥，甚则血溢'的描述，用来阐释'非典'肺纤维化病变引起的呼吸窘迫综合征的病机，甚为贴切。" 2002 年壬午年末终之气的主气是太阳寒水，客气是阳明燥金，其候"寒气数举，则霜雾翳"。就是说，当时气候较往年偏寒，而空气湿度较大，常常出现阴郁天气，空气中时有湿雾气团浮现，持于气交。就在这种气候条件下，广东省发现了 SARS 病例。到了 2003 年阳历 3 月初至 4 月中旬，中国华北地区由于寒雪不断，天气阴郁，空气湿度较大，此时火气被郁，郁极而发，故出现了阳历 3 月 29 日至 30 日的高温天气。所以阳历 3 月中旬华北地区 SARS 病毒引发的严重呼吸道症候群达到了发作高峰期，华北地区此时的温度湿度气候条件与春节期间广州温度湿度气候条件很相似。癸未年的二之气至阴历 4 月底结束，即阳历 5 月底结束，于是新感染 SARS 病毒人数快速减少。不同时期的气候条件适应不同生物的生存，到了癸未年的三之气，从阳历的 6 月初开始进入三之气，此时偏热的气候条件已不适合 SARS 病毒的繁殖和生存，因此疫情很快得到了控制，不再发展。

据报道资料显示，2003 年的"非典"具有典型的外寒湿内火郁的运气病机特点，"非典"患者畏寒症状较为突出，舌苔也以白腻居多，脉数，舌质红或深红、暗红。总之，2003 年"非典"疫病的病因是寒湿火三气为邪，寒湿在卫分、气分，郁火在营分、血分。疫病一开始就是卫营气血两伤。有资料显示，"非典"疫病血证瘀毒明显，是火伤营血所致。

而《素问·刺法论》又将疫病分为疫与疠，按干支推之，运之天干中甲、丙、戊、庚、壬为五阳干，乙、丁、己、辛、癸为五阴干，阳干气刚，阴干气柔，称为刚柔二干。气之地支分司天与在泉，司天在上，在泉在下。如果上下刚柔失守，则天运化疫、地运化疠，并以金、木、水、火、土五行统之，即所谓五疫、五疠。

从《黄帝内经》运气七篇大论论述疫病的发生来看，其都属四时不正之气。

那么有人要问，在相同的气候条件下，为什么只有广州和北京地区发生了 SARS，而其他地区没有呢？回答是，地理使焉。在这个大环境下，地理地势的不同，造成了不同的小环境，从而形成了不同的小环境气候条件，适应不同的生物生存。例如，在同一地区，山下和山上、山阳和山阴，就生长着不同的植物和不同的动物。这种不同的生存环境，就是中国传统文化所说的风水。又有人要问，为什么在相同的气候、地理条件下，有的人患病有的人不患病？回答是，体质使焉。所谓"正气存内，邪不可干"也。人体也是一个小环境，一个人的小环境不适合 SARS 病毒的生存，就不会被传染。这就是《黄帝内经》说的"三因制宜"，因时、因地、因人制宜，不可一概而论。

（二）疫病发生的时间

《黄帝内经》论述疫病发作的时间多在五之气、终之气、初之气、二之气，即阴历九月至次年四月，就是从立冬至次年立夏，在天门到地户之间，可用图 2-1 和图 2-2 说明。

地户为冬至的日出点，天门为夏至的日入点，从地户冬至日出点到天门夏至日入点，是天道逆时针右旋阳气由弱到强的时间段。即地道顺

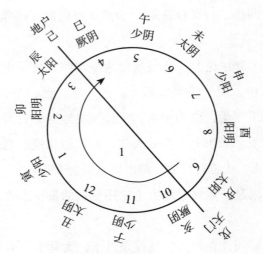

图 2-1 六气天门地户

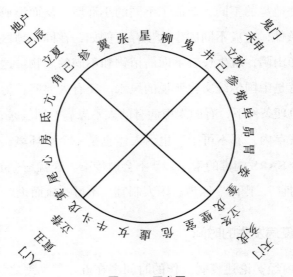

图 2-2 四立图

时针左旋阴历十一月至次年四月，实际上就是地道冬至一阳生的子月至阳气盛极的夏至前的巳月。《周易乾凿度》说："阳始于亥，形于丑，乾位西北，阳祖微，据始也。"汉代郑康成注："阳炁始于亥，生于子，形于丑，故乾位在西北也。"由此可知，地道的阳气始于西北乾天门处，即五之气也。这种以天门、地户为界的灾异说，也见于卦气说中。

降阳为风（郑玄注：上九用事，卦效后一百二十日降为卒风。其不效也，后九十一日降为灾风。天气恶不得上天中，九十一日为灾风。其阴不时，卦四方生形也，故曰降阳必为其风），降阴为雨（郑玄注：上九用事卦效后一百二十日降阴为雨）。升气上，降气微。是故阳还其风必暴（郑玄注：降气积后一百三十日内阴得同类并下，故薄，故必暴也），阴还其雨必暴（郑玄注：降气积后一百三十日内得同类并下，故薄也。一曰升降气为阴阳，卦升于九三、六三寒温过暴疾起时，降气而上也。降气盛至十日、七日，近三日、四日，其降也，有鸣风之发屋析木之风，是一百三十日，故曰还也）……六日八十分之七而从，四时卦十一辰而从。……太阴用事，如少阳卦之效也一辰，其阴效也尽日［郑玄注：太阴，谓消也。从否卦至临，为太阴。杂卦九三，为少阳之效，杂卦九三，行于太阴之中，效微温一辰，其余皆当随太阴为寒，其阴效也尽日，为杂卦六十（十，疑为衍文）三，行于太阴中，尽六日七分］。太阳用事，而少阴卦之效也一辰，其阳也尽日［郑玄注：太阳，谓消息也（消，疑为衍文），从泰卦至遁，为太阳。杂卦六三，行于太阳之中，效微寒一辰，其余皆当随太阳为温效，尽六日七分］。消息及四时卦，各尽其日（郑玄注：消息尽六日七分，四时尽七十三分）。（《易纬稽览图》）

可见，论"寒温"皆以本月的十二消息卦第三爻阴阳二气上升的趋势说，本月消息卦所值六日七分中气候都需和此趋势相应；本月之中的四杂卦，如与本月消息卦寒温一致，则用事六日七分，如不一致，则每卦六日七分中须有一个时辰（约七分）和其第三爻所表示的"寒温"之气相应，其余几日均须和本月消息卦所显示的"寒温"之气一致。四时卦则七十三分（八十分减去一个时辰之七分），与其所主之气一致。

符合以上情况即为"卦气效"，否则就为"不效"。

从十二消息卦言，京房以消卦否至临为太阴，以息卦泰至遁为太阳，但"上九用事"是指从乾卦到剥卦，即从四月到九月气温渐衰、寒气渐长之时，为"阳气下降"之趋势。"上六用事"是指从坤卦到夬卦，即从十月到次年三月寒气渐衰、阳气渐长之时，为"阴气下降"之趋势。三月为辰，四月为巳，辰巳间为地户。九月为戌，十月为亥，戌亥间为天门。不出天门地户的界分。阳气下降卦效为"风"，阴气下降卦效为"雨"，卦不效则为"灾风""灾雨"。消息卦及杂卦值日之时，各效六日七分，四时卦则效七十三分。这样看来，可以把十二消息看作主气，降气看作客气，论"寒温"看主气，论"风雨"看客气，客气与主气一致为和气，不一致为灾气，如2002年阴历十月初冬，主气当寒凉，而客气为少阳相火下临，故《礼记·月令》说其月行夏令当"多暴风"之灾。

京房将十二消息卦和杂卦分为两类以辨"寒温"，十二消息卦称太阳与太阴，杂卦称少阳与少阴，每卦第三爻的阴阳属性决定了该卦的阴阳属性，第三爻如为阳爻，则该卦为阳卦；如为阴爻，则该卦为阴卦。阳爻代表阳气即温气，阴爻代表阴气即寒气。如果某卦上爻和第三爻阴阳属性一致，则代表阳盛或阴盛的状态，盛极必衰，故阳气或阴气将呈下降趋势，而称其为"微温"或"微寒"。如果某卦上爻和第三爻阴阳属性不一致，说明第三爻的阳气或阴气还在呈上升发展趋势，势头甚猛，故称其为"决温"或"决寒"。故十二消息卦及杂卦均分为四种寒温状态。

春三月候卦气考，泰也，大壮也，夬也，皆九三、上六，实气决温不至考，君不明之征……夏三月候卦气考，乾也，姤也，遁也，皆九三、上九，实气微温而不至考，教令失中之征也……秋三月候卦气考，否也，观也，剥也，皆六三、上九，实气决寒而不至考，当君倒

赏之征……冬三月候卦气考，坤也，复也，临也，皆六三、上六，实气微寒而不至考，君政荼缓之征也。(《易纬略义》)

《素问·脉要精微论》说："阴阳之应，彼春之暖，为夏之暑，彼秋之忿，为冬之怒。"这就是阴阳渐积的过程。阳气由春积至夏三个月91天得同类之助而强，至四个月120天（从正月寅到四月巳）而盛，130天而极，故为风为暴风，阴气由秋积至冬三个月91天得同类之助而强，至四个月120天（从七月申到十月亥）而盛，130天而极，故为雨为暴。

五脏相通，移皆有次。五脏有病，则各传其所胜；不治，法三月，若六月，若三日，若六日，传五脏而当死。(《素问·玉机真藏论》)

这是以五行分析灾病的情况。一年十二个月分为五行，每行 2.4 个月。五行按所胜而传，即是隔一而传，如肝木有病，隔心火 2.4 个月传其所胜脾土，就得 3 个月。不愈，由脾土隔肺金 2.4 个月传其所胜肾水，就得 6 个月。

由以上阐述可知，我们要特别注意贯穿于《黄帝内经》和京房中的天门、地户理论说，《黄帝内经》论疫病是以此为理论根据，京房论灾异也以此为理论根据，何也？阴阳也。因为，巳、亥为阴阳之始，辰、戌为阴阳之终。

天体对地球的影响有一种滞后现象，这是作为灾害预测工作者必须注意的信息。如太阳运行到南回归线冬至时是阳光离北半球最远的地方，应该最冷，但实际最寒冷的时候是在大寒，而不是冬至。同理，最热的时候在大暑，而不在夏至。天地之气相差 30 天，即地气滞后 30 天。太阳在冬至从南回归线返回北上，阳气始升；太阳在夏至从北回归线南下，阴气始升。而地气却要滞后 45 天，阴阳之气才能微上。如《素问·脉要精微论》说："是故冬至四十五日，阳气微上，阴气微下；夏至四十五日，阴气微上，阳气微下。"所以在推算灾害所至时，"从阴阳始""从五行生"，看其是否"与天地如一，得一之情，以知死生"。所谓"死生"，就是吉凶，生吉死凶。候阴阳于立竿测影，如前言冬夏二至测影之事。

二至改度，乖错委曲，隆冬大暑，盛夏霜雪。二分纵横，不应漏刻，风雨不节，水旱相伐，蝗虫涌沸，山崩地裂，天见其怪，群异旁出。(《周易参同契》)

冬至之日立八神树八尺之表，日中规其晷之如度者，则岁美，人民和顺；晷不如度者，则其岁恶，人民为伪言，政令为之不平；晷进则水，晷退则旱。进尺二寸则月食，退尺则日食。月食，耀贵，臣下不忠。日食，则害王命，道倾侧。故月食则正臣下之行，日食则正人主之道。晷不如度数，则阴阳不和……晷为之进退，风雨寒暑为之不时，晷进为赢，晷退为缩……是故邪气数至，度数不得。日月薄食，列星失其次，而水旱代昌。(《易纬通卦验》)

并详记二十四节气晷进退变化情况。《灵枢·九宫八风篇》也说："太乙移日，天必应之以风雨。以其日风雨则吉，岁美民安少病矣；先之则多雨，后之则多旱。""太乙移日"即冬至日。"先之"为"晷进"，"后之"为"晷退"。

若日之南北失节，晷过而长为常寒，退而短为常燠……晷长为潦，短为旱。

月失节度而妄行，出阳道则旱风，出阴道则阴雨。

青赤出阳道，白黑出阴道。

月为风雨，日为寒温。

月出房北，为雨为阴，为乱为兵；出房南，为旱为天夭。水旱至冲而应，及五星之变，必然之效也。(《汉书·天文志》)

请注意"水旱至冲而应及五星之变"之语，说明水旱灾害不会当时发生，而是有滞后现象，阳时失度，阴时发灾，阴时失度，阳时发灾。五星应五行，"五星之变"以五行推之。即推算灾害发生的时间，要用五行来分析。五行有相生的顺传次序及相克的逆传次序。顺传合时者吉，逆传失时者凶。因此要将"一日一夜五分之"（《素问·玉机真藏论》），将一年分五季，将一大周六十年按五运分之。进赢为太过，退缩为不及。《素问·六节藏象论》说："未至而至，此谓太过，则薄所不胜，而乘所胜也，命曰气淫；至而不至，此谓不及，则所胜妄行，而所生受病，所不胜薄之也，命曰气迫。"

《春秋感精符》说："日食旁者，臣欲作祸，之应杀君亡国，边塞入侵，远期二十七年，中期二十九月，近期九月"，这是以"水旱至冲而应"分析的。《春秋潜潭巴》也说："房主二月，日色如正月，旬望以上。八月二日日蚀，南夷北狄侵中国。流星数出，天下旱，三年兵来。氐主七月，日色青赤，若昧暝，亭亭夺光，旬望以上，正月朔日，日蚀。后七十日，山冢绝崩，百川沸腾，……百二十日，高岸为谷，深谷为陵。"又说："客星出亢，……若芒角变色，地动为害，期三年。"看来应与不应，不能只看一二年的时间，"至冲"为六个月，加传其所胜三个月，故曰"近期九月"。两年五个月又至其冲，故曰"中期二十九月"。因为第三年是传其所胜之年。微则三年，甚则四年，"远期二十七年"也不出此规律。因为五十四年周期之半为二十七年。对此我们应做进一步深入研究。

特别值得注意的是，《运气七篇大论》没有指出在三之气和四之气4个月（阴历五至八月）期间疫病的发生，原因可能是从夏至日入点天门逆时针右旋到冬至日出点地户的时间段正是天道阳气逐渐减退吧（图2-3）。天门、地户之名来源于《黄帝内经》日月五星视运动天象图（图2-4）。我研究《黄帝内经》的一个重要发现就是，天门、地户说贯穿了《黄帝内经》。疫病的发生与气候有密切关系，而气候的变化源于天体的运动规律，所以疫病的发生多与天体的运动规律有关。

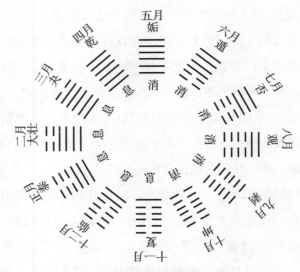

图 2-3　十二消息卦两仪图

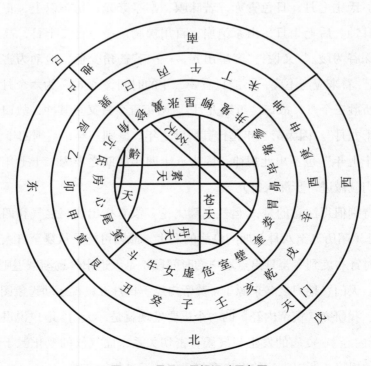

图 2-4　日月五星视运动天象图

（三）疫病发生的地区

疫病发生的地区，《黄帝内经》也有明确的论述，如曰"灾一宫""灾三宫""灾五宫""灾九宫""灾七宫"等，这是以洛书九宫分九野的方法来划分灾区。如 2003 年的"非典"，癸为火运不及年，"灾九宫"，广州、香港正是在南方的九宫内，与之相冲的是北方的北京。可是《黄帝内经》运气七篇大论只给出五运不及年的疫病发生地区，却没有给出五运太过年的疫病发生地区。而《素问·本病论》对此进行了补充，谓气的升降失常，导致气郁，极易发生疫疠之病。如《素问·本病论》说："失之迭位者，谓虽得岁正（当为之岁），未得正位之司（司天、在泉不当位），即四时不节，即生大疫。"

甲子阳年，土运太窒……后三年化成土疫。晚至丁卯，早至丙寅，土疫至也。

丙寅阳年太过……后三年化成水疫，晚至己巳，早至戊辰，甚即速，微即徐，水疫至也……又只如丙寅年……后三年化疠，名曰水疠，其状如水疫……

庚辰阳年太过……后三年化成金疫也，速至壬午，徐至癸未，金疫至也……又只如庚辰……后三年化疠，名曰金疠，其状如金疫也……

戊申阳年太过……后三年化（火）疫也……又只如戊申……后三年化（火）疠，名曰火疠也……

木运升天，金乃抑之，升而不前……民病瘟疫……

君火欲升，而中水运抑之，升之不前……日久成郁……化疫、瘟疠……

太阴升天……中木运抑之，升天不前……日久成郁……化疫也……

少阳升天……升天不前……以久成郁……化成疫疠……

君火欲降，水运承之，降而不下……伏之化郁……赤风化疫……

太阳不迁正……民病瘟疬……

厥阴不退位……民病瘟疫……

巳亥之岁……日久成郁，即暴热乃至，赤风瞳翳，化疫，温病……

子午之岁……久而伏郁，即黄埃化疫也……

丑未之岁……以久成郁，即暴热乃生，赤风气肿翳，化成疫疬……（《素问·本病论》）

至此我们可以知道，《黄帝内经》运气七篇大论不论五运太过之年疫病发生的地区，是因为这五运太过之年要等到后三年才化成疫病，如《素问·刺法论》说："天运失序，后三年变疫。"而五运太过之年的后三年都是五运不及之年。

司天太过年	甲子	丙寅	庚辰	壬午	戊申
	乙丑	丁卯	辛巳	癸未	己酉
	丙寅	戊辰	壬午	甲申	庚戌
后三年	丁卯	己巳	癸未	乙酉	辛亥

请看，司天太过的后三年，都是其在泉年而运为不及，为司天太过所侮。后三年运不及而被所胜侮之，又被所不胜乘克之，从而发生疫病。所引运气七篇大论把灾宫列于五运不及之年。

白贵敦等从2001—2003年运气气候特点来分析SARS病毒的变异成因，认为客气的周期是6年，每隔6年就会出现一次在泉相火的暖冬气候和一次主、客君火加临。暖冬的异常气候条件使病毒变异并携带"火"的生物信息。这一规律是导致三年后疫病发作的原因，也可以用来解释流感5～6年或10～12年会有一次全球大流行。可供我们参考。

（四）疫病的病位

《素问·本病论》提出火疫、水疫、风疫、金疫、土疫五疫之说。金疫的病位在肺，水疫的病位在肾，风疫的病位在肝，火疫的病位在心，土疫的病位在脾。

综合上述可以看出，疫病总是气郁造成的，所以《黄帝内经》特别重视对气郁的治疗。如《素问·刺法论》说："升降不前，气交有变，即暴郁。"又说"升之不前"，木、火、土、金、木"欲发郁，亦须待时"。木、火、土、金、水"降而不下，抑之郁发"。《素问·六元正纪大论》说："郁极乃发，待时而作"，并指出郁气发作之前，必有先兆，而且发有兼作。所谓"待时而作"，或发于本气旺之时，或发于所生之令，或发于所胜之令，或发无时，总之是对郁气发作有利之时。

1. 土金郁，发于主时

《素问·六元正纪大论》说，土郁"其乃发也，以其四气"，金郁"怫乃发也，其气五"。因为太阴湿土主四之气，阳明燥金主五之气。

2. 火郁发于所生之时

《素问·六元正纪大论》说，火郁"其乃发也，其气四"。火生湿土，湿土主时于四之气，夏秋之交，乃暑令热极之时，也可谓发于火旺时，但不是火气主时者。

3. 水郁发于所胜之时

《素问·六元正纪大论》说："水郁之发……而乃发也，其气二火前后。"少阴君火主二之气，少阳相火主三之气，水克火，故曰发于所胜之时。

4. 发作无时

《素问·六元正纪大论》说："木郁之发……而乃发也，其气无常。"因为风性动，风气之起没有定候，所以其发作也无定期（图 2-5）。

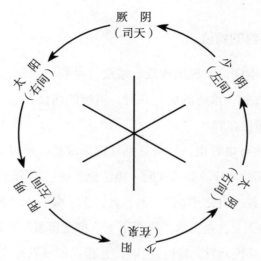

图 2-5 升降失调示意图

说明：客气逐年按箭头方向运转，图示厥阴司天、少阳在泉，司天之右间为太阳，在泉之右间为太阴，次年当少阴司天、阳明在泉，太阳应下降为在泉之左间，太阴应上升为司天之左间

关于"四时不节，即生大疫"，周代已有详细记载，如《礼记·月令》说："孟春（正月、初之气）行秋令（阳明燥金），则其民大疫""季春（三月、二之气）行夏令（少阳相火），则民多疾疫""仲冬（十一月、终之气）行春令（厥阴风木、少阴君火），则民多疛疠"。

郁气发作为什么不一样？怎样识别？《素问·六元正纪大论》认为是因为"五常之气"，有"太过不及"，所以"其发异也"。其发作"太过者暴，不及者徐，暴者为病甚，徐者为病持……太过者其数成，不及者其数生，土常以生也"。

对于郁发现象形成的认识有两种不同观点，有的学者认为，郁发是五运系统自己的事，"郁"指本运之气太亢，致所胜之运气被压抑而成为郁气。"发"指被郁运气郁到一定程度时的暴发。如木运太过则土气被郁，郁到一定程度则暴发成为发气。有的学者则认为，郁发是五运系统与六气系统之间的事，是岁气出现胜气，所胜中运被郁所致。

如太阳辰戌之政,戊辰戊戌年,"寒政大举,泽无阳焰,则火发待时"。这是因为太阳之政年,寒气主司全年气候,寒水克火,而戊运为火运,"其运热,其化暄暑郁燠,其炎烈沸腾,其病热郁"。中运火运被岁气寒水抑郁而怫发则成为发气。我赞同后一种观点。因为五运本系统之间太过或不及发生的是胜复之气,六气系统也是只发生胜复之气。在五运与六气之间,无论是气制运,还是运制气,都可能出现郁发现象。《素问·六元正纪大论》将郁发现象放在"五运气行主岁之纪"之后阐述,其意义即在于此。每言五运主岁居中,即言上有司天之气,下有在泉之气。而且郁气的暴发,往往有引导因素,据《素问·气交变大论》看,引导因素就是上应之五星。从《素问·六元正纪大论》火郁发与土郁发后的化生规律看,经过郁发,化生作用归为平衡,不再反复发作。而胜复之气则有反复发作现象,直到气衰为止。

现将升降失常及其郁发情况列表说明于下(表 2-8 至表 2-10)。

(五)疫病的治疗原则

在疫病的治疗方面,《黄帝内经》强调"审查病机,无失气宜",要"先立其年,以明其气""治病者,必明六化分治"。古人云:治时病不知运气,如涉海问津,诚哉言也!清代治疫病专家余霖在《疫疹一得》中说:"运气之说,《黄帝内经》言之详也。夫人在气交之中,与天地相为流通,苟不立其年以明其气,临病施治之际,乌乎以用补泻之药哉?"由此可知,运气学说在治疗时病中的重要作用。清代名医石寿棠在《医原》中说:"天地与人,同一理也""人禀天地之气以生,即感天地之气以病,亦必法天地之气以治"。

对于郁发的治疗,《素问·刺法论》提出当"折郁扶运,补弱全真,泻盛蠲余"。意即消散郁结之气,补助不足之虚,泻其有余,勿犯"虚虚实实"之戒。

表2-8 升之不前

年	辰戌年	巳亥年	子午年	丑未年	黄申年	卯酉年
升气左间	木气升天左间	君火升天左间	太阴（土）升天左间	少阳（火）升天左间	阳明（金）升天左间	太阳（水）升天左间
窒抑星	金星天柱	水星天蓬	木星天冲	水星天蓬	火星天英	土星天丙
抑之中运	金运	水运	木运	水运	火运	土运
气象	清生风少，肃杀于春，露霜复降，草木乃萎	清寒复作，冷生旦暮	风埃四起，时举埃昏，雨湿不化	寒雾反布，凓冽如冬，水复调，冰再结，暄暖乍作，冷复布之，寒暄不时	时雨不降，西风数举，咸卤燥生	湿而热蒸，寒生两间
病候	民病瘟疫早发，咽嗌乃干，四肢满，肢节皆痛	民病伏阳，而内生烦热，心神惊悸，寒热间作	民病风厥涎潮，偏痹不随，胀满	民病伏阳在内，烦热生中，心神惊骇，寒热争作	民病上热，喘嗽血溢	民病注下，食不及化
郁发 气象	久而化郁，即大风摧拉，折陨鸣紊民病瘟疫早发，咽嗌乃干，四肢满，肢节皆痛	日久成郁，即暴热乃至，赤气彰	久而伏郁，即黄埃，湿令弗布，雨化乃微	以久成郁，即暴热乃生	久而化郁，即白埃翳雾，清生杀气	久而成郁，冷来客热，冰雹卒至
郁发 病候	民病卒中偏痹，手足不仁	赤风瞳翳，烦而大渴，化火疫，温疠	民病化疫，脸肢腑，黄疸满闭	赤风肿翳，化成疫疠，伏热内烦，痹而生厥，甚则血溢	民病胁满悲伤，寒鼽嚏嗌干，手坼，皮肤燥	民病厥逆而哕，热生于内，气痹于外，足胫酸痛，反生心悸痛，暴愤而复厥热

表2-9 降之不下

年	丑未年	黄申年	卯酉年	辰戌年	巳亥年	子午年
降气左间	厥阴降地	少阴降地	太阴降地	少阳降地	阳明降地	太阳降地
窒抑星	金星地晶	水星地玄	木星地苍	水星地玄	火星地彤	土星地阜
抑之中运	金运	水运	木运	水运	火运	土运
气象	降而不下，苍埃远见，风举埃昏，清煤行杀，霜露复下，肃杀布令	降而不下，即彤云见，黑气反生，暄暖如舒，凓洌，寒常布雪，天云惨凄复作	降而不下，即黄云见而青霞彰，郁蒸作而大风，雾翳埃胜，折陨乃作	降而不下，即彤云才见，黑气反生，暄暖欲作，冷气卒至，甚则冰雹	天气清而肃，赤气乃彰，暄热反作	降而不下，即天彰黑色，暗凄惨，才施黄埃而布湿，寒化令气，蒸温复令
病候					民皆昏倦，夜卧不安，咽干引饮，燠热内烦，暄朝复作	
郁发 气象	久而不降，抑之化郁，即作风燥相伏，暄而反清，草木萌动，杀霜乃下，蛰虫未见	久而不降，伏之化郁，寒胜复热，赤风化疫	久而不降，伏之化郁，天埃黄气，地布湿蒸	久而不降，伏之化郁，冷气复热，风化疫	久而不降，伏之化郁，远生白气	久而不降，伏之化郁，天有沉阴，蒸湿间作
郁发 病候	惧清伤藏	民病面赤、心烦、头痛、目眩、赤气彰而温病欲作	民病四肢不举，昏眩，肢节痛，腹满填臆	民病面赤、心烦、头痛、目眩，赤气彰而热病欲作	民病掉眩，手足直而不仁，两胁作痛，满目荒荒	民病大厥，四肢重怠，阴痿少力

表2-10 五运郁发

郁发之运	土运 微	土运 甚	金运 微	金运 甚	水运 微	水运 甚	木运 微	木运 甚	火运 微	火运 甚
下气先兆		兼飘骤		兼清明		兼霜雪		兼毁折		兼鼽嚏
怫之运下气先兆	云横天山，浮游生灭		夜零白露，林莽声凄		大虚深玄，微见而隐	气坚冰散，色黑微黄	长川草偃，柔叶呈阴，松吟高山，虎啸岩岫		华发水凝，山川冰雪，焰阳午泽	
初发	云奔雨府，霞拥朝阳，山泽埃昏，其乃发也		山泽焦枯，土凝霜卤，怫乃发也		阳光不治，空积沉阴，白埃昏瞑，而乃发也		大虚苍埃，天山一色，或气浊色黄黑，郁若横云，不起雨，而乃发也		刻终大温，汗濡玄府，其乃发也	
郁发（气象物候病候）	岩谷震惊，雷殷气交，埃昏黄黑，化为白气，飘骤高深，土石飞空，洪水乃从，川流漫衍，田牧土驹		天洁地明，风清气切，大凉乃举，草树浮烟，燥气以行，雾数起，杀气来至，草木苍干	金乃有声	阳气乃辟，阴气暴举，大寒乃至，川泽严凝	寒雰结为霜雪，甚则黄黑昏翳，流行气交，乃为霜杀，水乃见祥	太虚埃昏，云物以扰，大风乃至，屋发折木，木有变		太虚肿（曛）物，大明不彰，炎火行，大暑至，山泽燔燎，材木流津，广夏腾烟，土浮霜卤，止水乃减，蔓草焦黄，风行惑言，湿化乃后	
发病	民病心腹胀，肠鸣而为数后，甚则心痛胁䐜，呕吐霍乱，饮发注下，胕肿身重		民病咳逆，心胁满引少腹，善暴痛，不可反侧，嗌干面尘色恶		民病寒客心痛，腰脽痛，大关节不利，屈伸不便，善厥逆，痞坚，腹满		民病胃脘当心而痛，上支两胁，鬲咽不通，食饮不下，甚则耳鸣眩转，目不识人，善暴僵仆		民病少气，疮疡痈肿，胁腹胸背首面四肢䐜愤，胪胀疡痱，呕逆瘛疭，骨痛，节乃有动，注下温疟，腹中暴痛，血溢流注，精液乃少，目赤心热，甚则瞀闷懊憹，善暴死	
治则	土郁夺之		金郁泄之		水郁折之		木郁达之		火郁发之	
常位	以其四气		其气五		其气二火前后		其气无常		其气四	
变位	差后三十度有奇		差后三十度有奇		差后三十度有奇				差后三十度有奇	
郁发后化生	化气乃敷，善为时雨，始生始长始化始成								动复则静，阳极反阴，湿令乃成	

黄帝问曰：升降不前，气交有变，即成暴郁，余已知之，何如预救生灵，可得却乎？岐伯稽首再拜对曰：昭乎哉问。臣闻夫子言，既明天元，须穷刺法，可以折郁扶运，补弱全真，泻盛蠲余，令除斯苦。……

帝曰：五运之至有前后，与升降往来，有所承抑之，可得闻乎刺法？岐伯曰：当取其化源也。是故太过取之，不及资之，太过取之，次抑其郁，取其运之化源，令折郁气，不及扶资，以扶运气，以避虚邪也。（《素问·刺法论》）

就是说，治疗当治气化本源，太过用泻法，以折减郁滞之气；不及用补法扶植运气，以避免虚邪的产生。具体治疗方法有针刺法、吐法、浴法、药法等。

1. 针法论

木欲升而金运抑之，刺足厥阴之井；火欲升而水运抑之，刺手心包络之荥；土欲升而木运抑之，刺足太阴之俞；金欲升而火运抑之，刺手太阴之经；水欲升而土运抑之，刺足少阴之合。（《素问·刺法论》）

这里的井、荥、输、经、合称为五输穴，配客运客气的五行木、火、土、金、水。补升者，"补弱全真"也。

木欲降而金运抑之，刺手太阴之出、手阳明之所入；火欲降而水运抑之，刺足少阴之出、足太阳之所入；土欲降而木运抑之，刺足厥阴之出、足少阳之所入；金欲降而火运抑之，刺心包络之出、手少阳之所入；水欲降而土运抑之，刺足太阴之出、足阳明之所入。（《素问·刺法论》）

"出"为井穴，"入"为合穴。阴经井穴为木，阳经合穴为土。风木主阳气之升，湿土主阴气之降。刺阴经井穴木、阳经合穴土，就是调阴阳之升降。治其"抑"者。

太阳司天不退，厥阴不迁正，刺足厥阴之所流；厥阴司天不退，少阴不迁正，刺心包络之所流；少阴司天不退，太阴不迁正，刺足太阴之所流；太阴司天不退，少阳不迁正，刺手少阳之所流；少阳司天不退，阳明不迁正，刺手太阴之所流；阳明司天不退，太阳不迁正，刺足少阴之所流。

巳亥年，厥阴气胜不退位，刺足厥阴所入；子午年，少阴气胜不退位，刺手厥阴所入；丑未年，太阴气胜不退位，刺足太阴所入；寅申年，少阳气胜不退位，刺手少阳所入；卯酉年，阳明气胜不退位，刺手太阴所入；辰戌年，太阳气胜不退位，刺足少阴所入。（《素问·刺法论》）

"流"作溜，义同。溜为荥穴，"入"为合穴。阴经之荥穴为火，阴经的合穴为水。火性炎上主升，水性润下主降。不迁正是不升，故刺阴经荥火穴助其升。气胜不退位是气不降，故刺阴经合水穴助其降。针刺为什么能防治疫病？白贵敦先生借助电脑经络诊断仪为642例患者、累计2468人次进行测量，经络的测量资料显示，2003年春（1月18日至3月31日）60%以上的人显示肺经失衡的图形。他把测量资料进行统计学分析后得出以下四种结论。

(1) 肺经井穴突高，以左侧多见，甚者高出3～6倍，且伴有失衡，占1、2月份测量病例的47%，占3月份测量病例的68%。肺经失衡病例相对集中在春分节气前后。4月份以后肺经失衡情况大大减少，与前两年同期无太大差异。

(2) 脾经井穴偏高或伴有脾经失衡者占2、3月份测量者的22%。

(3) 多数人三焦经和胆经的原穴测量数字表现出低下时状态，说明机体免疫系统功能较低。

(4) 心经及肝经改变与运气学推测相符。

白贵敦先生说："从3年来的观测发现，井穴尤其是左侧井穴可直接反映'运'和'气'的季节性变化。"由此可看出《黄帝内经》用针刺法防治疾病的科学价值。

2. 吐法

《素问·刺法论》说："于春分之日，日未出而吐之（马莳注：用远志去心，以冰煎之，日未出，饮二盏而吐，吐之不疫）。"

3. 浴法

《素问·刺法论》说："于雨水日后，三浴以药泄汗。"

4. 药法

小金丹方：辰砂二两，水磨雄黄一两，叶子雌黄一两，紫金半两，同入合中，外固了地一尺筑地实，不用炉，不须药制，用火二十斤煅之也，七日终，候冷七日取，次日出合子，埋药地中，七日取出，顺日研之，三日炼白沙蜜为丸，如梧桐子大，每日望东吸日华气一口，冰水下一丸，和气嚥之，服十粒，无疫干也。（《素问·刺法论》）

《黄帝内经》运气学说针对不同的运气特点，制订了一系列的治疗用药原则。如谓："谨守病机，各司其属，有者求之，无者求之，必先五胜，疏其气血，令其条达，而至和平。""治诸胜复，寒者热之，热者寒之，温者清之，清者温之，散者收之，抑者散之，燥者润之，急者缓之，坚者软之，脆者坚之，衰者补之，强者泻之，各安其气。"并对各年的运气，按中运、司天、在泉给出具体的用药原则，如2003癸未年，癸是中运火不及，药用咸温；未是太阴湿土司天，药用苦温；在泉是太阳寒水，药用甘热。所郁少阴君火之胜，治以辛寒，佐以苦咸，以甘泻之。《素问·至真要大论》还说："湿淫所胜，平以苦热，佐以酸辛，以苦燥之，以淡泄之；湿上甚而热，治以苦温，佐以甘辛，以汗为故而止。""湿化于天，热反胜之，治以苦寒，佐以苦酸。""太阴之胜，治以咸热，佐以辛甘，以苦泻之。""火位之主，其泻以甘，其补以咸。""寒淫于内，治以甘热。""寒淫所胜，平以辛热。"病位在肺，六经属阳明，肺气以下行阳明为顺。而君火，六经属少阴。阳明有解表清下之法，少阴有急下之法，所以可以用通腑泻下之药，如调胃承气汤等。成无己在《注解伤寒论》阐释调胃承气汤时说，"《黄帝内经》曰：热淫于内，治以咸寒，佐以苦甘。芒硝咸寒以除热，大黄苦寒以荡实，甘草甘平，助二物推陈而缓中。"又阐释四逆汤方说，"《黄帝内经》曰：寒淫于内，治以甘热……寒淫所胜，平以辛热。甘草、姜、附相合，为甘辛大热之剂，乃可发散阴阳之气。"

二、疫病的预防

对于疫病的发生，《黄帝内经》强调固护自身正气以抵御疫邪的重要作用。如《素问·刺法论》说，"五疫之至，皆相染易，无问大小，病状相似，不施救疗，如何可得不相移易者？岐伯曰：不相染者，正气存内，邪不可干，避其毒气，天牝（牝，鼻。张景岳注：鼻受天之气，故曰天牝，老子谓之玄牝）从来，复得其往，气出于脑，即不邪干。气出于脑，即室先想心如日，欲将入于疫室，先想青气自肝而出，左行于东，化作林木；次想白气自肺而出，右行于西，化作戈甲；次想赤气自心而出，南行于上，化作焰明；次想黑气自肾而出，北行于下，化作水；次想黄气自脾而出，存于中央，化作土。五气护身之毕，以想头上如北斗之煌煌，然后可入于疫室。"又说："肾有久病者，可以寅时面向南，净神不乱思，闭气不息七遍，以引颈嚥气顺之，如嚥甚硬物，如此七遍后，饵舌下津令无数。"说明疫病的发生，有内外之因，如《灵枢·百病始生》说："风雨寒热，不得虚，邪不能独伤人。卒然逢疾风暴雨而不病者，盖无虚，故邪不能独伤人。此必因虚邪之风与其身形，两虚相得，乃客其形"；《素问·八正神明论》说："以身之虚而逢天之虚，两虚相感，其气至骨，入则伤五脏"。所以预防疫病，既要固护正气，也要趋避邪气。

《灵枢·口问》说："夫百病之始生也，皆生于风雨寒暑，阴阳喜怒，饮食居处。"说明固护正气要做到以下几个方面。

（一）避风雨寒暑等外邪

趋避外邪的目的是强身固正，如《素问·六元正纪大论》"避虚邪以安其正"。所以《素问·上古天真论》说："虚邪贼风，避之有时"；《素问·刺法论》说："避其毒气。"

（二）调适阴阳

《黄帝内经》强调天人合一，人法天道，强调人要顺应四时阴阳的变化。如《素问·四气调神大论》说："夫四时阴阳者，万物之根本也。所以圣人春夏养阳，秋冬养阴，以从其根，故与万物沉浮于生长之门。逆其根，则伐其本，坏其真矣。故阴阳四时者，万物之终始也，死生之本也。逆之则灾害生，从之则苛疾不起，是谓得道。"

（三）调摄精神

七情六欲人之常情，但七情内伤也是致病的主要因素。如《灵枢·口问》说："大惊卒恐，则血气分离，阴阳破败，经络厥绝，脉道不通，阴阳相逆，卫气稽留，经脉虚空，血气不次，乃失其常""悲哀愁忧则心动，心动则五脏六腑皆摇"。《灵枢·本神》说："愁忧者，气闭塞而不行。"《素问·举痛论》说："怒则气上，喜则气缓，悲则气消，恐则气下……惊则气乱，劳则气耗，思则气结""恐则精却，却则上焦闭，闭则气还，还则下焦胀，故气不行矣""惊则心无所倚，神无所归，虑无所定，故气乱矣"。既然"心动"能够导致"五脏六腑皆摇"，那么要想使"五脏六腑"安定，就必须让心静下来。所以《素问·上古天真论》说："恬淡虚无，真气从之，精神内守，病安从来"，就是说，要摒除杂念，以静养为主。如《素问·生气通天论》说："清静则肉腠闭拒，虽有大风苛毒，弗之能害。"

（四）节制饮食

饮食虽然是后天养命之本，所谓"人以水谷为本"，四季脉皆"以胃气为本"（《素问·平人气象论》）；"五脏者皆禀气于胃，胃者五脏之本也"（《素问·玉机真藏论》）；"胃不和则精气竭"（《素问·厥论》）。但若饮食不节，饥饱无常，脾胃损伤，营卫气血无源，就会影响机体功能，导致体虚，降低抗病能力而得病。如《素问·生气通天论》说："因而饱食，筋脉横解，肠澼为痔；因而大饮，则气逆。"又说："阴之所生，本在五味；阴之五宫，伤在五味。是故味过于酸，肝气以津，脾气乃绝；味过于咸，大骨气劳，短肌，心气抑；味过于甘，心气喘满，色黑，肾气不衡；味过于苦，脾气不濡，胃气乃厚；味过于辛，筋脉沮弛，精神乃央。是故谨和五味，骨正筋柔，气血以流，腠理以密，如是则骨气以精，谨道如法，长有天命。"

（五）环境影响

居住环境会直接影响人们的身体健康，所以古人要选择风水。风，指居住环境的空气，空气要流通，常有新鲜空气。水要用活水，不可用死水、污水。地理不可有有害物质，土地要肥沃，适宜种庄稼。另外社会环境也会影响人体的健康，古人提出"大兵之后，必有大灾，大灾之后，必有大疫"，说明社会的动乱、饥荒可以造成疫病流行。

（六）藏精固本

《素问·金匮真言论》："藏于精者，春不病温。"精，一般指肾精。肾精属水，温属火热，水能克火。所以说，善于养肾精者，在春天阳气上升之际，很少发生温病。养肾精，一是要节制性生活，避免"醉以入房，以欲竭其精，以耗散其真，不知持满，不时御神，务快其心，逆于生乐，起居无节"等不良生活习惯，做到"起居有常，不妄作劳"，以保持旺盛的精力，增强机体的免疫能力，就能避免病邪对人体的侵害。二是做到不治已病治未病，平时体弱的人，适当服用中药以养精固本，增强体质，防范病邪对身体的侵害。

三、伤于寒而病热

《黄帝内经》论述疫病发生的原因是寒凉湿三气郁遏而火热内郁，外寒内热，这也是《黄帝内经》论述病温、热病发生的主要原因。

天有四时五行，以生长收藏，以生寒暑燥湿风；人有五藏化五气，以生喜怒悲忧恐。故喜怒伤气，寒暑伤形。暴怒伤阴，暴喜伤阳。厥气上形，满脉去形。喜怒不节，寒暑过度，生乃不固。故重阴必阳，重阳必阴。故曰：冬伤于寒，春必病温。(《素问·阴阳应象大论》)

黄帝问曰：今夫热病者，皆伤寒之类也。……人之伤于寒也，则为病热，热虽甚不死。……凡病伤寒而成温者，先夏至日者为病温，后夏至日者为病暑，暑当与汗皆出勿止。(《素问·热论》)

夫精者，身之本也，故藏于精者，春不病温。(《素问·金匮真言论》)

其病温厉大行，远近咸若……其病温厉……温病乃作……其病温。(《素问·六元正纪大论》)

尺肤热甚，脉盛躁者，病热也。(《灵枢·论疾诊尺》)

人一呼脉三动，一吸脉三动而躁，尺热，曰病温。(《素问·平人气象论》)

所谓"今夫热病者，皆伤寒之类也""人之伤于寒也，则为病热"，指寒胜热郁极而发的病理变化。所谓"重阴必阳，重阳必阴"，指重寒必热，重热必寒。所谓"冬伤于寒，春必病温"，有两层含义：一是指冬天寒气过胜，郁遏内热，必随春天上升之阳气而郁热加重，导致内热郁极而发，成为温病，所谓"先夏至日者为病温，后夏至日者为病暑"是也；二是指情欲内伤，体内阴气先伤，不能涵养阳气，至春阳气上升之时阳胜而变热。天人一理，验之于天者，必能验之于人。可知《黄帝内经》言此病因病理变化是一致的。医者不明此理，动手便错。这里的"热病""病热""温病""病温""温疫""温厉"之热、之温不是病名，是症状，指其乃发热性疾病，疫疠才是病名，其病因却是"伤于寒"。即《黄帝内经》所谓"因于寒……体若燔炭"的病机变化，这与后世所称道的"温病"有很大区别。后世所称道的温病，是感受温热之邪所致，所以叶天士说："若论治法，则与伤寒大异也"。张仲景《伤寒论》就是以病因命名的著作，吴鞠通《温病条辨》也是以病因命名的著作，"病热""病温"是它们共有的症状。

后世有些医家不明此理，遂将《黄帝内经》之"热病""温病""疫疠"与后世之"温病""温疫"相混，病因寒、温不分，只认发热之症状而已。却又据"冬伤于寒，春必病温"之说，提出了"伏寒温病""伏气温病"，认为"冬伤于寒"藏于体内不解，至春变为温病。但他们对"伏气"的部位又各有己见，如《伤寒例》认为是"寒毒藏于肌肤"，吴又可《温疫论》认为"邪伏募原"，柳宝诒《温热逢源》认为"邪伏少阴"等。此说一起，《黄帝内经》之理随不明矣，悲夫！按病因分有寒疫、温疫之别。若以病因言，《黄帝内经》所论疫疠皆是寒疫。按病位言，有金、水、木、火、土五疫。若以发热症状命名，温疫可概以气候病因命名的寒疫、温疫。明乎此，临证才不会动手出错。

外寒内热，火郁五脏系统，有无外表征兆及治疗方法呢？有。

肝热病者，小便先黄，腹痛多卧，身热。热争则狂言及惊，胁满痛，手足躁，不得安卧；庚辛甚，甲乙大汗，气逆则庚辛死。刺足厥阴、少阳。其逆则头痛员员，脉引冲头也。

心热病者，先不乐，数日乃热。热争则卒心痛，烦闷善呕，头痛面赤，无汗；壬癸甚，丙丁大汗，气逆则壬癸死。刺手少阴、太阳。

脾热病者，先头重，颊痛，烦心，颜青，欲呕，身热。热争则腰痛，不可用俛仰，腹满泄，两颔痛；甲乙甚，戊己大汗，气逆则甲乙死。刺足太阴、阳明。

肺热病者，先渐然厥起毫毛，恶风寒，舌上黄，身热。热争则喘咳，痛走胸膺背，不得大息，头痛不堪，汗出而寒；丙丁甚，庚辛大汗，气逆则丙丁死。刺手太阴、阳明，出血如大豆，立已。

肾热病者，先腰痛胻酸，苦渴数饮，身热。热争则项痛而强，胻寒且酸，足下热，不欲言，其逆则项痛员员淡淡然；戊己甚，壬癸大汗，气逆则戊己死。刺足少阴、太阳。

肝热病者，左颊先赤；心热病者，颜先赤；脾热病者，鼻先赤；肺热病者，右颊先赤；肾热病者，颐先赤。病虽未发，见赤色者刺之，名曰治未病。热病从部所起者，至期而已；其刺之反者，三周而已；重逆则死。诸当汗者，至其所胜日汗大出也。

热病先胸胁痛，手足躁，刺足少阳、补足太阴，病甚者为五十九刺。

热病始于手臂痛者，刺手阳明、太阴，而汗出止。

热病始于头首者，刺项太阳而汗出止。

热病始于足胫者，刺足阳明而汗出止。

热病先身重，骨痛，耳聋，好瞑，刺足少阴，病甚为五十九刺。

热病先眩冒而热，胸胁满，刺足少阴、少阳。

太阳之脉，色荣颧骨，热病也，荣未交（新校正：按甲乙经、太素作荣未天，下文荣未交亦作天），曰今且得汗，待时而已；与厥阴脉争见者，死期不过三日，其热病内连肾。

少阳之脉，色荣颊前，热病也，荣未交，曰今且得汗，待时而已；与少阴脉争见者，死期不过三日。

热病气穴：三椎下间主胸中热，四椎下间主鬲中热，五椎下间主肝热，六椎下间主脾热，七椎下间主肾热，荣在骶也。项上三椎陷者中也。颊下逆颧为大瘕，下牙车为腹满，撒后为胁痛，颊上者，鬲上也。(《素问·刺热》)

热病三日而气口静，人迎躁者，取之诸阳，五十九刺，以泻其热，而出其汗，实其阴以补其不足者。

身热甚，阴阳皆静者，勿刺也。其可刺者，急取之。不汗出则泄。所谓勿刺者，有死征也。

热病七日八日，动喘而弦者，急刺之，汗且自出。浅刺手大指间。

热病七日八日，脉微小，病者溲血，口中干，一日半而死，脉代者一日死。

热病已得汗出而脉尚躁，喘且复热，勿刺肤，喘甚者死。

热病七日八日，脉不躁，躁不散数，后三日中有汗；三日不汗，四日死。未曾汗者，勿腠刺之。

热病先肤痛，窒鼻充面，取之皮，以第一针，五十九，苛轸鼻，索皮于肺，不得，索之火，火者，心也。

热病先身涩倚而热，烦悗，干唇口嗌，取之皮（按：应作取之脉），以第一针，五十九；肤胀口干，寒汗出，索脉于心，不得，索之水，水者，肾也。

热病嗌干多饮，善惊，卧不能起，取之肤肉，以第六针，五十九；目眦青，索肉于脾，不得，索之木，木者，肝也。

热病面青脑痛，手足躁，取之筋间，以第四针于四逆；筋躄，目浸，索筋于肝，不得，索之金，金者，肺也。

热病数惊，瘛疭而狂，取之脉，以第四针，急泻有余者，癫疾毛发去，索血于心，不得，索之水，水者，肾也。

热病身重骨痛，耳聋而好瞑，取之骨，以第四针，五十九，刺骨；病不食，啮齿耳青，索骨于肾，不得，索之土，土者，脾也。

热病不知所痛，耳聋不能自收，口干，阳热甚，阴颇有寒者，热在骨髓，死不可治。

热病已得汗而脉尚躁盛，此阴脉之极也，死。其得汗而脉静者生。

热病者脉尚躁盛，而不得汗者，此阳脉之极也，死。脉盛躁得汗静者生。

热病不可刺者有九：一曰汗不出，大颧发赤；二曰泄而腹满甚者死；三曰目不明热不已者死；四曰老人婴儿热而腹满者死；五曰汗不出，呕，下血者死；六曰舌烂，热不已者死；七曰咳而衄，汗不出，出不至足者死；八曰髓热者死；九曰热而痉者死。（《灵枢·热病》）

《素问·刺热》《灵枢·热病》详细阐述了热病的征兆、症状、诊断、治疗及预后等，此与《素问·刺法论》合看，会更全面。这里既有五脏热病的症状及表现部位，又有五脏热病的针刺疗法。请注意，《黄帝内经》治疗热病多用刺法，值得进一步研究。

根据《黄帝内经》"今夫热病者，皆伤寒之类也""人之伤于寒也，则为病热"的论述与众多"非典"临床资料来看 2003 年"非典"疫病的性质。

王莒生等报道，100 例患者中发病第一周内出现身酸痛者占 26%，头痛者占 25%，恶风寒者占 19%，并指出在发病的 1～2 周内，发热无疑是显著症状，但同时汗出和口渴欲饮症状发生率却呈现较低的水平，发热而汗出、口渴不甚明显为 SARS 的证候特点之一。

赵东等提出"非典"的首发症状：128 例患者，恶寒 31 例（24.22%），发热 87 例（67.97%），头身痛 20 例（15.63%），乏力 30 例（23.44%），咳嗽 15 例（11.72%），咽痛 5 例（3.91%）等。并指出早期即以发热为主，并与恶寒相伴；在发病的第 4～7 天出现咳嗽，第 7～12 天表现有咳嗽症状的患者人数明显偏多；在发病 4～5 天出现汗出症状的患者人数明显上升等。辩证分型的结果：起病症候以太阳经证者为最多，占58.59%，其次为卫分证或卫气同病者，占 21.88%。

马俊义临床报道，33 例患者中，发热 33 例（100%），咳嗽 24 例（72.7%），畏寒者 20 例（60.6%），胸闷憋气者 11 例（33.3%）。

王融冰等报道：观察 30 例患者的舌象，舌苔大多白腻（或黄），而舌质鲜红者少（早期 1 例，恢复期 2 例），以暗、淡者多见。

刘敏雯等观察 103 例患者的临床症状及舌象、脉象发现：发热 103 例（100.00%），恶寒 100 例（97.09%），头痛 89 例（86.41%），关节、肌肉酸痛 84 例（81.55%），疲乏 103 例（100.00%），胃纳欠佳 101 例（98.06%），口干不欲饮 94 例（91.26%），口苦 94 例（91.26%），口中黏腻 92 例（89.32%），腹泻 58 例（56.31%），舌苔白腻 46 例（44.66%），舌红 37 例（35.92%），脉数 98 例（95.15%），脉滑 89 例（86.41%），脉濡 67 例（65.05%）。

以上临床资料中"非典"患者初期临床表现说明，此次"非典"的病因属性是"寒湿"，突出"发热"症状，是典型的"今夫热病者，皆伤寒之类也""人之伤于寒也，则为病热"病证。说明 2003 年的"非典"从病因来说是"寒疫"。

四、对疫病发作前兆现象的认识

《黄帝内经》十分重视预防医学，提出"不治已病，治未病"的伟大战略思想。既然要治"未病"，那么在病之前必须有病发之先兆，抓住病发之先兆，消患于未然，才能达到"治未病"的目的。对于疫病也是如此。

《黄帝内经》认为，疫病的流行往往是郁气的发作，而在郁气发作之前往往有先兆。《素问·六元正纪大论》就记载了五运郁发的先兆现象（表2-10），从表中可以看出，古人对郁发先兆现象的观察非常仔细，将其分为"怫之先兆""初发""郁发"三个时间段，这就为我们"治未病"赢得了时间。在"怫之先兆"时间段治疗最好，其次是在"初发"时间段治疗，都可以预先控制病情，一旦到了"郁发"时间段，就要受大害了。这就要求我们要做到先知先觉，一方面是按五运六气理论推算，另一方面要认真仔细观察自然界的异常现象——先兆现象，以见微知著。

宋正海等在《中国古代自然灾异群发期》中说："在自然灾异群发期，不仅自然灾害严重和多发，还有大量的自然异常出现，这反映了灾害和异常的密切相关性。……通常在灾害孕育时，异常就有可能产生，这些自然灾异可用于预报灾害来临，故被称为灾害的前兆现象。前兆现象种类很多，当一个大的灾害来临时，往往产生多种多样的前兆现象。在广泛的前兆中，极其重要的应是生物前兆。"

该书指出，异常现象包含丰富的自然信息，异常现象是自然规律的集中表现。"天机"的不慎泄露，是人类窥视自然界的窗口，对异常现象的重视和探索往往是新的自然科学的生长点。任何自然灾害的原因、规律都必须从这类灾害本身所显露的各种现象、特征中去寻找。一次次灾害给人类带来巨大的痛苦，人类却从它每次显露的现象中逐渐看清了它的本质，找到了防治它的办法，甚至设法利用它。我们研究任何灾害的原因、规律、预测、预防及化害为利都不能仅着眼于它所生成的损害，还要着眼于它的成灾过程及其灾前、灾后的一系列特征，只有这样才能得到我们预期的结果。宋正海总主编的《中国古代重大自然灾害和异常年表总集》一书对此进行了系统整理，该书共编纂生物异常年表 111 个。此外《中国古代自然灾异相关性年表总汇》一书中还专门设有"旱蝗""暖冬 – 重花"等年表，试图对中国古代记录的自然灾害的生物前兆现象进行较系统的归纳和分析，以利于当代发展自然灾害群测群防，建立多层次的自然灾害综合预报体系。如记载：1544 年（明嘉靖二十三年）福建六月中旬，磁澳海水翻，鱼虾皆毙，飓风继作，复大疫（清乾隆《长乐县志》卷 10）。1577 年（明万历五年）江西九月、十月间大热，桃李皆花，笋拔地数尺，人死于疫者无算（清同治《赣州府志》卷 78）。

五、疫病发作的平衡链及价值

我在《中医运气学解秘》一书中多次反复讲到自然界普遍存在整体和调三角形结构关系，如木运太过，将克湿土，土之子金气来复，于是木、土、金三者之间就形成了该系统，以保持高度的稳定有序状态。《素问·六节脏象论》把这种三角结构关系称作"三而成天，三而成地，三而成人"。木运太过会造成灾害，金气来复亦会造成灾害，前面自然灾害的发生，导致了后面自然灾害的产生，有学者称其为次生灾害。

《中国古代自然灾异群发期》言：由于它们有因果关系，所以在时间上是前后相继的。我们将这种前后相继的自然灾异称为"自然灾异链"，简称"灾异链"。但是，这种"灾异链"是在相互制约中发生的，来复之金气可以平息太过的木气，使自然界回归到动态的平衡状态中。因此，我们将这种现象称为"自然灾异平衡链"，简称"灾异平衡链"。

该书接着说：如果说灾异链反映了自然综合体各要素间的相关性，那么，灾异平衡链则反映了自然综合体的稳定性及其对各要素变化的制约性。这种制约性，使得在某一要素有突变，产生大的异常，形成灾害时，影响所致形成的其他要素异常，反作用于前异常要素，从而在一定程度上起到减灾作用。这种灾异平衡作用不仅是存在的，而且有着自己的规律。这种规律值得人们在减灾救急中充分利用，从而化大灾为中灾、小灾，乃至在灾年夺得丰收。

这给我们很大启示，当灾害要发生时，能不能用现代高科技促成"灾异平衡链"，以达到减灾目的。当然这只能是局部的，实际上人们根本无法改变天体自然运动规律。

附 《月令》论疫

孟春行秋令（凉燥），则民大疫。

季春行夏令（火），则民多疾疫。

仲夏行秋令（凉燥），民殃于疫。

仲冬行春令（风温），民多疥疬。

与《黄帝内经》和《伤寒论》论疫病发生的时间段一致。

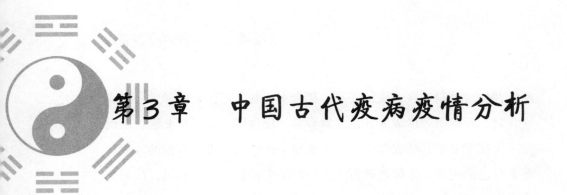

第3章　中国古代疫病疫情分析

　　从人类之始，疫病就不断地向人类发动攻击。在夏禹所著《山海经》中已有疫、疠、虐等传染病的记载，如"薰草……佩之可以已疠"（《山海经·西山经》）；"箴鱼……食之无疫疾"（《山海经·东山经》）等。《山海经》还记载，某种生物的出现可能会与疫病的发生有关，如"蜚，见则天下大疫"（《山海经·东山经》）等。殷代的甲骨文也记载有虐、疥等传染病。在敦煌石窟中保存着一幅"殷人熏火防疫图"，描述了殷人以火燎、烟熏方法来防疫的情景。甲骨文对疫病也有记载，如董作宾的《殷墟文字乙编》所载甲骨文，其中第7310片记载："甲子卜，殻贞：疒役征""贞：疒役其征"。役，同役、疫；征，同徙。占卜希望疫病不流行，但占卜的结果是疫病还得流行。到了周代古人对疫病的认识已达到了相当高的程度，如《礼记·月令》记载："孟春行秋令，则民殃于疫""孟秋行夏令，民多虐疫"。他们已经注意到了疫病发作的季节性和流行性，说明中国人防治疫病有着悠久的历史。

一、六十甲子年疫病表

　　梁峻在《中国古代医政史略》中统计从西汉到公元1840年，中国至少有321次疫病流行。宋正海等在《中国古代自然灾异动态分析》中记载了从甲骨文、二十五史、《诗经》和《尚书》等经书、方志、古医书、笔记、杂录等古籍整理出中国历史上范围较大、死亡较多的疫病流行事件 385 条。那么，大疫的发生、流行究竟和哪些因素有关？宋正海等从《中国古代自然灾异相关性年表总汇》中选取了"天象"中的太阳黑子、日食、新星超新星，"地象"中的山崩、地陷、涌山、山移，"地震象"中的大地震，"气象"中的奇寒、酷暑、大雨、大风、霜灾，"水象"中的黄河改道、黄河决溢等 5 象 20 余种年表所列事件，并逐一与大疫发生进行简单对比，发现各类资料中以"气象灾异"与之对应最好，因此可以说，气候反常及其所致自然灾害是大疫发生和流行的主要因素，于是将气象异常作为主要考察对象，研究疾疫发生、流行的原因和条件。这也正是中医五运六气研究的对象，所以我们就以此为依据来研究《黄帝内经》五运六气预测疫病的准确度。

现从有关文献记载公元 1 年以后发生的因气候变化直接造成的疫病分析如下，其时间跨度达 2000 年，能满足统计学的需要，形式采用宋正海等人所著《中国古代自然灾异相关性年表总汇》的分类统计方法，并参考郭霭春编著的《中国医史年表》、张剑光《三千年疫情》、邱国珍《三千年天灾》、中国中医研究院主编《中国疫病史鉴》、张剑光等《人类抗疫全记录》、戴传昌等《人类疫情报告完全手册》等书按六十甲子年分析如下。

（一）甲子

1. 旱 – 疫（略）

2. 水 – 疫

1444 年（明英宗正统九年）浙江

七月，大水。冬，瘟疫大作，死者甚众。（民国《临海县志稿》卷 41）

冬，绍兴、宁波、台州瘟疫大作，延至明年，死者三万四千余人。

疫病早知道

（《中国疫病史鉴》）

3. 旱涝－疫（略）

4. 寒－疫

(1) 1864 年（清同治三年）浙江

正月，大雪，六日始霁。六月十日夜大风雨，覆舟，拔木，坏庐舍。秋，疫。（民国《象山县志》卷 32）

(2) 1864 年（清同治三年）江西

正月十二至十四连日雨雪，雷大震。秋，疫。（清同治《贵溪县志》卷 10）

(3) 1864 年（清同治三年）湖北

应山大疫。至秋，荆州府公安大疫。（《三千年疫情》）

(4) 1864 年（清同治三年）江苏

苏南发生疫病。常熟地区"医者忙极，西南尤甚，死者也多"。八月，南京疫。（《三千年疫情》）

(5) 1864 年（清同治三年）云南

江川大疫。（《三千年疫情》）

(6) 1864 年（清同治三年）贵州

遵义大疫。清江厅大疫，"疫病盈庭，尸埋满地"。（《三千年疫情》）

(7) 1864 年（清同治三年）陕西

乾县霍乱大作，死者有数千人。（《三千年疫情》）

5. 热－疫（略）

6. 风－疫

1504 年（明弘治十七年）安徽

五月十二日，风自西作，昼晦，船多漂没，夜分乃止。是年大饥，疫。（清乾隆《颍州府志》卷 10）

7. 大雨雹—疫（略）

8. 其他

124年（汉安帝延光三年）陕西

九月，京师大疫。（《后汉书·顺冲质帝纪》卷6）

按：甲子年中运是太阴湿土，司天之气是少阴君火，而反以寒气致疫为主，这是为什么？疫病发生的时间段有二：一在秋天，二在冬天。这又是为什么？《素问·六元正纪大论》说，甲子年的气候是"水火寒热持于气交"，初之气的客气是太阳寒水，"寒乃始""阳气郁"；二之气风助火威，寒水来复，于是"寒气时至""气郁于上而热"；三之气君相二火执政，也有寒水之复，而"寒气时至""寒热更作"；四之气主客气都是太阴湿土，"大雨时行，寒热互至"。从正月至中秋，都笼罩在寒气之中，阳气不得舒伸。至九月、十月五之气，客气少阳相火布政，内郁极之热随少阳相火而发，于是瘟疫暴发大流行，民"病温"。九月属深秋，十月属冬，故曰秋、冬疫作。疫区以长江中下游地区的苏、浙、皖、鄂为多发地。在甲子年的北面。

就其发病周期说，是以甲子六十年周期为基础，或一倍几倍而已。

甲子年的中运是太阴湿土，雨水较多，大水之后，会出现大疫。湿土太过反侮风木，加之三之气主气是少阳相火，客气是少阴君火，郁风乘二火之势而发，造成了疫病的发作。

子午之岁，太阴升天，主室天冲，胜之不前；又或遇壬子，木运先天而至者，中木运抑之也，升天不前，即风埃四起，时举埃昏，雨湿不化。民病风厥涎潮，偏痹不随，胀满；久而伏郁，即黄埃化疫也。

假令甲子阳年，土运太窒，如癸亥天数有余者，年虽交得甲子，厥阴犹尚治天，地已迁正，阳明在泉，去岁少阳以作右间，即厥阴之地阳明，故不相和奉者也，癸巳相会，土运太过，虚反受木胜，故非太过也，何以言土运太过？况黄钟不应太窒，木即胜而金还复，金即复而少阴如至，即木胜如火而金复微，如此则甲己失守，后三年化成土疫，晚至丁卯，早至丙寅，土疫至也，大小善恶，推其天地，详乎太乙。又只如甲子年，如甲至子而合，应交司而治天，即下己卯未迁正，而戊寅少阳未退位者，亦甲己下有合也，即土运未太过，而木乃乘虚而胜土也，金次又行复胜之，即反邪化也。阴阳天地殊异尔，故其大小善恶，一如天地之法旨也。(《素问·本病论》)

假令甲子刚柔失守，刚未正，柔孤而有亏，时序不令，即音律非从，如此三年，变大疫也。详其微甚，察其浅深，欲至而可刺，刺之当先补肾俞，次三日，可刺足太阴之所注。又有下位己卯不至，而甲子孤立者，次三年作土疠，其法补泻，一如甲子同法也。其刺已毕，又不需夜行及远行，令七日洁，清静斋戒，所有自来。(《素问·刺法论》)

这就是说，运气的迁正、退位、升降失常及刚柔失守，都会导致气郁而化疫，不能只考虑岁运及司天在泉，医者宜详审焉。

(二) 乙丑

1. 旱－疫（略）

2. 水－疫

125年（汉延光四年）河南

京师大疫。去年大水，流杀民人，伤苗稼。(《后汉书·五行志》)

3. 旱涝－疫（略）

4. 寒－疫（略）

5. 热－疫（略）

6. 风－疫（略）

7. 大雨雹－疫（略）

8. 其他

(1) 185年（汉灵帝中平二年）

正月，大疫。(《后汉书·五行志》卷27)

（2）1325 年（元泰定帝泰定二年）甘肃

春，岷州疫。（《中国疫病史鉴》）

（3）1565 年（明世宗嘉靖四十四年）河北

京城饥目疫。（《中国疫病史鉴》）

（4）1745 年（清乾隆十年）湖北

十一月，襄阳府枣阳大疫。（《三千年疫情》）

（5）1865 年（清同治四年）贵州

夏天，通省大疫，贵阳、安顺、大定、平远州、荔波、平坝、天柱等地大疫，"患疫之家十居七八"。（《三千年疫情》）

按：乙丑年中运是不及的燥金，司天之气是太阴湿土，在泉是太阳寒水，"湿寒合德，黄黑埃昏，流行气交"。但初之气的主客气都是厥阴风木，二之气的主客气都是少阴君火，风火被太阴湿气郁遏，所以到"二之气……其病温厉大行，远近咸若"。会出现春、夏疫情。终之气的主客气都是太阳寒水，"重阴必阳"，必有火热郁发之日而成疫，故有 1745 年 11 月襄阳府枣阳大疫发生。丑年太阴湿气太过，故有大水过后，疫病发作。疫病发作的地区是"灾七宫"伴"二宫"，"二宫"在西南地区，如贵州是也。其镜相位在西北，如甘肃是也。丑土居中宫，河北、河南、湖北是也。

丑未之年，少阳升天，主室天蓬（按：天蓬，水星别名，在此代表水气），胜之不前；又或遇太阴未迁正者，即少阴未升天也，水运以至者，升天不前，即寒雾反布，凛冽如冬，水复涸，冰再结，暄暖乍作，冷复布之，寒暄不时。民病伏阳在内，烦热生中，心神惊骇，寒热间争；以久成郁，即暴热迺生，赤风气肿翳，化成疫疠。（《素问·本病论》）

2003（癸未）年不就是这样吗？癸未年火运不及而寒气胜，"即寒雾反布，凛冽如冬"，并出现"暄暖乍作"的炎热天气，随后"冷复布之"，于是出现"寒暄不时"的气候变化。所以"民病伏阳在内，烦热生中……寒热间争，以久成郁，即暴热乃生……化成疫疠"，发生了2003年的"非典"疫病。

假令庚辰阳年太过，如己卯天数有余者，虽交得庚辰年也，阳明犹尚治天，地已迁正，太阴司地，去岁少阴以作右间，即天阳明而地太阴也，故地不奉天也。乙巳相会，金运太虚，反受火胜，故非太过也，即姑洗之管，太商不应，火胜热化，水复寒刑，此乙庚失守，其后三年化成金疫也，速至壬午，徐至癸未，金疫至也，大小善恶，推本年天数及太乙也。(《素问·本病论》)

假令庚辰，刚柔失守，上位失守，下位无合，乙庚金运，故非相招，布天未退，中运胜来，上下相错，谓之失守，姑洗林钟，商音不应也，如此即天运化易，三年变大疫。谓其天数，差有微甚，微即微，三年至，甚即甚，三年至，当先补肝俞，次三日，可刺肺之所行。刺毕，可静神七日，慎勿大怒，怒必真气却散之。又或在下地甲子、乙未失守者，即乙柔干，即上庚独治之，亦名失守者，即天运孤主之，三年变疠，名曰金疠，其至待时也，详其地数之等差，亦推其微甚，可知迟速耳。诸位乙庚失守，刺法同，肝欲平，即物怒。(《素问·刺法论》)

所谓"天数"，即一、三、五、七、九；所谓"地数"，即二、四、六、八、十。察天地数而知太过不及及九宫分野。

(三) 丙寅

1. 旱 - 疫

(1) 1626年（明天启六年）福建

秋冬旱，疫。(民国《连城县志》卷32)

(2) 1806年（清嘉庆十一年）江苏

春，民饥，食水中萍及榆皮，河鱼涌出，人争取之。夏，旱，疫。

（清道光《泰州志》卷 36）

2. 水－疫

(1) 1266 年（元至元三年）河北

六月，时雨霖露，“人多病湿瘟”。(《卫生宝鉴》卷 23）

(2) 1866 年（清同治五年）江西

春，大水，夏五月，复大涨，官湖堤决，漂庐无算。冬十二月，大雷，疫起。(清同治《丰城县志》卷 28）

3. 旱涝－疫（略）

4. 寒－疫（略）

5. 热－疫（略）

6. 风－疫（略）

7. 大雨雹—疫（略）

8. 其他

(1) 126 年（汉顺帝永建元年）

疫病为灾。(《后汉书·顺冲质帝纪》卷 6）

(2) 1206 年（金章宗泰和六年）南方

张从政《儒门事亲》记载：“余亲见泰和六年征南师旅大举，至明年军回，是岁瘴疠杀人，莫知其数，昏瞀懊侬，十死八九。”张从政认为疟疾“伏于秋冬而不发，至春始发”。次年北方也被传染，流行全国。

(3)1866 年（清同治五年）河北

京师中秋后出现喉证，直隶顺天府大兴县白喉流行，“每至不治，甚或一家数口者”。(《翁同龢日记》)

按：丙寅年，中运是太过的寒水，司天之气是少阳相火，在泉之气是厥阴风木。水运太过而克火，运克气不和。虽然“炎火乃流”“风热参布”，但由于水运太过，“寒乃时至，凉雨并起”。本年初之气的主气是厥阴风木，客气是少阴君火，风火相合，“候乃大温”，于是温病乃起而成疫。风火之性上升，厥阴走关、胁肋，少阴走咽喉，风火刑克肺系，故"其病气怫郁于上，血溢目赤，咳逆头痛，血崩胁满，肤腠中疮"。二之气的主气是少阴君火，客气是太阴湿土，火被湿遏，大雨不时，"火反郁"，于是"其病热郁于上，咳逆，呕吐，疮发于中，胸嗌不利，头痛身热，昏愦脓疮"。三之气的主客气都是少阳相火，而岁运"雨乃涯"，故曰"春，大水；夏五月，复大涨""六月，时雨霖霪"。湿遏火郁，于是"民病热中""人多病湿瘟""善暴死"，且多咽喉疫疾。四之气和五之气，燥胜湿寒，终之气风胜，故夏、秋、冬易旱成疫。终之气的客气是厥阴风木，风性动，震雷之气，故见"冬十二月，大雷，疫起"。疫区，丙水在北之河北，寅火在南之江西、福建，因其"风化三"而疫发江苏。

寅申之岁，少阴降地，主窒地玄，胜之不入。又或遇丙申丙寅，水运太过，先天而至，君火欲降，水运承之，降而不下，即彤云才见，黑气反生，暄暖如舒，寒常布雪，凛冽复作，天云惨凄；久而不降，伏而化郁，寒胜复热，赤风化疫。民病面赤、心烦、头痛、目眩也。赤气彰而温病欲作也。

假令丙寅阳年太过，如乙丑天数有余者，虽交得丙寅，太阴尚治天也。地已迁正，厥阴司地，去岁太阳以作右间，即天太阴而地厥阴，故地不奉天化也。乙辛相会，水运太虚，反受土胜，故非太过，即太簇之管，太羽不应，土胜而雨化，木复即风，此者丙辛失守其会，后三年化成水疫（张景岳注：即后世寒疫阴证之类）。晚至己巳，早至戊辰，甚即速，微即徐，水疫至也。大小善恶推其天地数，乃太乙游宫。又只如丙寅年，丙至寅且合，应交司而治天，即辛巳未得迁正，而庚辰太阳未退位者，亦丙辛不合德也，即水运亦小虚而小胜，或有复，后三年化疠，名曰水疠，其状如水疫，治法如前。（《素问·本病论》）

假令丙寅刚柔失守，上刚干失守，下柔不可独主之，中水运非太过，不可执法而定之，布天有余，而失守上正，天地不合，即律吕音异，如此即天运失序，后三年变疫。详其微甚，差有大小，徐至即后三年至，甚即首三年至，当先补心俞，次五日，可刺肾之所入。又有下位地甲子、辛巳柔不附刚，亦名失守，即地运皆虚，后三年变水疬。（《素问·刺法论》）

由甲子年、丙寅年来看，阳干阳支之阳年，不只是本年度会发生疫病，也会导致后三年发生疫病。

（四）丁卯

1. 旱－疫

(1) 547 年（南北朝梁太清二年）江苏、山东、河南等

旱，疫，扬、徐、兖、豫尤甚。（《南北史补志·五行志》）

(2) 1507 年（明正德二年）福建

五月至七月不雨，八月大疫。（清光绪《福宁府志》卷 43）

2. 水－疫

1867 年（清同治六年）江苏

春，饥疫盛行。秋，大水。该县去年秋大水，禾麦尽淹。（清光绪《睢宁县志稿》卷 18）

春，大饥，疫，多道殣。该县去年夏霪雨五十余日，城内水深二尺余，六塘满涨，秋禾尽没。（民国《安东县志》卷 8）

3. 旱涝－疫

1507 年（明正德二年）福建

五月大水，六、七月旱又疫。（民国《邵武县志》卷 32）

4. 寒－疫（略）

5. 热－疫

1027 年（宋天圣五年）

夏秋，大暑，毒气中人。(《宋史·五行志》)

6. 风－疫

1867 年（清同治六年）江苏

春，饥。夏，疫。该县去年大风坏民庐舍，多覆压死者。霪雨四十余日，六塘溢。(民国《宿迁县志》卷 20)

7. 大雨雹－疫（略）

8. 其他

(1) 427 年（南北朝文帝元嘉四年）

五月，京都疾疫。(《宋书·五行志》卷 34)

(2) 1507 年（明武宗正德二年）湖广

是岁，湖广靖州等处自七月至十二月大疫，死者四千余人。(《中国疫病史鉴》)

(3) 1747 年（清乾隆十二年）山东

五月，沂州府蒙阴大疫。

(4) 1867 年（清同治六年）河北

九月，通州疫。(《三千年疫情》)

(5) 1867 年（清同治六年）山东

登州府黄县大疫。夏秋间，曹县、泰安大疫。(《三千年疫情》)

(6) 1867 年（清同治六年）甘肃

合水、秦安、通渭、镇原等地瘟疫流行，十死三四。(《三千年疫情》)

(7) 1867 年（清同治六年）贵州

荔波大疫。(《三千年疫情》)

(8) 1988 年 1 月至 5 月（阴历丁卯年十一月、十二月至次年戊辰年三月）上海

1988 年 1 月上海肝炎大流行，从 1 月 19 日开始发病人数与日俱增。

2月1日，日发病量最高达19013例。1月30日至2月14日，每天发病人数均超过1万例。到3月份疫情基本得到控制，4月以后发病率逐日下降。据统计，截至5月13日，共有310746人患病，其中31人死亡。

按：丁卯年，中运是木运不及，司天之气是阳明燥金，在泉之气是少阴君火。木运不及，则凉燥大行，《素问·气交变大论》说："春有惨凄残贼之胜，则夏有炎暑燔烁之复"，说明本年夏天会有炎热天气。本年初之气的主气是厥阴风木，客气是太阴湿土，加上凉燥之气，春阳之气难上升，于是阳气怫郁，民"病中热胀"，病位在肝胆。至二之气的主气是少阴君火，客气是少阳相火，二火流行，炎热可知；再者，少阳相火加临少阴君火之上，是臣（少阳相火）临君位（少阴君火），《素问·六微旨大论》说："臣位君则逆，逆则其病近，其害速"，故曰"厉大至，民善暴死"。厉，通疠，指疫疠之气，即烈性传染病的病原。疫疠流行，可导致暴死。《礼记·月令》说："孟春行秋令，则其民大疫，猋风暴雨总至""仲春行秋令，则其国大水，寒气总至，……行夏令，则国乃大旱，暖气早来，虫螟为害"，"季春行夏令，则民多疾疫，时雨不降，山陵不收。行秋令，则天多沉阴，淫雨蚤降"。三之气的主气是少阳相火，司天客气是阳明燥金，火气被郁，《素问·六元正纪大论》说，火郁"其乃发也，其气四"，火复在四之气，正是炎暑之时，故曰"阳专其令，炎暑大行"。正如《素问·五常政大论》所说："阳明司天……暴热至，土乃暑，阳气郁发"，所以春夏大疫发作，或因旱成疫，或因大水成疫，或因火热成疫。至四之气的主气是太阴湿土，客气是太阳寒水，寒湿流行气交，必有火郁。五之气的主气是阳明燥金，客气是厥阴风木，秋行春令，其气温。故有夏秋之疫发作。终之气的主气是太阳寒水，客气是少阴君火，"候反温……其病温"。《礼记·月令》说："仲冬行春令，则蝗虫为败，民多疥疠"，故冬天疫作。

丁卯年的 11 月、12 月为终之气，终之气的主气是太阳寒水，客气是少阴君火，寒水克君火。因为"终之气，阳气布，候反温"，所以民"病温"。而丁运为木运不及，"灾三宫"，卯年又是阳明燥金司天，金又克其木，所以内郁之火走肝而发生流行性甲型肝炎（病毒性肝炎）。

疫发地区，以"灾三宫"沿海地区为主，但因火发致疫，则多在南方，及其冲的华北地区。

（五）戊辰

1. 旱 – 疫

(1) 548 年（南北朝梁太清二年）江苏、山东、河南等

仍旱（接丁卯 547 年），疫。（《南北史补志·五行志》）

(2) 1508 年（明正德三年）江苏

旱六月，春夏疫。（清光绪《武进阳湖县志》卷 30）

(3) 1508 年（明正德三年）安徽

旱，民多病疫。（清嘉庆《旌德县志》卷 10）

(4) 1748 年（清乾隆十三年）浙江

夏五月，旱，米价腾贵。秋，大疫。（清光绪《平湖县志》卷 25）

(5) 1748 年（清乾隆十三年）江西

三月不雨至小满乃雨，七月不雨至立冬乃雨，米贵，民多疫。

（清同治《会昌县志》卷 32）

2. 水 – 疫（略）

3. 旱涝 – 疫（略）

4. 寒 – 疫（略）

5. 热 – 疫（略）

6. 风 – 疫（略）

7. 大雨雹 – 疫（略）

8. 其他

(1) 1148（宋高宗绍兴十八年）江苏

常州，疫大作。(《中国疫病史鉴》)

(2) 1208 年（南宋嘉定元年）浙江

是岁浙民也疫。嘉定二年（1209 年），"都民疫死甚众"。嘉定三年，"都民多疫死"。直到嘉定四年，临安府连续四年疫病流行。(《三千年疫情》)

(3) 1688 年（清康熙二十七年）山东

春，青州的寿光、昌乐疫。(《三千年疫情》)

(4) 1748 年（清乾隆十三年）山东

春季，泰安府泰山地区大疫，曲阜大疫。至夏季，莱州府胶州、东昌府、登州府福山大疫。秋天，泰安府东平县大疫。(《三千年疫情》)

(5) 1868 年（清同治七年）湖南

芷江淫雨伤稼，引发大疫，"死者甚众，十室九空"。(《三千年疫情》)

(6) 1868 年（清同治七年）甘肃

皋兰、靖远大疫，死者甚众。(《三千年疫情》)

按：戊辰年，中运戊火太过，司天之气是太阳寒水，在泉之气是太阴湿土，"寒湿之气，持于气交，民病寒湿"。火运太过，又见寒水来复。重阴必阳，郁火尤甚，"火发待时"。天气忽冷忽热，变化剧烈。初之气的主气是厥阴风木，客气是少阳相火，风火之威，使"气乃大温"，于是"民乃厉，温病乃作"，故春季疫病发作。二之气的主气是少阴君火，客气是阳明燥金，"大凉反至""火气遂抑，民病气郁"。燥热行空，大旱不可免，故本年以旱疫为主，时间在春夏。三之气的主气是少阳相火，客气是太阳寒水，"天政布，寒气行""民病寒，反热中"。四之气的主气是太阴湿土，客气是厥阴风木，木克土，风化其雨，"民病大热少气"。五之气的主气是阳明燥金，客气是少阴君火，又是燥热行空，大旱成疫。运火热胜，气寒水胜，火南而水北，南在湖南，北在河南。寒胜木凋，且辰位东木区，所以多则"灾三宫"，在东部沿海地区。《素问·本病论》说："太阳不迁正……民病温疬至。"

（六）己巳

1. 旱 – 疫

(1) 789 年（唐德宗贞元五年）江苏、浙江、福建

是夏，淮南（今扬州）、浙东西、福建等道旱，井泉多涸，人渴乏，疫死者众。（《中国疫病史鉴》）

(2) 1089 年（宋哲宗元祐四年）浙江

杭州大旱，饥疫并作。（《中国疫病史鉴》）

(3) 1329 年（元明宗天历二年）河南

集庆河南府路旱疫。（《中国疫病史鉴》）

2. 水 – 疫

1509 年（明正德四年）浙江

大水，民疫。（清光绪《乌程县志》卷 36）

大水，民疫。（清道光《武康县志》卷 24）

3. 旱涝 – 疫（略）

4. 寒 – 疫（略）

5. 热 – 疫（略）

6. 风 – 疫

1749 年（清乾隆十四年）江苏

秋七月二十一日至二十三日，大风，稻半脱，是岁民多疫疬。（民国《高淳县志》卷 28）

7. 大雨雹 – 疫（略）

8. 其他

(1) 369 年（晋废帝太和四年）

冬，大疫。(《宋书·五行志》卷 34)

(2) 1749 年（清乾隆十四年）山东

春季，泰安府的泰山地区及兖州府曲阜大疫。夏天，向西传入东昌府，向东传入莱州府的胶州、登州府的福山。秋天，泰安府疫情又现，东平县再次大疫。(《三千年疫情》)

(3) 1749 年（清乾隆十四年）江苏

五月，松江府青浦县大疫，常州府武进县大疫，江宁府溧水县大疫。

(4) 1869 年（清同治八年）湖北

麻城大疫。此后二年，麻城又连续大疫。(《三千年疫情》)

(5) 1869 年（清同治八年）贵州

夏天，遵义、剑河疫。(《三千年疫情》)

(6) 1869 年（清同治八年）甘肃

宁远、秦州大疫。(《三千年疫情》)

按：己巳年，中运是湿土不及，司天之气是厥阴风木，在泉之气是少阳相火，其气候特点是"风燥火热，胜复更作"。初之气的主气是厥阴风木，客气是阳明燥金，风燥之气，行于气交，宜发生旱 – 疫；二之气的主气是少阴君火，客气是太阳寒水，火气内郁；至三之气，主气是少阳相火，客气是厥阴风木，"风火同德"，其旱可知，又能引发二气之郁火，形成旱 – 疫；终之气的主气是太阳寒水，客气是少阳相火，冬行夏令，"畏火司令，阳乃大化，蛰虫初见，流水不冰，地气大发，草乃生，人乃舒，其病温疠"。故本年以旱 – 疫为主。

（七）庚午

1. 旱－疫

790 年（唐贞元六年）福建

旱，疫。人暍，疫死者甚众。福州井泉竭。沙县疫。漳州旱。（清同治《福建通志》卷 271）

2. 水－疫

(1) 1330 年（元文宗至顺元年）浙江、河南

闰七月，平江、嘉兴、湖州、松江三路一州大水，坏民田三万六千六百余顷，被灾者四十万五千五百余户。杭州、常州、应元、邵兴、镇江、宁国等路，望江、铜陵、长林、宝应、兴化等县水，没民田一万三千五百余顷。（《三千年天灾》）

八月，河南府路新安、沔池等十五驿出现饥荒和疫病流行。到了至顺二年（1331 年辛未年）四月春夏之交，疫疠大作，"死者十九"。（《三千年疫情》）

(2) 1510 年（明正德五年）浙江

复大水，疫甚。（清道光《武康县志》卷 24）

复大水，疫甚。（清光绪《乌程县志》卷 36）

3. 旱涝－疫（略）

4. 寒－疫（略）

5. 热－疫（略）

6. 风－疫（略）

7. 大雨雹－疫（略）

8. 其他

(1) 790 年（唐德宗贞元六年）淮南、浙江、福建

夏，淮南、浙西、福建道疫。（《中国疫病史鉴》）

(2) 1090 年（宋哲宗元祐五年）

祁、黄二郡人，自春至秋，患急喉痹，死者十有八九。(《续名医类案·咽喉类》卷 18)

(3) 1690 年（清康熙三十一年）安徽

凤阳府大疫。(《三千年疫情》)

(4) 1870 年（清同治九年）河北

直隶正定府无极大疫。(《三千年疫情》)

按：庚午年，中运是燥金之气，司天是少阴君火，在泉是阳明燥金。初之气的主气是厥阴风木，客气是太阳寒水，在中运金气和客气寒气的作用下，风之"阳气郁"而化热；二之气的主气是少阴君火，客气是厥阴风木，风火炎上，其"气郁于上而热"，则多旱；至三之气，主气是少阳相火，客气是少阴君火，二火引发其郁热，导致寒水来复，于是"寒气时至"，暴雨骤降而成水灾，继之生疫。四之气的主客气都是太阴湿土，则"大雨时行，寒热互至"；五之气的主气是阳明燥金，客气是少阳相火，秋行燥热，多旱，"其病温"。故庚午年以旱 – 疫、水 – 疫为主。中运金克木，灾三宫，在东部沿海地区；司天热气在午南，在四宫；来复寒气在子北，灾一宫。

（八）辛未

1. 旱 – 疫

1691 年（清康熙三十年）陕西

大旱，渭水仅尺许。民饥，继以疫，民死大半。(民国《重修华县志稿》卷 9)

2. 水 – 疫

1511 年（明正德六年）江苏

春夏大疫……秋七月风潮。该县去年夏霪雨，五月十八日风

潮……岁大祲。（清光绪《靖江县志》卷16）

3. 旱涝－疫（略）

4. 寒－疫（略）

5. 热－疫（略）

6. 风－疫（略）

7. 大雨雹－疫

1691 年（清康熙三十年）江苏

夏五月，大风发屋拔木。六月，大风雨雹。秋，疫。（清道光《仪征县志》卷50）

8. 其他

(1) 11 年（新王莽始建国三年）

大疾疫，死者过半。（《后汉书·刘玄传》卷41）

(2) 1811 年（清嘉庆十六年）甘肃

七月，靖远、打拉池堡、永昌等处大疫，死亡过半。（《三千年疫情》）

(3) 1871 年（清同治十年）甘肃

孝义厅疫。（《三千年疫情》）

按：辛未年，中运是寒水不及而"湿气大行"，司天是太阴湿土，在泉是太阳寒水，"湿寒合德""流行气交"。初之气的主客气都是厥阴风木，风化湿多旱。二之气的主客气都是少阴君火，热旱可知，故"其病温厉大行，远近咸若"，多旱－疫。三之气的主气是少阳相火，客气是太阴湿土；四之气的主客气与三之气相反，主气是太阴湿土，客气是少阳相火，故此时多大雨雹－疫。土在四维，故灾在东南辰位江苏地区及西北戌位陕、甘地区。

（九）壬申

1. 旱 – 疫

(1) 612 年（隋大业八年）山东等

大旱，疫，人多死，山东尤甚。（《北史·隋本纪》）

(2) 1512 年（明正德七年）江西

旱，民大饥，疫。（清同治《都昌县志》卷 16）

旱，民大饥，疫。（清同治《建昌县志》卷 12）

(3) 1632 年（明崇祯五年）江西

两月不雨，疫疠大作。（清同治《弋阳县志》卷 14）

旱，五月至九月不雨，民大疫。（清同治《新城县志》卷 12）

2. 水 – 疫（略）

3. 旱涝 – 疫（略）

4. 寒 – 疫（略）

5. 热 – 疫（略）

6. 风 – 疫（略）

7. 大雨雹 – 疫

(1) 1812 年（清嘉庆十七年）山东

元旦，雨雹，大水。其春大饥……其年大疫。（清同治《黄县志》卷 5）

(2) 1872 年（清同治十一年）江西

春二月，大雨雹。夏秋，大疫。冬十二月初四日，大雷雹以雨。（清光绪《江西通志》卷 180）

8. 其他

(1) 312 年（晋怀帝永嘉六年）

大疫。（《宋书·五行志》卷 34）

(2) 1692 年（清康熙三十一年）河北

顺德府广宗大疫。（《三千年疫情》）

(3) 1692 年（清康熙三十一年）湖北

三月，郧阳府大疫。五月，房县大疫。（《三千年疫情》）

(4) 1692 年（清康熙三十一年）陕西

五月，西安地区干旱，疫病发作。同州府疫病大作，死者十有六、七，逃亡者空室以行。富平、同官、静宁、清水、两当大疫，死者无算。（《三千年疫情》）

(5) 1872 年（清同治十一年）河北

保定新城大疫。（《三千年疫情》第 519 页）

(6) 1872 年（清同治十一年）湖北

夏，武昌大疫。（《三千年疫情》）

(7) 1872 年（清同治十一年）云南

夏，江川县"热暑蒸腾，疫疾大作，兵练死者枕藉"。（《三千年疫情》）

(8) 1932 年

霍乱流行，死亡三万一千人。（《医学史与保健组织》）

按：壬申年，中运是风木太过，司天是少阳相火，在泉是厥阴风木，本年"火木同德""风乃暴举""炎火乃流"。初之气的主气是厥阴风木，客气是少阴君火，风助火威，"候乃大温"，多旱，多沙尘暴，于是"温病乃起"。二之气的主气是少阴君火，客气是太阴湿土，火被湿郁，"其病热郁于上"。三之气的主客气都是少阳相火，"炎暑至"，而寒水来复，于是多暴雨冰雹。故本年多患旱 - 疫、大雨雹 - 疫。

（十）癸酉

1. 旱 – 疫

(1) 1033 年（宋明道二年）南方

南方大旱，因饥成疫，死者十有二三。（《文献通考·物异考》）

(2) 1633 年（明崇祯六年）山西

山西南部旱灾，而疫情主要发生在东南地区。垣曲、阳城、沁水大疫，"道殣相望"。高平、辽州大疫，死者甚多。沁州沁源县城中仅数百家，"夏遭瘟疫，死者不计其数"。（明万历《山西通志》）

2. 水 – 疫

1753 年（清乾隆十八年）福建

春，连雨弥旬，盐贵。夏，大疫。秋，旱。（清乾隆《仙游县志》卷53）

春，连雨弥旬，盐贵。夏，大疫（或春夏大疫）。秋，旱。（清乾隆《莆田县志》卷 36）

3. 旱涝 – 疫（略）

4. 寒 – 疫（略）

5. 热 – 疫（略）

6. 风 – 疫（略）

7. 大雨雹 – 疫（略）

8. 其他

(1) 253 年（三国魏齐王嘉平五年）河南

新城大疫，死者大半。（《宋书·五行志》卷 34）

(2) 1213 年（金宣宗贞祐元年）河南

九月，汴京大疫。（《中国疫病史鉴》）

(3) 1453 年（明代宗景泰四年）江西、湖北

冬，建昌府属县大疫。武昌、汉阳大疫。(《中国疫病史鉴》)

(4) 1513 年（明武宗正德八年）江西

瘟疫流行。(《中国疫病史鉴》)

(5) 1693 年（清康熙三十三年）山东

济南府德平大疫。(《三千年疫情》)

按：癸酉年，中运是火运不及，司天之气是阳明燥金，在泉之气是少阴君火，燥热合德，旱情为多，易发旱 - 疫。而二之气的客气是少阳相火，主气是少阴君火，二火行于气交，必"厉大至，民善暴死"。二火刑克肺金，必引寒水来复，"时雨乃降"，故发水 - 疫。终之气的主气是太阳寒水，客气是少阴君火，冬行夏令，"候反温……其病温"。

（十一）甲戌

1. 旱 - 疫

(1) 1814 年（清嘉庆十九年）江苏

夏，旱，大疫。(清光绪《溧阳县续志》卷 16)

(2) 1814 年（清嘉庆十九年）安徽

大旱，饥，疫，民多流亡。(清光绪《庐江县志》卷 16)

(3) 1814 年（清嘉庆十九年）湖北

闰二月，荆州府枝江大疫。(《三千年疫情》)

2. 水 - 疫

1874 年（清同治十三年）浙江

八月底，宁波连续阴雨数十天，造成水灾的同时，疫病发作。(《三千年疫情》)

3. 旱涝疫

1334 年（元惠宗元统二年）浙江

三月，杭州、镇江、嘉兴、常州、江阴等城市先是遭受水灾，之

后又出现旱灾和疫病流行。(《三千年疫情》)

4. 寒 – 疫（略）

5. 热 – 疫（略）

6. 风 – 疫（略）

7. 大雨雹 – 疫（略）

8. 其他

(1) 1094 年（宋绍圣元年）

京师疾疫。(《宋会要辑稿》)

(2) 1694 年（清康熙三十三年）浙江

湖州大疫，不久传入嘉兴府的桐乡。(《三千年疫情》)

(3) 1694 年（清康熙三十三年）广东

秋，琼州府大疫。(《三千年疫情》)

(4) 1874 年（清同治十三年）甘肃

春，临夏东乡白庄、西乡尹家瘟疫流行，"染者鼻流血而死"。(《三千年疫情》)

按：甲戌年，中运是湿土太过，司天是太阳寒水，在泉是太阴湿土，寒湿流于气交，"民病寒，反热中""火发待时"。初之气的主气是厥阴风木，客气是少阳相火，风火多燥；二之气的主气是少阴君火，客气是阳明燥金，热加燥，其春夏多旱可知。但火胜寒复，又多雨水，少不了水 – 疫。故本年以旱 – 疫、水 – 疫、旱涝 – 疫为主。

有人要问，为什么五之气，少阴君火加临阳明燥金之上没有疫病记载呢？我们认为这是《素问·至真要大论》所说的"少阴同候"而省的原因，或为遗漏所致。这可以从下面的比较看出来。

太阳司天年少阴君火加临阳明燥金的五之气原文是：五之气，阳复化，草乃长乃化乃成，民乃舒。

少阴司天年少阳相火加临阳明燥金的五之气原文是：五之气，畏火临，暑反至，阳乃化，万物乃生乃长荣，民乃康，其病温。

请看，太阳司天年五之气的气候内容和少阴司天年五之气的气候内容一致，由此可推知，该年当有疫病发生。

（十二）乙亥

1. 旱 – 疫

(1) 1635 年（明崇祯八年）江西

旱，连岁饥，多疫。（清同治《崇仁县志》卷 11）

(2) 1815 年（清嘉庆二十年）江苏

春，疫，四月大雨。秋，淮水至。该地去年夏秋大旱，无禾，河涸井泉竭。（清道光《泰州志》卷 36）

夏，旱，大疫。（清道光《上元县志》卷 26）

大疫。该地去年大旱，秋无禾。（清光绪《句容县志》卷 20）

2. 水 – 疫

(1) 1755 年（清乾隆二十年）江苏

水灾，漂没庐舍，兼大疫时行。（清光绪《丰县志》卷 16）

夏秋霪雨，疫。该县第二年春仍有大疫。（清光绪《靖江县志》卷 16）

(2) 1815 年（清嘉庆二十年）河南

夏，霪雨，人多疟疾。（清嘉庆《密县志》卷 15）

3. 旱涝 – 疫（略）

4. 寒 – 疫

1755 年（清乾隆二十年）江苏

秋，大水，虫食稼。八月，寒霜早降，禾苗尽枯，民疫，并延至第二年，大疫。（清光绪《江阴县志》卷 30）

5. 热 – 疫

1815 年（清嘉庆二十年）山东

大热，人多疫死。（民国《定陶县志》卷 8）

四月，泰安府东阿、东平大疫。七月，临清州武城大疫。（《三千年疫情》）

6. 风 – 疫（略）

7. 大雨雹 – 疫（略）

8. 其他

(1) 255 年（三国高贵乡公正元二年）江苏

吴，大疫。（《三国会要》卷 5）

(2) 375 年（晋孝武帝宁康三年）

冬，大疫。（《疫症集说》卷 1）

(3) 855 年（唐宣宗大中九年）江淮

江淮数道……疾疫……（《中国疫病史鉴》）

(4) 1455 年（明代宗景泰六年）陕西

四月，西安、平凉疫。（《中国疫病史鉴》）

按：乙亥年，中运是金运不及，司天是厥阴风木，在泉是少阳相火，燥金不及，则岁火流行，风火互助，多热多旱，故有旱 – 疫、热 – 疫发生。火胜则寒水来复，而有寒 – 疫、水 – 疫发生。何况初之气的主气是厥阴风木，客气是阳明燥金，风燥必多旱。二之气的主气是少阴君火，客气是太阳寒水，"民病热于中"。三之气的主气是少阳相火，客气是厥阴风木，风火互助，一是多热多旱，二是寒气来复。终之气的主气是太阳寒水，客气是少阳相火，冬行夏令，故"其病温厉"。

（十三）丙子

1. 旱 – 疫

(1) 1636 年（明崇祯九年）浙江

大旱，秋，瘟疫大作。（清光绪《慈溪县志》卷 56）

(2) 1756 年（清乾隆二十一年）江苏

旱，疫。（清光绪《句容县志》卷20）

(3) 1876 年（清光绪二年）河北

这年京师及直隶地区自春天开始到夏天亢旱，又起蝗灾，京师及直隶出现大疫。谭嗣同在《先姚徐夫人逸事状》中描述道："光绪纪元二年春，京师疠疫爆起，暴死喉风者，衡宇相望。城门出丧，或哽噎不通。"（《三千年疫情》）

2. 水－疫

(1) 1756 年（清乾隆二十一年）江苏

春，饥。夏，大疫。该县去年秋大水。（清光绪《盐城县志》卷17）

漕堤决，大水，大疫。（清道光《泰州志》卷36）

春，大疫。秋，堤决，大水。该县去年秋大水。（民国《兴化县志》卷15）

(2) 1756 年（清乾隆二十一年）安徽

黄淮交漫，水深三尺，民多疫。（清乾隆《泗州志》卷11）

3. 旱涝－疫（略）

4. 寒－疫

(1) 1756 年（清乾隆二十一年）浙江

春季，湖州大疫。后传入江苏南部。（《三千年疫情》）

(2) 1756 年（清乾隆二十一年）江苏

春夏大疫。该县去年大旱。八月，陨霜杀谷，米石四千，麦三千，大饥，民食黑土。十一月，旱。（清光绪《武进阳湖县志》卷30）

5. 热－疫（略）

6. 风－疫（略）

7. 大雨雹－疫（略）

8. 其他

(1) 16 年（汉天凤三年）

二月大疫。冯茂在句町，士卒疾疫，死者十有六七。(《汉书·王莽传》卷 99）

(2) 196 年（汉献帝建安六年）河南

南阳连年疾疫，张仲景家族二百余口，死者三分之二，伤寒居其七。(《伤寒论》)

(3) 376 年（晋孝武帝太元元年）

冬，大疫，至明年五月，多绝户者。(《宋书·五行志》卷 34）

(4) 1456 年（明代宗景泰七年）广西

桂林大疫。湖广黄梅县春夏瘟疫大作。(《中国疫病史鉴》)

(5) 1756 年（清乾隆二十一年）安徽

十一月，凤阳府大疫。(《三千年疫情》)

(6) 1816 年（清嘉庆二十一年）河北

顺德府内丘县大疫。(《三千年疫情》)

(7) 1936 年江苏

江苏，江南北各县发生恶性疟疾。(《中国医史年表》)

按：丙子年，中运是寒水太过，司天是少阴君火，在泉是阳明燥金，寒胜火郁。初之气的主气是厥阴风木，客气是太阳寒水，春行冬令，多寒。二之气的主气是少阴君火，客气是厥阴风木，风火互助，多热多燥，旱情可知。三之气的主气是少阳相火，客气是少阴君火，二火齐威，候多炎热，至此郁火必发，必多旱情。至四之气，主客气都是太阴湿土，寒雨乃至。五之气的主气是阳明燥金，客气是少阳相火，"其病温"。故本年多旱－疫、寒－疫、水－疫。

（十四）丁丑

1. 旱－疫

(1) 1517 年（明正德十二年）福建

春夏旱，秋疫。（民国《邵武县志》卷 32）

十月，泉州大疫。（《中国疫病史鉴》）

(2) 1577 年（明万历五年）江西

大旱，自五月至十月，收获无十之三。又时疫大作死丧载路。（清同治《兴国县志》卷 46）

自五月不雨至冬十月，疫大作。（清同治《雩都县志》卷 16）

2. 水－疫

(1) 1517 年（明正德十二年）安徽

夏，大水，坏田舍。秋，大疫。（清乾隆《铜陵县志》卷 14）

(2) 1517 年（明正德十二年）浙江

夏，大水，坏田舍。秋，大疫。（清宣统《建德县志》卷 20）

(3) 1577 年（明万历五年）浙江

夏，大水。秋冬，大疫。（清光绪《归安县志》卷 52）

(4) 1757 年（清乾隆二十二年）江苏

大水，疫作。（民国《铜山县志》卷 76）

(5) 1757 年（清乾隆二十二年）浙江

嘉兴府桐乡大疫。（《三千年疫情》第 425 页）

3. 旱涝－疫（略）

4. 寒－疫

1877 年（清光绪三年）江苏

三月，雨水冰，麦伤。秋，人多疫。（民国《沛县民国修志》卷 16）

5. 热 – 疫

1577 年（明万历五年）江西

九十月间大热，桃李皆花，笋拔地数尺，人死于疫者无算。（清同治《赣州府志》卷 78）

6. 风 – 疫（略）

7. 大雨雹 – 疫

1637 年（明崇祯十年）浙江

雨雹大如升，击死豆麦、鸟兽。秋，瘟疫大作，二禾减收。（清同治《鄞县志》卷 75）

8. 其他

(1) 1457 年（明英宗天顺元年）江苏

顺天等府，苏州、遵化等州县春夏瘟疫大作。（《中国疫病史鉴》）

(2) 1637 年（明崇祯十年）山西

山西自北到南鼠疫大流行。大同瘟疫流行的同时，"右卫牛也疫"。（《三千年疫情》）

(3) 1697 年（清康熙三十六年）江苏

太仓州的嘉定大疫，松江府的青浦县又现疫情。（《三千年疫情》）

(4) 1697 年（清康熙三十六年）山西

夏，汾州府介休大疫。

(5) 1757 年（清乾隆二十二年）山西

泽州陵川大疫。

(6) 1757 年（清乾隆二十二年）甘肃

准噶尔诸部大疫，感染者辄死。（《三千年疫情》）

(7) 1877 年（清光绪三年）陕西

延榆、高陵疫。（《三千年疫情》）

(8) 1877年（清光绪三年）上海

春，上海白喉流行。王宗寿在光绪三年七月的《重刊增补经验喉科紫珍集·序》中说："去夏都门，今春吾邑，皆喉症流行，医多不治。"

(9) 1937年福建

福建省在1937年至1949年，死于鼠疫的约两万人。（《人民日报》）

按：丁丑年，中运是木运不及而燥金清凉之气流行，司天是太阴湿土，在泉是太阳寒水，候多寒湿。初之气主客气都是厥阴风木，候多风燥，其旱可知。二之气主客气都是少阴君火，虽然"其病温厉大行，远近咸若"，但因中运木运不及而燥气流行，比癸未年寒气流行所郁之火轻，故其疫情要比癸未年轻。三之气的主气是少阳相火，客气是太阴湿土，四之气的主气是太阴湿土，客气是少阳相火，所以三、四气多暴雨。五之气的主客气都是阳明燥金，气候燥，郁火发，故出现"九十月间大热"。于是本年旱－疫、寒－疫、水－疫、热－疫、大雨雹－疫生焉。气候复杂多变，疫情也多变。

（十五）戊寅

1. 旱－疫

(1) 1638年（明崇祯十一年）江苏

大旱，饥，疫。（清嘉庆《如皋县志》卷24）

(2) 1698年（清康熙三十七年）江苏

旱，疫。该县第二年疫。（清乾隆《无锡县志》卷42）

(3) 1878年（清光绪四年）河北

京师及直隶春旱，随后出现大疫，京师、保定、天津严重。（《三千年疫情》）

2. 水 – 疫

(1) 1518 年（明正德十三年）江苏

大水，民多疫殍。（清嘉庆《如皋县志》卷 24）

(2) 1878 年（清光绪四年）山东

春正月十七，河决李家桥西堤，大饥，人多疫死。（民国《濮州县志》卷 2）

3. 旱涝 – 疫（略）

4. 寒 – 疫

1878 年（清光绪四年）河北

京师及直隶春寒严重，入夏后，饥民中瘟疫流行。（《三千年疫情》）

5. 热 – 疫（略）

6. 风 – 疫（略）

7. 大雨雹 – 疫（略）

8. 其他

(1) 1278 年（元世祖忽必烈至元十五年）河南

河南大疫。（《中国疫病史鉴》）

(2) 1818 年（清嘉庆二十三年）山东

青州府诸城大疫。（《三千年疫情》）

(3) 1878 年（清光绪四年）湖北

沔阳大疫。（《三千年疫情》）

(4) 1938 年浙江

浙江瓯江流域鼠疫流行。（《健康报》）

按：戊寅年，中运是火运太过，司天是少阳相火，在泉是厥阴风木，运与气二火互助，"炎火乃流"。初之气的主气是厥阴风木，客气是少阴君火，风火相扇，"候乃大温"，多旱，"温病乃起"，并会有寒气来复。二之气的主气是少阴君火，客气是太阴湿土，"雨乃零"，湿郁其火，"其病热郁于上"。三之气的主客气都是少阳相火，加上运火，三火齐发，其热充于气交，"炎暑至……雨乃涯……民病热中"。故本年旱－疫、水－疫、寒－疫发焉。时间在春夏，疫区在中原一带。

假令戊申阳年太过，如丁未天数太过者，虽交得戊申年也，太阴犹尚司天，地已迁正，厥阴在泉，去岁壬戌太阳已退位作右间，即天丁未，地癸亥，故地不奉天化也。丁癸相会，火运太虚，反受水胜，故非太过也，即夷则之管，上太征不应，此戊癸失守其会，后三年化疫也，速至庚戌，（徐至辛亥），大小善恶，推疫至之年天数及太乙。又只如戊申，如戊至申，且应交司而治天，即下癸亥未得迁正者，即地下壬戌太阳未退位者，见戊癸未合德也，即下癸柔干失刚，见火运小虚，有小胜或无复也，后三年化疠，名曰火疠也，治法如前；治之法，克寒之泄之。

是故寅申之年，阳明升天，主窒天英，胜之不前；又或遇戊申戊寅，火运先天而至；金欲升天，火运抑之，升之不前。即时雨不降，西风数举，咸卤燥生。民病上热喘嗽血溢；久而化郁，即白埃翳雾，清生杀气，民病胁满悲伤，寒鼽嚏嗌干，手坼皮肤燥。

是故寅申之岁，少阴降地，主窒地玄，胜之不入。又或遇丙申丙寅，水运太过，先天而至，君火欲降，水运承之，降而不下，即彤云才见，黑气反生，暄暖如舒，寒常布雪，凛冽复作，天云惨凄。久而不降，伏之化郁，寒胜复热，赤风化疫，民病面赤、心烦、头痛、目眩也，赤气彰而温病欲作也。（《素问·本病论》）

假令戊申刚柔失守，戊癸虽火运，阳年不太过也，上失其刚，柔地独主，其气不正，故有邪干，迭移其位，差有浅深，欲至将合，音律先同，如此天运失时，三年之中，火疫至矣，当刺肺之俞。刺毕，静神七日，勿大悲伤也，悲伤即肺动，而其气复散也，人欲实肺者，要在息气也。又或地下甲子癸亥失守者，即柔失守位也，即上失其刚

也。即亦名戊癸不相合德者也，即运与地虚，后三年变疠，即名火疠。（《素问·刺法论》）

戊寅年与戊申年同，故引述于此。

（十六）己卯

1. 旱－疫（略）

2. 水－疫

1519年（明正德十四年）福建

大水，七月疫。十二月至次年四月大饥。（民国《邵武县志》卷32）

3. 旱涝－疫（略）

4. 寒－疫（略）

5. 热－疫（略）

6. 风－疫（略）

7. 大雨雹－疫

(1) 1759年（清乾隆二十四年）福建

三月，大雨雹。夏，疫。（清光绪增刻道光本《重纂光泽县志》卷30）

(2) 1879年（清光绪五年）江西

六月十六日，雷火焚常平仓柱、太子桥等处，雨雹损禾稼。秋冬大疫。（民国《婺源县志》卷70）

8. 其他

(1) 1579年（明万历七年）山西

大疫从山西中部开始，传播范围很广，人死很多。孝义大疫，死者甚众。朔州、威远大疫，吊送者绝迹。潞安府和辽州也被传染。这年四月初一，潞安府"郡城北无故自阖，是岁大疫，肿项善染，病者不敢问，死者不敢吊"。项部肿大，且有高死亡率、高传染性，凭常识判断应是鼠疫。从时间上来说，这次鼠疫一年接一年地没有断开。（《三千年疫情》）

(2) 1819年（清嘉庆二十四年）湖北

五月，施南府恩施大疫。（《三千年疫情》）

(3) 1939年

天花流行，历年不能防止。（《医学史与保健组织》）

按：己卯年，中运是土运不及而风气流行，司天是阳明燥金，候多风凉。二之气的主气是少阴君火，客气是少阳相火，君臣二火流行气交，故"厉大至，民善暴死"，且寒水来复多大雨雹。三之气的主气是少阳相火，客气是阳明燥金，燥热多旱。四之气的主气是太阴湿土，客气是太阳寒水，"寒雨降"，多暴雨。五之气的主气是阳明燥金，客气是厥阴风木，秋行春令，应凉反温，多生温病。终之气的主气是太阳寒水，客气是少阴君火，冬行夏令，"候反温……其病温"。故本年多水－疫、大雨雹－疫，疫病的时间在夏秋。

（十七）庚辰

1. 旱－疫

(1) 1640年（明崇祯十三年）江苏

大旱，大饥，大疫，民相食。（清嘉庆《如皋县志》卷24）

(2) 1640年（明崇祯十三年）浙江

五月，旱，饥。秋，大旱，禾尽枯，民食榆屑，疫死无算。（清乾隆《海宁县志》卷12）

(3) 1640年（明崇祯十三年）河北

崇祯十三年，顺德府、河间府大疫。大名府"瘟疫传染，人死八九"。（《三千年疫情》）

(4) 1820 年（清嘉庆二十五年）上海

夏，亢旱。秋，大疫。（清光绪《金山县志》）

(5) 1820 年（清嘉庆二十五年）浙江

旱，饥。是秋飓灾，郡邑大疫，"大瘟疫流行"。（清光绪《永嘉县志》卷 38）

旱。秋七月，大风拔木，淹禾，岁大饥。八月，大疫。（清光绪《玉环厅志》卷 16）

(6) 1820 年（清嘉庆二十五年）江西

大旱，大疫。（清同治《会昌县志》卷 32）

大旱，大疫。（清同治《赣州府志》卷 78）

大余县夏旱，自六月不雨至八月。秋，俱大疫。（清光绪《南安府志补正》卷 12）

自正月不雨至四月，大旱。自六月不雨至七月，又大旱，米价陡贵。秋冬大疫。（清光绪《龙南县志》卷 8）

1820 年（清嘉庆二十五年）福建

旱，饥，秋多疫。（民国《永定县志》卷 36）

2. 水 – 疫

(1) 1580 年（明万历八年）江苏

夏，大雨，水溢，城内街衢及田庐悉成巨浸，兼以疫病盛行，死者相续，至有一家毙二十余人者。（清光绪《常昭合志稿》卷 48）

(2) 1640 年（明崇祯十三年）浙江

孟夏，霪雨弥月，二麦无收。仲夏，大疫。（清光绪《严州府志》卷 38）

3. 旱涝 – 疫

(1) 1640 年（明崇祯十三年）安徽

水旱频仍……大疫，枕莩载道，人丁几百不存一。第二年仍大疫。

（清光绪《宿州志》卷 36）

（2）1820 年（清嘉庆二十五年）浙江

旱。秋七月大风雨，拔木掩禾，岁大饥。八月，大疫，患霍乱、转筋之病，犯者顷刻死。（清光绪《乐清县志》卷 16）

大旱。七月二十五日风雨骤发。秋，大疫。冬，饥。（民国《象山县志》卷 32）

六月，旱。七月，飓风大水，岁大饥，疫疠并作。（民国《平阳县志》卷 98）

七月，桐乡大疫，台州府太平县大疫。八月，温州府乐清、永嘉二县大疫。（《三千年疫情》）

4. 寒 – 疫（略）

5. 热 – 疫（略）

6. 风 – 疫

1640 年（崇祯十三年）河南

黄河两岸"风大作，麦死无遗，有家无人。食糠榆皮，受饥着面黄身肿，生瘟疫，死者过半"。（河南内黄县《荒年志碑》）

7. 大雨雹 – 疫（略）

8. 其他

（1）1580 年（明万历八年）山西

去年山西中部大疫，本年太原太谷县、忻州、岢岚、平定、辽州等地普遍大疫。而保德州大疫，"灵柩出城者踵相接"。大同地区大疫，"十室九病，传染者接踵而亡，数口之家，一染此疫，十有一二甚至阖门不起者。"（明万历《山西通志》）

（2）1760 年（清乾隆二十五年）浙江

八月，嘉兴府嘉善大疫。（《三千年疫情》）

(3) 1760 年（清乾隆二十五年）甘肃

甘肃靖远县疫疠大作，死者甚众。(《三千年疫情》)

(4) 1820 年（清嘉庆二十五年）广东

海南顺德县自秋至冬，"民多疾疫"。阳山县"大疫，死者甚众"。连县"秋大疫。是年灾荒迭见，瘟疫大作，死者狼藉于道"。乐昌县"秋冬瘟疫大作，死者枕席"。曲江、始兴、仁化、潮阳县夏天大疫。潮安县"夏、秋大疫"。兴宁县"秋冬大疫，邑中死者万人"。揭阳县"秋大疫，死者十之二三，至十月始息"。电白县"秋大疫，次年夏城中尤甚"。(《三千年疫情》)

按：庚辰年，中运是燥金太过而风木受伤，司天是太阳寒水，在泉是太阴湿土，本年阴气太重，"寒政大举"，而"火发待时"。初之气的主气是厥阴风木，客气是少阳相火，春行夏令，"气乃大温……民乃厉，温病乃作"。二之气的主气是少阴君火，客气是阳明燥金，"寒乃始……火气遂抑"。三之气的主气是少阳相火，客气是太阳寒水，"民病寒，反热中"。四之气的主气是太阴湿土，客气是厥阴风木，"民病大热少气"。五之气的主气是阳明燥金，客气是少阴君火，秋行夏令，必病温，故本年大疫多发于秋天。寒湿持于气交，多大雨，自会发生水 - 疫。寒湿太过，火郁更甚，其发也猛，热则多旱 - 疫，或发生旱涝 - 疫。中运燥金太过，风气必郁，郁极而发，故有风 - 疫。本年胜复多变，故疫病多发。

假令庚辰阳年太过，如己卯天数有余者，虽交得庚辰年也，阳明犹尚治天，地已迁正，太阴司地，去岁少阴以作右间，即天阳明而地太阴也，故地不奉天也。乙巳相会，金运太虚，反受火胜，故非太过也，即姑洗之管，太商不应，火胜热化，水复寒刑，此乙庚失守，其后三年化成金疫也，速至壬午，徐至癸未，金疫至也，大小善恶，推本年天数及太乙也。(《素问·本病论》)

假令庚辰，刚柔失守，上位失守，下位无合，乙庚金运，故非相招，布天未退，中运胜来，上下相错，谓之失守，姑洗林钟，商音不应也，如此即天运化易，三年变大疫。谓其天数，差有微甚，微即微，三年至，甚即甚，三年至，当先补肝俞，次三日，可刺肺之所行。刺毕，可静神七日，慎勿大怒，怒必真气却散之。(《素问·刺法论》)

由此可知，庚辰年不但本年多变，灾疫多发，而且还会影响到其后几年的疫情。明代崇祯末年1640年至1644年的疫病群发期就证明了这一说法，详情请看癸未年后的解说。

（十八）辛巳

1. 旱－疫

(1) 1521年（明武宗正德十六年）河北、河南、山东

六月，直隶、山东、河南旱，大疫。(《中国疫病史鉴》)

(2) 1521年（明武宗正德十六年）福建

六月，福建福州旱，大疫。(《中国疫病史鉴》)

(3) 1521年（明武宗正德十六年）陕西

九月，陕西瘟疫大行。(《中国疫病史鉴》)

(4) 1641年（明崇祯十四年）江苏

六月，南北两京及山东、河南、浙江"大旱蝗"。

大旱，饥，瘟疫大作。该县去年大旱，饥，人多饿死。(清道光《仪征县志》卷50)

吴江县大疫，死者不计其数，甚或全家丧亡，《吴江县志》说："阖门相枕藉，死无遗类者"。

夏，大旱，至和塘、吴淞江皆涸。天雨豆，色赤，而细味苦涩。民大疫，死者相枕藉。斗米银三钱。秋，蝗。(清光绪《昆新两县续修合志》卷52)

大旱，大饥，疫。(清嘉庆《如皋县志》卷 24)

(5) 1641 年(明崇祯十四年)安徽

大旱，草根、树皮皆尽。大疫，复旱，蝗，群鼠衔尾渡江而北，至无为数日毙。(清嘉庆《无为州志》卷 36)

旱，大饥，疫。(清乾隆《当涂县志》卷 33)

(6) 1641 年(明崇祯十四年)浙江

大旱，民饥，春夏大疫。(清乾隆《桐庐县志》卷 16)

夏，旱，疫。该县第二年仍疫。(民国《昌化县志》卷 18)

五月，大旱。夏，大疫。(民国《嵊县志》卷 32)

(7) 1641 年(明崇祯十四年)江西

旱荒，民多疫。(清同治《新建县志》卷 99)

(8) 1641 年(明崇祯十四年)山西

这年山西"瘟疫大作，吊问绝迹，岁大饥"。稷山县大疫，"死者相枕藉"。(《三千年疫情》)

(9) 1641 年(明崇祯十四年)河北

这年春天无雨，"瘟疫大行，人死十之五六，岁大凶"。顺德府由于连年荒旱，"瘟疫盛行，死者无数"。广平府、真定府、顺天府均出现大疫，并于这年七月传到了京师。(《三千年疫情》)

(10) 1641 年(明崇祯十四年)河南

春二月，内黄县瘟疫大作，人死七分。偃师县"春大疫，死者枕藉"。阌乡县春天饥荒大疫。阳武县"瘟疫大作，死者十九，灭绝者无数"。荥阳县"春大疫，民死不隔户，三月路无人行"。商水县"春大疫，抵秋方止，死者无数。初犹棺敛，继买薄卷，后则阖门皆死，竟无一人能敛者。至六月间，街少人迹，但闻蝇声薨红而已"。(清顺治《商水县志》)

按：崇祯十四年(1641 年)瘟疫，吴有性《瘟疫论》有详细记载，直隶、山东、江苏、浙江等省于春季起即疫病大作，五、六月期间疫情更为猖獗。

2. 水－疫

(1) 1821 年（清道光元年）山东

自夏徂秋大雨水……民多转筋霍乱之疾，死者甚众。（清道光《东阿县志》卷 23）

六月，登州府属大疫，"死者无算"。七月，济南大疫，"死者无算"。八月，天津府青县时疫大作，"死者不可胜计"。清苑、定州瘟疫流行，"疫毙无数"。（《三千年疫情》）

(2) 1821 年（清道光元年）江苏

大水，大疫。（清光绪《盱眙县志》卷 17）

正月，大雨，河溢，民饥。六月，大疫，死者无算。（清同治《徐州府志》卷 25）

大水，大疫。（民国《宝应县志》卷 33）

五月，大雨，伤禾稼，民饥，疫。（清光绪《睢宁县志稿》卷 18）

(3) 1821 年（清道光元年）安徽

七月，大雨连旬，平地水深数尺，井泉灭没。大疫，霍乱盛行，人死十之六七。（清光绪《萧县志》卷 18）

3. 旱涝－疫

1821 年（清道光元年）浙江

大疫……去年五月望前至七月望大旱，河水涸赤，七月二十二日霆雨飓风，内河水涨六七尺。（清光绪《富阳县志》卷 24）

大疫。该县去年五月望前至七月望大旱，河水涸赤。七月二十二日霆雨飓风，内河水涨六七尺。（《萧山县志稿》卷 33）

4. 寒－疫

(1) 1641 年（明崇祯十四年）江西

春正月，大雨雪，凝冰，树木冻折，四山震响。春夏大水，通街

深数尺，乡城多疫。(清同治《高安县志》卷 28)

(2) 1821 年（清道光元年）山东

夏，寒。秋，大疫。(清咸丰《宁阳县志》卷 10)

5. 热－疫

1881 年（清光绪七年）上海

秋闰七月，大风雨，海溢，禾棉漂没。冬十月，虹见。十二月，温如暮春，是年疫且饥。(民国《青浦县续志》)

6. 风－疫

1821 年（清道光元年）江苏

夏六月，大风自西北来，江上坏民船无数，口门内泊大船已下碇，(被)吹出大江不知所往。秋，大疫。(清道光《仪征县志》卷 50)

7. 大雨雹－疫（略）

8. 其他

(1) 1461 年（明英宗天顺五年）陕西

四月，陕西疫。(《中国疫病史鉴》)

(2) 1821 年（清道光元年）河北

河间府任丘三月大疫，七月，河间府东光、正定府元氏及新乐、顺天府通州大疫。八月，永平府乐亭、天津府青州县"时疫大作，至八月始止，死者不可胜记"。同时期的保定府、定州府、顺德府、冀州府都有大疫发生，"病毙无数"。(《三千年疫情》)

(3) 1821 年（清道光元年）山东

六月，东昌府冠县、临清州武城、曹州府范县和巨野及登州府属县大疫。七月，济南大疫，死者无算。泰安府东阿、武定府、兖州府滕县、济宁州大疫。九月，沂州日照、沂水大疫。(《三千年疫情》)

(4) 1821 年（清道光元年）陕西

十月，陕西大疫。(《三千年疫情》)

按：辛巳年，中运是岁水不及而湿土太过，司天是厥阴风木，在泉是少阳相火。本年风火同德，燥热多旱可知。湿土太过又多雨，旱涝交加。湿土太过，风木必郁，郁极而发，风－疫大作。本年气候变化复杂，疫病也多变，故旱－疫、水－疫、旱涝－疫、寒－疫、热－疫、风－疫等都有发生。疫区以华北地区为主，时间多在夏秋。

（十九）壬午

1. 旱－疫

(1) 1642年（明崇祯十五年）江苏

河涸，大疫。三月水赤如血，六月稻生螟。（清光绪《武进阳湖县志》卷30）

(2) 1642年（明崇祯十五年）浙江

大旱，饥。春夏之间疾疫大兴，死者相枕。（清同治《鄞县志》卷75）

(3) 322年（东晋元帝永昌元年）河北、浙江、江苏等

自夏至冬，持续干旱，"夏，大旱……其闰十一月，京师大旱，川谷并竭"。（《晋书·五行志》）

冬十月，疫情十分严重，疫死者十有二三。（《三千年疫情》）

2. 水－疫

1822年（清道光二年）河北

夏，大疫，大水。（清光绪《南乐县志》卷7）

3. 旱涝－疫

1642年（明崇祯十五年）江苏

大疫，死者相藉。该县去年春夏大水，秋大旱，民多饥死。（清乾隆《无锡县志》卷42）

4. 寒 – 疫

(1) 1642 年（明崇祯十五年）江苏

正月朔，大雪，以客岁无年，民饥多疫死。(清光绪《江阴县志》卷 30)

(2) 1882 年（清光绪八年）上海

夏五月，霪雨。六月，骤冷有雪。秋七月，大疫。冬十二月，大雾竟日。(民国《青浦县续志》)

5. 热 – 疫

1222 年（南宋嘉定十五年）赣州

赣州大疫流行。真德秀记载当年汀、邵、钊三州"疫者各以万计"。尽管天气已经十月，但"炎郁不少衰"，热甚。(《三千年疫情》)

6. 风 – 疫

1582 年（明万历十年）江苏

秋，风雨异常，人、牛大疫。(民国《宿迁县志》卷 20)

7. 大雨雹 – 疫（略）

8. 其他

(1) 322 年（晋元帝永昌元年）

十一月，大疫，死者十有二三。河朔亦同。(《宋书·五行志》卷 34)

(2) 682 年（唐高宗永淳年）陕西

冬，大疫，两京死者，相枕于道。(《中国疫病史鉴》第 108 页)

(3) 1222 年（宋宁宗嘉定十五年）江西

赣州疫。(《中国疫病史鉴》)

(4) 1522 年（明世宗嘉靖元年）陕西

二月，陕西大疫。(《中国疫病史鉴》)

(5) 1582 年（明万历十年）山西、河北

万历七年山西中部发生鼠疫，连年不断，本年已扩散到闻喜发生

大疫，而沁州"大疫流行，俗名大头风，有一家全没者"。并传入河北，京师大疫。(《三千年疫情》)

(6) 1582年（明万历十年）河北

四月，京师疫。(《中国疫病史鉴》第121页)

(7) 1702年（清康熙四十一年）广东

连州疫。(《三千年疫情》)

(8) 1822年（清道光二年）浙江

永嘉县再次大疫。(《三千年疫情》)

(9) 1882年（清光绪八年）广东

海南儋县鼠疫流行。(《三千年疫情》)

按：壬午年，中运是风木太过而湿土受制，司天是少阴君火，在泉是阳明燥金，上半年风火，下半年风燥，总为旱。木运太过，多风。二、三之气火胜，则寒水来复，又多暴雨。气候复杂多变。故本年旱-疫、水-疫、旱涝-疫、寒-疫、热-疫、风-疫全有。但五之气疫重。

假令壬午阳年太过，如辛巳天数有余者，虽交得壬午年也，厥阴犹尚治天，地已迁正，阳明在泉，去岁丙申少阳以作右间，即天厥阴而地阳明，故地不奉天者也。丁辛相合会，木运太虚，反受金胜，故非太虚也，即蕤宾之管，太角不应，金行燥胜，火化热复，甚即速，微即徐，疫至，大小善恶，推疫至之年天数及太乙。又只如壬至午，且应交司而治之，即下丁酉未得迁正者，即地下丙申少阳未得退位者，见丁壬不合德也，即丁柔干失刚，亦木运小虚也，有小胜小复。后三年化疠，名曰木疠，其状如风疫也，治法如前。

是故子午之岁，太阴升天，主窒天冲，胜之不前；又或遇壬子，木运，先天而至者，中木运抑之也，升天不前，即风埃四起，时举埃昏，雨湿不化。民病风厥涎潮，偏痹不随胀满；久而伏郁，即黄埃化

疫也，民病夭亡，脸肢府黄疸满闭，湿令弗布，雨化微。（《素问·本病论》）

假令壬午刚柔失守，上壬未迁正，下丁独然，即虽阳年，亏及不同，上下失守，相招其有期，差之微甚，各有其数也，律吕二角，失而不和，同音有日，微甚如见，三年大疫。当刺脾之俞，次三日，可刺肝之所出也。刺毕，静神七日，勿大醉歌乐，其气复散，又勿饱食，勿食生物，欲令脾实，气无滞饱，无久坐，食无大酸，无食一切生物，宜甘宜淡。又或地下甲子丁酉失守其位，未得中司，即气不当为，下不与壬奉合者，亦名失守，非名合德，故柔不附刚，即地运不合，三年变疠，其刺法亦如木疫之法。（《素问·刺法论》）

壬午年之疫，有来自庚辰年刚柔失守者，详见庚辰年。

（二十）癸未

1. 旱–疫

(1) 1523 年（明嘉靖二年）江苏

旱，疫。（清同治《徐州府志》卷 25）

南京大疫，军民死者甚众。（《明史·五行志》卷二十八）

(2) 1523 年（明嘉靖二年）安徽

大旱，民饥疫死，积尸满野。（民国《全椒县志》卷 16）

旱，疫。（清乾隆《砀山县志》卷 14）

秋，大旱，疫，太湖民多逋逃。（民国《太湖县志》卷 40）

(3) 1643 年（明崇祯十六年）山西

崇祯十六、十七两年是山西鼠疫流行的高峰。崇祯十六年，浑源县大疫，"甚有死灭门者"。崇祯十七年，北部大同府"瘟疫又作"，而灵丘县"瘟疫盛作，死者过半"。南部潞安大疫，"病者生一核，或吐痰血，不敢吊问，有阖家死绝不敢葬者"。医史专家认为这是明代描写鼠

疫症状最为详细的材料。(《三千年疫情》)

(4) 1643 年（明崇祯十六年）河北

顺天府通州七月大疫，"名曰疙瘩病，比屋传染，有阖家丧亡竟无收敛者"。(清康熙《通州志》)

昌平州"十六年大疫，名曰疙瘩病，见则死，至有灭门者"。保定府"郡属大疫"，其中雄县疫情最重，"人心惊畏，吊问之礼几废"。二月传入京师，《明史》卷二十八五行志记载："京师大疫，自二月至九月"。这场疫病死亡 20 多万人。崇祯十七年，天津督理军务骆养性谈到亲师疫病时说："昨年京师瘟疫大作，死亡枕藉，十室九空，甚至户丁尽绝，无人收敛者。"(《三千年疫情》)

(5) 1643 年（明崇祯十六年）河南、山东、陕西、浙江

1643 年发生了中国历史上烈度最大的大役，这年的天象、气象、水象、地象出现一系列异常：二月，发生日食；四月，鄢陵（属今河南）"陨霜杀麦"；五月，北京"雷震通夕不止"；五月至七月，松江"不雨，河水尽涸"；六月，乾州（今陕西乾县）雨雹，击毙人畜；九月，"凤阳地屡震"；十一月，"山东地震"等。人体象亦发生异常，首先"京师大役，自二月至九月止""六、七月，瘟疫流行，自京都南下"，下到山东宁津等地，后又南转浙江等地，"有疙瘩瘟、羊毛瘟等役，呼病即亡，不留片刻。八、九两月，死者数百万……至霜雪渐繁，势始渐杀"。(《中国古代自然灾异动态分析》)

(6) 1703 年（清康熙四十二年）福建

春，旱。夏，大疫。(民国《连城县志》卷 32)

(7) 1883 年（清光绪九年）浙江

夏，旱，疫。(清光绪《重修嘉善县志》卷 36)

2. 水 – 疫

1523 年（明嘉靖二年）江苏

大饥，民相食，且病疫。是年大水冲决江都、泰州等处河堤。（清乾隆《江都县志》卷 32）

秋，大水，民饥，疫作。（清道光《泰州志》卷 36）

3. 旱涝 – 疫（略）

4. 寒 – 疫

2003 年广东、北京

自春至夏，疫病大作。

5. 热 – 疫（略）

6. 风 – 疫

1883 年（清光绪九年）浙江

七月，大风雨，海啸，塘堤尽坏。秋，疫。（清光绪《奉化县志》卷 40）

7. 大雨雹 – 疫（略）

8. 其他

(1) 1223 年（南宋嘉定十六年）湖南

永州、道州疫。（《宋史·五行志》卷 52）

(2) 1583 年（明万历十一年）江苏

江苏仪真大疫。疫病症状为高热、舌头黑、脸颊肿。（《古今图书集成·医术名流列传》《三千年疫情》）

(3) 1583 年（明万历十一年）云南

因天大热，疟疾流行。

(4) 1703 年（清康熙四十二年）河北、山东

五月，河间府的景州大疫，"人死无算"。六月，传入山东的东昌府、兖州府的曲阜和曹州府的巨野县、东高疫。八月，传入登州府文登县，"民死几半"。（《清史稿·灾异志》卷 40、《三千年疫情》）

(5) 1703 年（清康熙四十二年）甘肃

春，灵州大疫。(《清史稿·灾异志》卷40、《三千年疫情》)

(6) 1703 年（清康熙四十二年）广东

春，琼州府大疫。(《清史稿·灾异志》卷40、《三千年疫情》)

(7) 1763 年（清乾隆二十八年）浙江、江苏

嘉州、湖州、太仓、松口、苏州诸州府，月内小儿，有噤不乳，两腮肿硬。(《大生要名》卷5)

(8) 1823 年（清道光三年）江苏

春，江苏泰州大疫。(《清史稿·灾异志》卷40、《三千年疫情》)

道光三年句曲白喉疫。(《重刊经验喉科紫珍集》)

(9) 1823 年（清道光三年）甘肃

秋，临榆大疫。(《清史稿·灾异志》卷40)

(10) 1883 年（清光绪九年）河北

京师大疫。(《三千年疫情》)

(11) 1943 年（民国三十二年）广东

春及初夏广东严重干旱，饿死 300 多万人。

按：癸未年，中运是火运不及而寒水太过，司天是太阴湿土，在泉是太阳寒水，全年都是阴气专政，"阳光不治"。初之气主客都是厥阴风木，风阳被寒湿所郁。二之气主客都是少阴君火，也被寒湿所郁，但二君火与初之气所郁的风阳之气合德，郁气发作，于是造成了二之气"温厉大行，远近咸若"的疫病大流行。因为本年寒湿持于气交，所以多寒－疫、水－疫。郁热暴发，所以会发生旱－疫。如 1943 年春及初夏广东干旱严重，竟饿死 300 多万人。

文献记载显示，1643 年发生了中国历史上烈度最大的疫病，"死者数百万"。360 年后的 2003 年，也发生了震撼世界的"非典"大疫，因政府及时采取了有效治疗措施，才无过多患者死亡。明代崇祯王朝的灭亡，很可能是受到疫病的重要影响。1643 年疫情达到了极其严重的

程度，这次大疫开始于1640年，结束于1644年。其疫情地区空间分布变化具体如下所述。1640年主要流行于河北南部、关中平原、山西河津至山东济南沿黄河地区、淮河以南至长江以北地区和杭嘉湖平原。此时，京津地区、山东半岛至淮北平原、长江三角洲包括太湖流域大部地区基本未见疫病流行，但次年全部被大疫席卷。

1641年疫区扩散，北方疫区沿关中平原西伸至兰州一代，华中疫区蔓延河南全省和湖北东半部，自此复向南延至江西省北部。据历史文献记载该年出现严重疫情的县（市）数达217个，疫区波及中国现今13个省、市、自治区。

1642年主要疫区在长江流域和江南地区，分两片：一片包括湖北蒲圻以东的长江沿岸地带，安徽南部至浙江北部、宁绍平原；另一片包括江西省中北部，似乎沿闽江至福建沿海。

1643年南方疫区主要在湖南省和江西赣南地区。北方疫区再次猛烈蔓扩，除陕北、太行山区、湖北襄樊、河南汝南存在孤立疫区外，自大同沿长城南至北京、保定和冀鲁边境的广大地区均流行凶险瘟疫。

1644年主要疫区分割为三片：华东流行于镇江以东长江流域和杭州湾；华北除基本维持上年格局外，并南延至山东济南地区；华中疫区见于湖北宜昌、枝江和湖南华容以南的洞庭湖流域。

假令庚辰阳年太过，如己卯天数有余者，虽交得庚辰年也，阳明犹尚治天，地已迁正，太阴司地，去岁少阴以作右间，即天阳明而地太阴也，故地不奉天也。乙巳相会，金运太虚，反受火胜，故非太过也，即姑洗之管，太商不应，火胜热化，水复寒刑，此乙庚失守，其后三年化成金疫也，速至壬午，徐至癸未，金疫至也，大小善恶，推本年天数及太乙也。（《素问·本病论》）

假令庚辰，刚柔失守，上位失守，下位无合，乙庚金运，故非相招，布天未退，中运胜来，上下相错，谓之失守，姑洗林钟，商音不应也，如此即天运化易，三年变大疫。谓其天数，差有微甚，微即微，三年至，甚即甚，三年至，当先补肝俞，次三日，可刺肺之所行。刺毕，可静神七日，慎勿大怒，怒必真气却散之。(《素问·刺法论》)

这就是说，辛巳年、壬午年、癸未年疫病发生的根源是庚辰年刚柔失守，该年天道失常，为什么要等到后两三年才表现出来？希望天文气象工作者能进行深入探讨。

关于这次大疫，大医学家吴又可亲历之，他说："崇祯辛巳（1641年）疫气流行，山东、浙省、南北两直（为今河北、江苏等省），感者尤多，至五六月益甚，或至阖门传染"。吴又可并于次年（1642年）壬午年写成了著名的《温疫论》一书，书中记述了疫病的基本症状："其为病也，或时众人发颐，或时众人头面浮肿，俗名为大头瘟是也；或时众人咽痛，或时音哑，俗名为虾蟆瘟是也；或时众人虐痢，或为痹气，或为痘疮，或为斑疹，或为疱疥疔肿，或时众人目赤肿痛，或时众人呕血暴下，俗名为瓜瓤瘟、探头瘟是也；或时众人瘿核，俗名为疙瘩瘟是也。为病种种，难以枚举"。除以上吴氏所述名称外，文献中还有摇头瘟、西瓜瘟、痧、痢疫、瘴疫、羊毛瘟、疥癞等记载，由此可知疫情的复杂性。

根据文献记载，同时还发生了畜禽瘟疫，有居民全家与鸡犬皆死于瘟疫的典型病例，这也与 2003 年的疫情一致。2003 年"非典"过后就是禽流感瘟疫。2003 年末禽流感首先降临韩国和日本，韩国忠清北道阴城郡、南道天安市等地区的鸡场和鸭场先后发生了禽流感，同时日本的山口县阿东町养鸡场也发生了高致病性禽流感疫情。越南南方地区从 2003 年年底也发生了禽流感，并迅速向北方蔓延，到 2004 年 2 月 12 日，越南全国 64 个省市中已有 57 个发生了禽流感疫情，各地捕杀和销毁的家禽累计约 3400 万只，占全国家禽总数的 13.3%。接着东南亚的一些国家如印尼、泰国等都发生了禽流感。更可怕的是这种禽流感还向人类发起了进攻，导致人员死亡。我国也相继发生了大面积的禽流感。根据文献记载的疫病症状，若用现代传染病学观点来分析，该次的瘟疫群包括的急性传染病有：肠道传染病，包括伤寒、细菌性痢疾、病毒性肝炎；呼吸道传染病，包括天花、流行性腮腺炎、麻疹、流行性感冒、流行性脑脊髓膜炎；虫媒传染病，包括疟疾、流行性斑疹伤寒、回归热；物源性传染病，包括鼠疫等。此外，尚有破伤风、部分皮肤传染病和人畜共患病等不明疫病。而造成人口大量死亡的急性传染病，似乎以鼠疫、斑疹伤寒和菌痢三种疫病为主。这究竟是为什么呢？

1640 年是阴历庚辰年，"民病寒，反热中，痈疽注下，心热督闷"。而且初之气的主气是厥阴肝木、客气是少阳相火，二之气的主气是少阴君火、客气是阳明燥金，故多肠道传染病及呼吸道传染病。厥阴、少阳之风火，既走窜淋巴系统，也刑克肺金，故可发作腺鼠疫和肺鼠疫。1641 年是阴历的辛巳年，也多"民病热于中"之病，且三之气的主气是少阳相火，客气是厥阴风木，则其发病当与庚辰年相似。1642 年是阴历壬午年，初之气的主气是厥阴风木，客气是太阳寒水，风阳气郁于内；二之气的主气是少阴君火，客气是厥阴风木，"寒气时至……气郁于上而热"，三之气的主气是少阳相火，客气是少阴君火，"寒气时至"内郁二火，故多大头瘟、摇头瘟、疙瘩瘟等。1643 年是阴历癸未年，初之气的主客气都是厥阴风木，二之气的主客气都是少阴君火，风火炎上，横克肺金，故多发生鼠疫、金疫。1644 年是阴历甲申年，湿郁相火，少阳相火不仅走窜淋巴系统，还会刑克肺金，故多鼠疫、麻疹、水痘等病。

那么，2003 年末为什么又会发生禽流感呢？因为，癸未年火运不及，寒气流行，"羽虫耗"；太阴湿土司天，"羽虫不成"。羽虫，指生长羽毛的动物。就是说，这种气候不适合羽毛类动物生长，故其容易死亡。2004 年 2 月 5 日《太原晚报》报道，江苏泰州市高港区口岸镇三

疫病早知道

官殿一带发生极其罕见的奇异现象：众多鸟儿飞着飞着就从空中坠下，非死即伤，令人惊愕。据一位目击者说，下午 1 时许，他运送客人途经三官殿附近时，突然发现前方有物体从空中扑腾扑腾坠下，仔细一看，落在路上的竟然是鸟。行不多远，他看到更多的鸟从天上掉下来，散落在路上和路边的农田里，其中绝大部分已经死去，只有极少数在挣扎哀鸣。就在他下车观看这一下不可思议的景象时，空中竟然下了一阵"鸟雨"——数不清的鸟成群地从天而降，有不少落在他身旁。许多村民见状纷纷从家中出来，到农田里捡拾死鸟，仅在他停车的地方，七八个村民捡到的鸟都用蛇皮袋装，最少的也捡到大半蛇皮袋死鸟。他当即打电话向公安和卫生防疫部门报告，当地疾病控制中心的工作人员随后赶到现场察看。据粗略统计，猝死的飞鸟已超过万只。当我们用五运六气学说看待这一现象，就不会觉得奇怪了。这也是自然界的一种生态现象。

根据文献记载，两千年来癸未年发生疫病的年份有 1223 年、1523 年、1583 年、1643 年、1703 年、1763 年、1823 年、1883 年、2003 年。

1523 年到 1883 年的 360 年，刚好是 6 个 60 甲子年周期，共发生了 7 次大疫，每隔 60 年发生一次，可见五运六气所说气候周期对疾病的影响是很重要的。所以《素问》说："不知年之所加，气之盛衰，虚实之所起，不可以为工矣。"张从正在《儒门事亲》中也说："治不明五运六气，检编方书何济？"就是说在临床治疗中，如果不懂得五运六气，即使读再多的医书，也难以看好病。

（二十一）甲申

1. 旱 – 疫

(1) 1524 年（明嘉靖三年）江苏

自春至夏疫疠大作，死者相枕于道。该地去年大旱。（明万历《应

天府志》)

春夏大疫，民枕藉死者道涂相属。该县去年春三月不雨至夏六月，运河、井泉竭。是年大饥，人相食，水陆殍尸无算。(清道光《仪征县志》卷 50)

自春至夏疫疠大作，死者相枕于道。该地去年大旱，人相食。(清道光《上元县志》卷 26)

夏，大疫，死者相枕于道。该县去年大旱，绝禾稼。(清光绪《江浦蝉乘》卷 40)

夏，大疫。该县去年大旱，人相食。(清光绪《溧水县志》卷 22)

(2) 1524 年 (明嘉靖三年) 安徽

春，大疫，死者相枕藉。该县去年秋大旱，民流离饥死无算。(清光绪《滁州志》卷 10)

大疫。该县去年大旱，自二月至六月不雨，秋大饥。(清康熙《和州志》卷 30)

(3) 1704 年 (清康熙四十三年) 江苏

春，旱，大饥，人相食。大旱，疫。(清同治《徐州府志》卷 25)

2. 水 - 疫

(1) 1164 年 (南宋孝宗隆兴二年) 浙江

六月，水坏圩田，大疫，饥民殍徙者不可胜计。(清光绪《归安县志》、《三千年疫情》)

(2) 1344 年 (元至正四年) 福建、安徽

福州、邵武、延平、汀州四郡夏秋季节大疫流行。该年黄河决口，河南北大饥，所以到了至正五年 (1345 年乙酉年)，黄河两岸疫病流行。春夏之交济南疫病尤其严重，"民之死者过半"。(《三千年疫情》第254 页)

(3) 1644 年 (清顺治元年) 江苏

涟水县大疫。该县去年黄河复决。（民国《安东县志》卷8）

(4) 1824 年（清道光四年）江苏

水，疫。（清光绪《句容县志》卷20）

3. 旱涝－疫

(1) 1524 年（明嘉靖三年）安徽

巢县春大疫，死者枕藉。该地去年夏旱，秋霪雨，大饥。（清光绪《续修庐州府志》卷100）

春，冻馁，疫疠，死者无算，人乃相食。该县去年四月麦将熟，继以亢旱，秋禾尽槁，冬十二月淮又溢，岁大饥。（清光绪《五河县志》卷20）

春又大疫，死者枕藉，人相食。该地去年夏旱，风霾累月，秋霪雨不止，百谷不登，岁大饥。（清光绪《宿州志》卷36）

春，大疫。去年该县春夏旱，秋霪雨，稼禾尽腐，饥。（清光绪《续修舒城县志》卷50）

春，大疫，死者无算。该县去年正月至六月旱，禾尽槁，七月至九月大雨，岁大歉，人相食。（清道光《来安县志》卷14）

(2) 1764 年（清乾隆二十九年）浙江

春旱。五月七日微雪，四、五两月连雨，低田禾烂，岁大饥，人多饿死，继又大疫。（民国《平阳县志》卷98）

4. 寒－疫（略）

5. 热－疫（略）

6. 风－疫（略）

7. 大雨雹－疫（略）

8. 其他

(1) 1164 年（宋孝宗隆兴二年）浙江

浙之饥民疫者尤甚。（《中国疫病史鉴》）

(2) 1344 年（元惠宗至正四年）福建

福州、邵武、延平、汀州四郡夏秋大疫。(《中国疫病史鉴》)

(3) 1584 年（明万历十二年）湖广

春，湖广德安大疫。(《三千年疫情》)

(4) 1644 年（明崇祯十七年）江苏

吴江县大疫，其症状是口中不时喷血，喷血后不久就死亡（肺鼠疫典型症状）。

(5) 1644 年（清顺治元年）河北

宣化府怀来、龙门大疫。(《三千年疫情》)

(6) 1764 年（清乾隆二十九年）甘肃

永昌大疫。(《三千年疫情》)

按：甲申年，中运是湿土太过，司天是少阳相火，在泉是厥阴风木。初之气的主气是厥阴风木，客气是少阴君火，风火合德，"候乃大温……温病乃起"。二之气的主气是少阴君火，客气是太阴湿土，"火反郁……其病热郁于上"。三之气的主客气都是少阳相火，"炎暑至……民病热中……善暴死"。故春夏多旱‐疫。湿土太过，又多暴雨，而有水‐疫，或旱涝‐疫。如 2004 年 2 月 28 日晚天气报道，2 月气温比往年同期高 6～10℃。2004 年 3 月 13 日晚天气报道，北京花开较往年早半个月。2004 年 4 月 20 日前后华北温度高达 36℃，到 22 日下降10℃，黑龙江在 4 月下了大雪。5 月 1 日、2 日大暴雨降温 6～10℃。2004 年 5 月 15 日《山西晚报》报道，甘肃省 5 月初遭受了 50 年来范围最广、最严重的强霜冻，大部分地区出现寒潮、降雪和强霜冻的灾害性天气，农作物大面积受损。2004 年 5 月 24 日《山西晚报》报道，今年以来，我国大部地区平均气温较往年同期偏高，其中北方大部、长江中下游等地偏高 1～2℃，局部地区偏高 2℃。2 月中下旬，大部地区气温迅速升高，全国共有 17 个省份平均气温创历史最高纪录。2004

疫病早知道

年 2 月 22 日《太原晚报》报道，上海自 2 月 16 日起连续 5 天平均气温高于 10℃，2 月 16 日是当年气象意义上春天的开始。这是上海一百多年来首次在 2 月中旬入春，最近的一次是 1898 年 2 月 14 日。2004 年 5 月 11 日《太原晚报》报道，台湾台东市 5 月 9 日中午刮起焚风，40.2℃ 的高温创下台东百年纪录。2004 年 7 月 4 日《太原晚报》报道，7 月 1 日至 2 日，广州的酷热天气诱发疾病已至少造成 39 人死亡。新华社北京 7 月 13 日报道，今年入夏以来，全国大部地区气温较往年同期偏高，东北、内蒙古东部、新疆、广东沿海地区偏高 1～2℃，内蒙古东北部等地偏高 2～3℃，粤、赣、鄂、豫等省还出现了 38～40℃ 的高温天气，部分地区最高气温超过历史同期极大值。2004 年 6 月 18 日报道，哈尔滨一带出现 50 年来未见旱灾，而长江中下游暴雨不断。2004 年 9 月上旬重庆特大水灾。2004 年 10 月上中旬湖广一带干旱。2004 年 8 月 27 日《太原晚报》报道，今年以来，江苏省已报道疟疾病例 240 例，主要集中在淮北泗洪、盱眙等地，呈现局部暴发流行态势，并正在向徐州睢宁、邳州、铜山等地扩散。2004 年 9 月 1 日《太原晚报》报道，今年以来，我国甘肃省肃南裕固族自治县和青海省祁连县各发生 1 例鼠疫病例，其中 1 例患者死亡。2004 年 10 月 28 日《太原晚报》报道，10 月 4 日至 9 日青海省乌兰县希里沟镇北庄村、西庄村、湟源县申中乡前沟村、庙沟村，囊谦县尕涌乡麦买村，玛多县黑河乡发生鼠疫，确诊鼠疫病例 19 例，其中死亡 8 例，治愈 11 例。同日报道，10 月 3 日至 4 日浙江省慈溪市发现回国人员带回登革热疫病，确诊病例 83 例，治愈出院 80 例，尚有 3 例在医院进行隔离治疗。申年是少阳相火司天，相火走少阳经又克肺金，故有腺鼠疫和肺鼠疫发生。2004 年 10 月 12 日《太原晚报》报道，入秋以来，太原疾病监测资料显示，麻疹、水痘、风疹、腮腺炎和甲乙型肝炎为主的病较往年发病率明显上升。

　　根据文献记载，两千年来甲申年发生疫病的年份有 1164 年、1344 年、1524 年、1584 年、1644 年、1704 年、1764 年、1824 年。

　　1164 年到 1824 年的 660 年，共有 11 个 60 甲子年周期，共发生了 8 次大疫。说明气候周期对疾病的影响不是孤立的，这是一种自然规律，我们需要认真地研究。

（二十二）乙酉

1. 旱 - 疫

1525 年（明嘉靖四年）浙江

夏，旱，疫。（清光绪《余姚县志》卷 27）

2. 水 - 疫

1165 年（宋乾道元年）浙江

六月，水坏圩田，大疫，大饥，殍徒者不可胜计。（清光绪《归安县志》卷 27）

绍兴府大疫，浙东西皆疫。（《中国疫病史鉴》）

3. 旱涝 - 疫（略）

4. 寒 - 疫（略）

5. 热 - 疫（略）

6. 风 - 疫（略）

7. 大雨雹 - 疫（略）

8. 其他

(1) 25 年（汉武帝建武元年）

疾疫。（《后汉书·李善传》卷 110）

(2) 1345 年（元惠宗至正五年）山东

春夏，济南大疫。（《中国疫病史鉴》）

(3) 1525 年（明世宗嘉靖四年）山东

九月，山东大疫。(《中国疫病史鉴》)

(4) 1585 年（明万历十三年）山西

垣曲县大疫，"传染伤人，亲识不相吊问"。山西东南部的疫情直到万历十六年才平静下来。(《三千年疫情》)

(5) 1885 年（清光绪十一年）甘肃

皋兰县流行喉证，"死者甚众，幼孩尤多，至次年更甚"。(《三千年疫情》)

按：乙酉年，中运是燥金不及而火气流行，三气司天是阳明燥金，在泉是少阴君火，三气气候特点是燥热高温，如 2005 年高达 40℃以上，故以旱－疫为主。初之气的主气是厥阴风木，客气是太阴湿土，湿遏热郁，"其病中热胀"。二之气的主气是少阴君火，客气是少阳相火，臣临君位逆，故天下大乱，容易发生严重的疫疠大流行。因阳明司天，则初气、二气、四气气候凉而多雨。

（二十三）丙戌

1. 旱－疫

(1) 1586—1587 年（明万历十四年至十五年）河南

汴梁大旱且疫，诸门出死亦且数万。(《谷山笔麈》卷 15)

(2) 1886 年（清光绪十二年）江苏

夏，旱。九月，大风暴起。冬，人疫，牛瘟。(民国《沛县民国修志》卷 16)

2. 水－疫

1646 年（清顺治三年）湖南

自四月至六月阴雨不息……疫气盛蒸，死者枕藉于道。(清光绪《耒阳县志》卷 1)

3. 旱涝－疫

1706 年（清康熙四十五年）安徽

大旱至四十六年，田槁死。溪田又以他邑水溢，没至四十七年。瘟疫大作，十家九病，死者殆半，村落间往往有舍无人。瘟疫至四十九年。（民国《宁国县志》卷 14）

4. 寒－疫（略）

5. 热－疫（略）

6. 风－疫

(1) 1826 年（清道光六年）江苏

徐州二月大风拔木。夏，疫。（民国《铜山县志》卷 76）

(2) 1826 年（清道光六年）浙江

七月，大风折木发屋，饥，疫。（清光绪《黄岩县志》卷 40）

7. 大雨雹－疫（略）

8. 其他

(1) 806 年（唐宪宗元和元年）浙江

夏，浙东大疫，死者大半。（《唐书·五行志》卷 36）

(2) 1706 年（清康熙四十五年）湖北

夏，房县大疫，荆州府公安大疫。八月，汉阳府沔阳州大疫。（《三千年疫情》）

(3) 1826 年（清道光六年）山东

冬，武定府沾化大疫。（《三千年疫情》）

按：丙戌年，中运是寒水太过而心火内郁，司天是太阳寒水也使心火内郁，在泉是太阴湿土，全年寒湿持于气交，而心火内郁的热中病多，病位在心肺。寒湿气候则多雨，郁火郁发则多旱，故有旱－疫、水－疫、旱涝－疫。初之气多风则有风－疫。

（二十四）丁亥

1. 旱－疫

(1) 1587—1589 年（明万历十五年至十七年）江西

连续三年旱荒，饥疫相仍，死者载道。（清同治《饶州府志》卷 33）

(2) 1647 年（清顺治四年）江苏

大旱，饥，疫，死者甚众。（清光绪《通州直隶州志》卷 16）

大旱，疫。（清光绪《泰兴县志》卷 26）

(3) 1887 年（清光绪十三年）浙江

元旦，雷。秋冬久旱，疫。（清光绪《上虞县志校续》卷 52）

2. 水－疫

(1) 1587 年（明万历十五年）浙江

元旦，雨雪浃旬不止，十六日雨木冰，大风雨拔木，太湖溢，平地水深丈余，饥，疫，死者弃尸满道，河水皆腥。（清光绪《乌程县志》卷 36）

(2) 1647 年（清顺治四年）江西

春，大水，岁歉，米一石值金十余两，疫疠交作，饥馑荐臻，食野草，啖糠秕，有杀人卖其肉者。（清同治《萍乡县志》卷 10）

三月大潦，二麦尽淹，瘟疫兼作，有百十烟虚无人者。（清同治《高安县志》卷 28）

春夏潦，大饥，复大疫，死者无算。（清同治《崇仁县志》卷 11）

春，大水，大饥，饿殍载道，流亡数万人。夏秋大疫，尸相枕藉，死数万人。（清同治《临川县志》卷 54）

春，大水，大饥，斗米银八钱，饿殍载道，流亡数万人。夏秋大疫，尸相枕藉，死数万人。（清光绪《抚州府志》卷 8）

3. 旱涝－疫（略）

4. **寒 – 疫**（略）

5. **热 – 疫**（略）

6. **风 – 疫**

(1) 1587 年（明万历十五年）安徽

六月，异风杀禾。秋，两月不雨，民病疫。（清乾隆《望江县志》卷 8）

(2) 1587 年（明万历十五年）浙江

七月二十一日，大风拔木，伤禾，民饥，大疫。第二年该县饥，复大疫，民食草根、木实，死者无算。（民国《天台县志稿》卷 40）

7. **大雨雹 – 疫**

8. **其他**

(1) 447 年（南北朝文帝元嘉二十四年）

六月，京邑疫疬。（《宋书·文帝纪》卷 5）

(2) 687 年（唐武则天垂拱三年）陕西、河南、河北、山东

春，自京师至山东疫，民死者众。（《中国疫病史鉴》）

(3) 1587 年（明万历十五年）江苏、江西

吴中发生瘟疫。苏州府及其周围尤其严重。涉及江西。（《三千年疫情》）

(4) 1587 年（明万历十五年）河北

五月，京师疫。（《中国疫病史鉴》）

(5) 1707 年（清康熙四十七年）湖北

二月，荆州府公安大疫。五月，武昌府蒲圻大疫。（《三千年疫情》）

(6) 1767 年（清乾隆三十二年）浙江

嘉善大疫。（《三千年疫情》）

(7) 1887 年（清光绪十三年）贵州

余庆大疫，死者甚众。（《三千年疫情》）

(8) 1887年（清光绪十三年）甘肃

靖远大疫，死者甚众，至次年不止。（《三千年疫情》）

按：丁亥年，中运是风木不及而燥气流行，司天是厥阴风木，在泉是少阳相火。三之气的主气是少阳相火，客气是厥阴风木，风助火威，一是炎热，二是大风，三是寒水来复。故有旱－疫、水－疫、风－疫。终之气的主气是太阳寒水，客气是少阳相火，冬行夏令，应寒反暖，故"其病温厉"。

（二十五）戊子

1. 旱－疫

(1) 1588年（明万历十六年）山东、陕西、山西、浙江等

五月，山东、陕西、山西、浙江俱大旱，疫。（《明史·五行志》）

(2) 1588年（明万历十六年）江苏

夏，旱，疫死者无算。（清道光《上元县志》卷26）

旱，大疫。（民国《宝应县志》卷33）

大旱，疫。（清光绪《武进阳湖县志》卷30）

大旱，大疫，道殣相望。（民国《高淳县志》卷28）

(3) 1588年（明万历十六年）安徽

大旱，民饥，疫。（清同治《桐城县志》卷10）

大旱，民饥，疫。（清乾隆《望江县志》卷8）

大旱，民饥，疫。（民国《怀宁县志》卷34）

大旱，民饥，疫。（民国《潜山县志》卷10）

大旱，民饥，疫。（民国《太湖县志》卷40）

(4) 1588年（明万历十六年）上海

春，大旱，大疫。（民国《上海县志》）

(5) 1588年（明万历十六年）浙江

大旱，疫。（清同治《江山县志》卷 12）

大旱，疫。（民国《丽水县志》卷 14）

(6) 1588 年（明万历十六年）江西

大旱，疫。（清同治《都昌县志》卷 16）

大旱，疫。（清同治《彭泽县志》卷 18）

连年大旱，疫死者枕藉载道。第二、三年记录又完全相同。（清同治《安义县志》卷 16）

(7) 1588—1590 年（明万历十六年至十八年）江西

连年大旱，疫死者枕藉载道。（清同治《安义县志》卷 16）

(8) 1768 年（清乾隆三十三年）江苏

大旱，自春徂夏，河井俱竭。大疫。八月始雨。（民国《兴化县志》卷 15）

(9) 1888 年（清光绪十四年）江苏

旱，夏秋疫疠。（清光绪《溧阳县续志》卷 26）

2. 水 – 疫

(1) 1588 年（明万历十六年）浙江

大水入城，田禾尽没，民食草木，疫疠大作，死者皆踵。（清光绪《兰溪县志》卷 8）

大水，复大疫，饿殍盈野。（清光绪《诸暨县志》卷 60）

霪雨，疫疠交作，大饥。（清嘉庆《山阴县志》卷 30）

(2) 1588 年（明万历十六年）江西

大水坏圩，漂民居，人多溺死。饥，大疫。斗粟百钱，死伤载道。（清同治《余干县志》卷 20）

(3) 1648 年（清顺治五年）浙江

四月二十七日暴雨，至九月大疫，死者无算。（清光绪《石门县志》卷 11、光绪《乌程县志》卷 36）

（4）1708 年（清康熙四十七年）安徽

南、泾、太县夏秋皆大水……山田禾尽槁，溪田亦湮没无收入，取草木或白土食之，道殣相望，寻大疫。至明年死者殆半，村落间往往有舍无人。（清嘉庆《宁国府志》卷 1）

大水。冬，疫。（清光绪《续修庐州府志》卷 100、清嘉庆《无为州志》卷 36）

（5）1888 年（清光绪十四年）山东

六、七月，霪雨连绵四十日。八月，瘟疫流行，死人无数。（民国《齐东县志》卷 1）

（6）1888 年（清光绪十四年）湖南

夏天，桃源县、宜章县水灾。秋，宜章大疫。（《三千年疫情》）

3. 旱涝－疫

（1）1588 年（明万历十六年）江苏

春，霖雨。夏，旱，大疫。斗米钱三百二十，死者比比荤塞于路，城濠浮尸，篙橹为碍。（清光绪《常昭合志稿》卷 48）

（2）1588 年（明万历十六年）浙江

夏六月，旱，大饥，瘟疫。（清康熙《钱塘县志》卷 36）

（3）1708 年（清康熙四十七年）安徽

宣、宁二县夏水秋旱，山田禾尽槁，溪田亦湮没无收入，取草木或白土食之，道殣相望，寻大疫。至明年死者殆半，村落间往往有舍无人。（清嘉庆《宁国府志》卷 1）

夏，大水，庐舍无存，舟行市中。秋，复大旱，山田尽槁，疫病大作，死者无算。延至次年疫不止。（清光绪《宣城县志》卷 40）

4. 寒－疫（略）

5. 热－疫（略）

6. 风－疫

(1) 1588 年（明万历十六年）江苏

春夏疫。该州去年烈风暴雨，没禾稼。（清道光《泰州志》卷 36）

(2) 大雨雹 – 疫

1768 年（清乾隆三十三年）江西

三月，大雨雹，大木被风拔。夏，大水，民多灾疫。（清同治《德化县志》卷 54）

7. 其他

(1) 208 年（汉献帝建安十三年）安徽、江苏

十三年……十二月……公至赤壁，与备战不利。于是大疫，吏士多死者，乃引军还。（《三国志·魏志·武帝纪》）

(2) 1048 年（宋仁宗庆历八年）河北

一月，河北疫。（《中国疫病史鉴》）

(3) 1408 年（明成祖永乐六年）江西、福建

正月，江西建昌、抚州，福建建宁、邵武，自去年至是月，疫死者七万八千四百余人。七月，江西广信府玉山、永丰二县疫死者千七百九十余人。（《中国疫病史鉴》）

(4) 1588 年（明万历十六年）浙江、安徽、江西

湖洲、嘉兴、萧山、严州大疫，涉及安徽南部和江西地区。（《三千年疫情》）

(5) 1648 年（清顺治五年）广东

宝安县大疫，死者甚众，"有一乡而无一人存者"。（《三千年疫情》）

(6) 1708 年（清康熙四十七年）山西

三月，沁州沁源县大疫。（《三千年疫情》）

(7) 1708 年（清康熙四十七年）甘肃

五月，甘肃灵州、凉州大疫。至夏秋季节，疫情仍未缓和。（《三千年疫情》）

(8) 1888 年（清光绪十四年）贵州

铜仁大疫，死者甚众。（《三千年疫情》）

(9) 1888 年（清光绪十四年）云南

临安府属的阿迷、蒙自等州县疫疠大作。（《三千年疫情》）

(10) 1888 年（清光绪十四年）广东

海南的琼山县（今琼山区与海口市）鼠疫流行。（《三千年疫情》）

按：戊子年是天符年，气候变化大，中运是岁火太过而肺金受邪，司天之气是少阴君火，在泉之气是阳明燥金。火胜多旱，寒复多暴雨。寒热相争则多风，故多旱－疫、水－疫、旱涝－疫、风－疫、大雨雹－疫。

（二十六）己丑

1. 旱－疫

(1) 1589 年（明万历十七年）江苏

大旱……复三年大疫。（清康熙《镇江府志》卷 55）

大旱，前后三年大疫。（清光绪《丹徒县志》卷 66）

溧阳县复大旱，疫。（清康熙《镇江府志》卷 55）

五、六月大疫。该县去年大旱。（清光绪《靖江县志》卷 16）

大旱，秋大疫。（民国《江苏通志稿》卷 352）

大旱，发赈，疫死者载道。（清光绪《江阴县志》卷 30）

(2) 1589 年（明万历十七年）安徽

旱，大疫。（清光绪《贵池县志》卷 44）

春夏不雨，秋冬疫。（民国《宿松县志》卷 56）

大旱，河井干涸，田亩颗粒无获，殍死甚众。冬，疫大作，灾连数千里。（清乾隆《望江县志》卷 8）

(3) 1589 年（明万历十七年）浙江

夏，大旱，疫，民饥。（清光绪《桐乡县志》卷 24）

夏,大旱,饥殍疫死无算。(清光绪《乌程县志》卷 36)

(4) 1589 年(明万历十七年)江西

春夏大旱,饥,疫。(清同治《建昌县志》卷 12)

旱自五月至九月始雨,早晚稻俱伤,民大饥,疫伤盛行。(清同治《武宁县志》卷 44)

春旱,五月不雨,大饥,秋大疫。(清同治《南成县志》卷 10)

属自春三月不雨至秋七月,疫。(清同治《南昌府志》卷 66)

春旱,五月不雨,大饥,秋大疫。(清同治《临川县志》卷 54)

五月不雨,大饥,秋七月大疫。(清同治《高安县志》卷 28)

抚州、建昌、袁州、临江、瑞州春至五月不雨,大饥。秋七月大疫。(清光绪《江西通志》卷 180)

不雨至秋,大疫。(清同治《进贤县志》卷 25)

大旱,大疫,饥殍交横于道。(清同治《续修上饶县志》卷 26)

大旱,大疫,饿殍交横于道。(清同治《乐平县志》卷 10)

(5) 1709 年(清康熙四十八年)浙江

三月,浙江湖州府大疫。四月,传入嘉兴府桐乡县和宁波府象山县。然后传入江苏江宁府高淳和溧水。至六月,传入安徽安庆府潜山、宁国府南陵、庐州府无为、池州府东流、太平府当涂及芜湖。到十月,疫情达到高峰。《清史稿》统之曰:"江南大疫。"

(6) 1709 年(清康熙四十八年)江苏

四月,江宁府的高淳、溧水县旱,大疫。(清光绪《溧水县志》卷 22)

(7) 1709 年(清康熙四十八年)安徽

大旱,饥,大疫,死者无数。(清嘉庆《绩溪县志》卷 12)

旱,大疫。(清嘉庆《东流县志》卷 30)

2. 水－疫

(1) 1049 年(北宋仁宗皇祐元年)河北

一月，河北地区大水灾，二月，疫病大作。（《续资治通鉴》卷51、《三千年疫情》）

(2) 1709 年（清康熙四十八年）江苏

春夏疫疠流行，入秋乃安。该县去年秋洪水泛滥，民房漂荡，四野惊惶，水灾为从前未有。（清光绪《溧阳县续志》卷16）

(3) 1709 年（清康熙四十八年）安徽

大水，民饥。夏，疾疫。（清乾隆《铜陵县志》卷14）

(4) 1829 年（清道光二十九年）湖南

春季，湖南大雨不止，城乡泛滥，于是造成全省大疫，死者无算。（《三千年疫情》）

(5) 1889 年（清光绪十五年）浙江

七月二十七日，大水，平地丈余。秋，大疫。（清光绪《仙居县志》卷24）

3. 旱涝－疫

1709 年（清康熙四十八年）浙江

三月，连旬大雨，豆麦漂没，蚕亦伤。四月，雹。小暑至处暑无雨禾槁，瘟疫。八月，蠓灾。冬，旱。（清光绪《乌程县志》卷36）

4. 寒－疫（略）

5. 热－疫（略）

6. 风－疫（略）

7. 大雨雹－疫（略）

8. 其他

(1) 269 年（晋武帝泰始五年）

大疫。（《疫病集说》卷1）

(2) 869 年（唐懿宗咸通十年）安徽、浙江

宣歙两浙疫。（《唐书·五行志》《中国疫病史鉴》）

(3) 1049 年（宋仁宗皇祐元年）河北

二月，河北疫。(《中国疫病史鉴》)

(4) 1109 年（宋徽宗大观三年）江苏

江东疫。(《中国疫病史鉴》)

(5) 1709 年（清康熙四十八年）山东

青州疫。(《三千年疫情》)

(6) 1949 年

鼠疫区已蔓延十个省，一百四十一县。

按：己丑年是太乙天符，中运是湿土不及而风木太过，司天是太阴湿土，在泉是太阳寒水。风能化湿，少雨多旱。而且初气的主客气都是厥阴风木，二气的主客气都是少阴君火，气旱情可知。总因风化其湿，君火少受其郁，所以本年难以形成郁火寒疫，应以风火形成"温疫"为主。由此看来，在运、气加临的情况下，《黄帝内经》中已有外感火热所致的"温疫"和"温病"。至三气、四气太阴湿土和少阳相火持于气交，又多暴雨成灾。

（二十七）庚寅

1. 旱 – 疫

1590 年（明万历十八年）江西

大旱，民饥。秋大疫，道殍枕藉。(清同治《萍乡县志》卷 10、民国《宜春县志》卷 2)

大旱，疫，死者枕藉载道。(清同治《建昌县志》卷 12、同治《星子县志》卷 14)

大旱，瘟疫时行，斗米千钱，民半饥死。(清同治《安仁县志》卷 36)

2. 水 – 疫

1890 年（清光绪十六年）山东

自五月初八日至六月初八日，每日大雨。秋，多瘟疫。(清光绪《郓城县志》卷9)

3. 旱涝 – 疫

1710年（清康熙四十九年）浙江

四月，恒雨，蚕无收。五月，久雨，田禾皆没。秋，亢旱，疫疠。(清光绪《乌程县志》卷36)

湖州再次大疫（去年大疫）。(《三千年疫情》)

4. 寒 – 疫

1890年（清光绪十六年）贵州

铜仁久雨甚寒，境内大疫，"免者恒少"。六月，兴仁大疫，死人甚多。(《三千年疫情》)

5. 热 – 疫

1170年（宋乾道六年）

春，民以冬燠疫作。(《宋史·五行志》)

6. 风 – 疫（略）

7. 大雨雹 – 疫（略）

8. 其他

(1) 510年（南北朝梁武帝天监九年）

魏，四月，平阳郡之禽昌、襄陵二县大疫，死者二千七百三十六人。(《魏书·世宗宣武帝纪》卷8)

(2) 1410年（明成祖永乐八年）浙江

登州、临海诸州县自正月至六月，疫死者六千余人。(《中国疫病史鉴》)

(3) 1470年（明宪宗成化六年）河北

十二月，河间、天府、真定、保定……饥疫。(《中国疫病史鉴》)

(4) 1530 年（明嘉靖九年）河北

河北邢台大疫，疟疾流行。

(5) 1770 年（清乾隆三十五年）甘肃

兰州及巩昌府、秦州所属各县大饥疫，"死颇众"。

(6) 1890 年（清光绪十六年）甘肃

靖远、静宁大疫。（《三千年疫情》）

(7) 1890 年（清光绪十六年）辽宁

夏，安东（今丹东）地区霍乱流行。（《三千年疫情》）

按： 庚寅年，中运是燥金太过，司天是少阳相火，在泉是厥阴风木，气克运为顺，其气以火燥为主，多旱。火胜必有寒水来复，故又多寒气暴雨。旱－疫、热－疫、寒－疫、水－疫在所难免。

（二十八）辛卯

1. 旱－疫

1891 年（清光绪十七年）云南

楚雄县旱灾严重，疫疠流行。（《三千年疫情》）

2. 水－疫

(1) 1651 年（清顺治八年）江苏

水，疫。夏四月九日，大水。（清光绪《常州府志》卷68）

(2) 1831 年（清道光十一年）江西

五月，大水。九月，民病瘟疫。（清同治《峡江县志》卷10）

(3) 1831 年（清道光十一年）浙江

秋，永嘉大疫。（《三千年疫情》）

3. 旱涝－疫

1891 年（清光绪十七年）江苏

自春徂夏旱，六月大霖雨，秋有年，交秋复有疫。（清光绪《溧阳

县续志》卷 16）

4. 寒 - 疫

1651 年（清顺治八年）浙江

大饥。八月，阴霜杀禾，是年疫。（清同治《鄞县志》卷 75）

5. 热 - 疫（略）

6. 风 - 疫（略）

7. 大雨雹 - 疫（略）

8. 其他

(1) 151 年（汉桓帝元嘉元年）

正月，京师疫。二月，九江、庐江大疫。（《后汉书·桓帝纪》卷 7）

(2) 451 年（南北朝文帝元嘉二十八年）

都下疾疫。（《南史·宋文帝本纪》卷 2）

(3) 1051 年（宋仁宗皇祐三年）

南方州军，连年疾疫瘴疠，其尤甚者，一州死十余万人。（《外台秘要》）

(4) 1411 年（明成祖永乐九年）河南、陕西

河南、陕西疫。（《中国疫病史鉴》）

(5) 1471 年（明宪宗成化七年）河北

五月，京城饥民疫死者多。（《中国疫病史鉴》）

(6) 1771 年（清乾隆三十六年）甘肃

春，通渭大疫，"死者无算"。伊犁地区瘟疫大作，死亡 30 万人。（《三千年疫情》）

(7) 1891 年（清光绪十七年）贵州

桐梓城乡大疫，"芦里尤甚，全家卧病者不可胜计"。（《三千年疫情》）

按：辛卯年，中运是寒水不及，司天是阳明燥金，在泉是少阴君火。寒水不及则火旺，至二之气的主气是少阴君火，客气是少阳相火，

火胜则"厉大至"。终之气的主气是太阳寒水，客气是少阴君火，冬行夏令，应寒反暖，候反温，故"其病温"。

（二十九）壬辰

1. 旱 – 疫（略）

2. 水 – 疫

(1) 1172 年（南宋孝宗乾道八年）浙江、江西

夏天，临安府大疫流行，一直到秋天。秋，隆兴府（江西南昌）发生水灾，大疫流行，死者甚众。（《三千年疫情》）

(2) 1832 年（清道光十二年）江苏

夏，大疫。秋，大水。该县去年大水，运河决，田多淹没。（民国《宝应县志》卷 33）

(3) 1832 年（清道光十二年）江西

夏，水，大疫。（清同治《南昌府志》卷 66）

大水，饥。五月，大疫。（清同治《丰城县志》卷 28）

夏，大水。秋，复疫，民多毙。（清同治《义宁州志》卷 40）

春，斗米四百文，民采草根、树皮以食。夏，大水。秋，大疫。（清同治《余干县志》卷 20）

(4) 1832 年（清道光十二年）湖北

湖北地区大疫，"死者无算"。（《三千年疫情》）

3. 旱涝 – 疫

1892 年（清光绪十八年）四川

四川盆地连续数月晴雨不时，一会儿旱，一会儿雨，六、七月的天气，闷热异常，造成瘟疫大作，死亡数十万人。（《三千年疫情》）

4. 寒 – 疫（略）

5. 热 – 疫（略）

6. 风－疫

992年（宋淳化三年）河南

六月，黑风自西北起，天地晦暝，雷震，有顷乃止。先是京师大热，疫死者众。（《宋史·太宗纪》《宋史·五行志》）

7. 大雨雹－疫（略）

8. 其他

(1) 92年（汉和帝永元四年）

时有疾疫。（《后汉书·曹褒传》卷65）

(2) 1172年（宋孝宗乾道八年）江西

夏，行都民疫，江西大疫，隆兴府民疫。（《中国疫病史鉴》）

(3) 1232年（金哀宗天兴元年）河南

因金元作战，汴京疫病大作，"都人不受病者万无一二，既而死者继踵不绝"。李东垣认为这次疫病发生的原因"大抵人在围中饮食不节，乃劳役所伤"，其记载疫病症状是："间有鼻流涕，头痛自汗。鼻中气短，少气，不足以息语，则气短而怯弱，不欲言。妨食，或食不下，或不欲食，三者互有之。"（《内外伤辨》）当时称这次疫病为大头痛、雷头风等，现代医史学者李涛认为，"可以推知确是鼠疫"（李涛《金元时代的医学》）

(4) 1352年（元惠宗至正十二年）河北

正月，冀宁保德州大疫。夏，龙兴大疫。（《中国疫病史鉴》）

(5) 1652年（清顺治九年）河北

宣化府万全县大疫。（《三千年疫情》）

(6) 1652年（清顺治九年）广东

海康县"岁饥，瘴发，死者合室"。（《三千年疫情》）

(7) 1832年（清道光十二年）山东

四月，登州府蓬莱大疫。（《三千年疫情》）

(8) 1832 年（清道光十二年）陕西

咸宁大疫。(《三千年疫情》)

(9) 1892 年（清光绪十八年）湖南

醴陵县大疫，并传入茶陵，死亡惨重。(《三千年疫情》)

按：壬辰年，中运是风木太过而湿土受邪，司天是太阳寒水，在泉是太阴湿土。初之气的主气是厥阴风木，客气是少阳相火，风火被司天寒气所郁，于是"民乃厉，温病乃作"。二之气的主气是少阴君火，客气是阳明燥金，燥热多旱。三气少阳相火被司天寒气所郁，"民病寒，反热中"。寒多雨，郁热发则多旱。

（三十）癸巳

1. 旱 – 疫

(1) 1113 年（宋政和三年）江苏等

江东旱，疫。(《文献通考·物异考》)

(2) 1593 年（明万历二十一年）江西

大旱，疫，道殣枕藉。(民国《万载县志》卷 12)

(3) 1893 年（清光绪十九年）湖南

湖南东部地区的醴陵、茶陵地区春旱，三月、四月之间，疫病发作，至冬天仍未结束。春夏之交季节，传入安仁县。

2. 水 – 疫

(1) 1593 年（明万历二十一年）江苏

五月，大雨。是年大饥，人相食，疫盛行，死者载道。(清同治《徐州府志》卷 25)

(2) 1833 年（清道光十三年）江苏

水。秋，疫。(清光绪《句容县志》卷 20)

春，大饥，疫。该县去年秋大水，冬大饥，人相食。(民国《宿迁

123

县志》卷 20）

大饥，疾疫流行，道殣相望，居民食树皮、草根，不足，至于人相食……父老云：自乾隆五十一年及今年，为百年来未见之奇荒。该县去年夏大雨，四十日不绝，岁大饥。（民国《安东县志》卷 8）

(3) 1833 年（清道光十三年）浙江

大雨水，禾黍一空，瘟疫继之，道殣相望。（民国《定海县志》卷 16）

3. 旱涝 – 疫

4. 寒 – 疫

1833 年（清道光十三年）浙江

清明，雪，久旱，大疫。（清光绪《诸暨县志》卷 60）

三、四月，大疫。该县去年夏旱，冬大雪至明年二月始霁，正月寒冻尤甚。（民国《嵊县志》卷 32）

5. 热 – 疫（略）

6. 风 – 疫（略）

7. 大雨雹 – 疫（略）

8. 其他

(1) 273 年（晋武帝泰始九年）

吴疫。（《宋书·五行志》卷 34）

(2) 1353 年（元至正十三年）江西、山西

黄州、饶州大疫。十二月，大同路大疫，"死者大半"。（《三千年疫情》）

(3) 1413 年（明成祖永乐十一年）浙江

五月，浙江乌程等三县疫。六月，湖州三县疫。七月，宁波、玉县疫。（《中国疫病史鉴》）

(4) 1713 年（清康熙五十二年）广东

冬，化州大疫，肇庆府阳江、广宁县大疫。（《三千年疫情》）

（5）1833 年（清道光十三年）山东

春，青州诸城大疫。五月，沂州府日照大疫。（《三千年疫情》）

（6）1833 年（清道光十三年）湖北

襄阳府宜城大疫。（《三千年疫情》）

（7）1893 年（清光绪十九年）浙江

春，温州附近的瑞安白喉流行。（《三千年疫情》）

（8）1893 年（清光绪十九年）广东

鼠疫流行。（《三千年疫情》）

按：癸巳年，中运是岁火不及而寒气大行，司天是厥阴风木，在泉是少阳相火。寒水太过则水－疫、寒－疫生焉。初气多风燥，二气、三气郁火发，则多旱。终之气的主气是太阳寒水，客气是少阳相火，冬行夏令，故"其病温厉"。

（三十一）甲午

1. 旱－疫

1354 年（元惠宗至正十四年）江西、湖南、广东、广西等

大旱。此岁，夏四月，江西湖广尽饥，疫疠，死者无算。（清道光《永州府志》卷 17、《中国疫病史鉴》）

2. 水－疫

（1）1594 年（明万历二十二年）江苏

春，瘟疫大作，该县去年夏霪雨三月，人食草木皮。（清光绪《丰县志》卷 16）

春，饥，疫。该县去年苦霪雨凡三月，人有食草木皮者。（民国《沛县民国修志》卷 16）

（2）1834 年（清道光十四年）浙江

疫。该县去年自春徂秋，霪雨不止，民大饥，食草根、树皮。（清

125

光绪《富阳县志》卷24）

(3) 1834年（清道光十四年）江西

夏，大水，堤决殆尽，漂没庐舍无算。岁大饥。五月，大疫。（清同治《丰城县志》卷28）

夏五月，大水，兴贤门城上舟楫可通，民尽栖居，经八日始退，瘟疫大作。（清同治《安仁县志》卷36）

3. 旱涝－疫（略）

4. 寒－疫

1054年（北宋仁宗至和元年）河南

正月，京师大雪，民多冻馁死者，并出现了疫情。（《宋史·五行志》、《续资治通鉴》卷54）

5. 热－疫（略）

6. 风－疫

1834年（清道光十四年）浙江

五月十四日，大水。七月，大风雨，平地水深数尺。秋，疫，斗米值钱百十，盐一斤值钱百十。（民国《丽水县志》卷14）

7. 大雨雹－疫（略）

8. 其他

(1) 274年（晋武帝泰始十年）

大疫。吴土亦同。（《宋史·五行志》卷34）

(2) 994年（宋太宗淳化五年）河南

六月，京师（开封）疫。（《宋书·五行志》卷62、《中国疫病史鉴》）

(3) 1234年（南宋理宗瑞平元年、金天兴三年）河南

汴京大疫，诸门出柩九十余万，贫不能葬者，不在是数，其灾可谓至矣。（《谷山笔麈》卷15、《中国古代自然灾异动态分析》）

(4) 1354 年（元至正十四年）江西、湖广、河北

四月，江西、湖广饥荒之后，民疫宿者甚众。十月，京师饥荒之后，疫病流行。（《三千年疫情》）

(5) 1414 年（明成祖永乐十二年）湖广

二月，湖广武昌等府、通城等县民疫。（《中国疫病史鉴》）

(6) 1534 年（明嘉靖十三年）

嘉靖甲午春，痘毒流行，病死者什八九。（万全《痘疹世医心法》）

(7) 1714 年（清康熙五十三年）广东

肇庆府阳江大疫。（《三千年疫情》）

(8) 1894 年（清光绪二十年）广东

春，番禺、广州、南海县、海口、香港发生鼠疫，死者万计。（《三千年疫情》）

按：甲午年与甲子年大同小异，其所以有异，子位北而寒，午位南而热也。故甲午年的疫病发生时间段，虽有春、夏、秋、冬之分，但以春、夏为主。因为午热而多雨，所以大水致疫者多。因为午在九宫，故疫区多在南方湖广江浙一带，以及其所冲之地河北、河南。

（三十二）乙未

1. 旱 – 疫

(1) 1475 年（明成化十一年）福建

自四月不雨至十二月，赤地弥望，秋大疫。（清同治《延平府志》卷 46）

自四月不雨至十二月，赤地弥望，秋疫。（民国《南平县志》卷 24）

夏秋大旱，四月大疫。（清光绪《重纂邵武府志》卷 30）

八月，福建大疫，延及江西，死者无算。（《中国疫病史鉴》）

(2) 1835 年（清道光十五年）浙江

大旱成灾，自五月至八月不雨，民食树皮、草根。秋，疫作，道路积尸无算。（清咸丰《云和县志》卷 16、清光绪《缙云县志》卷 16、清光绪《庆元县志》卷 12、清光绪《处州府志》、民国《丽水县志》卷 14、民国《松阳县志》卷 14）

(3) 1835 年（清道光十五年）江西

大旱，疫流行，饥。（清光绪《泰和县志》卷 30）

三月至七月不雨，草稻无收。夏，大疫。秋，螟、蝗害稼。（清同治《贵溪县志》卷 10）

2. 水－疫

(1) 1895 年（清光绪二十一年）浙江

夏秋大水，又大疫。（清光绪《奉化县志》卷 40）

(2) 1895 年（清光绪二十一年）河北

入夏以后，大雨成灾，且有冰雹，京师大疫。（《三千年疫情》）

3. 旱涝－疫（略）

4. 寒－疫（略）

5. 热－疫（略）

6. 风－疫（略）

7. 大雨雹－疫（略）

8. 其他

(1) 215 年（汉献帝建安二十年）

吴疾疫。（《三国志·吴志·甘宁传》）

(2) 275 年（西晋武帝咸宁元年）河南

十一月，大疫，京都死者十万人。（《宋书·五行志》卷 34）

十二月，西晋首都洛阳大疫。《晋书·五帝本纪》说这次大疫"洛阳死者大半"。

(3) 1655 年（清顺治十二年）陕西

夏，凤翔大疫。(《三千年疫情》)

(4) 1775 年（清乾隆四十年）河北

深州武强大疫。(《三千年疫情》)

(5) 1835 年（清道光十五年）山东

七月，曹州府范县大疫。

(6) 1895 年（清光绪二十一年）甘肃

河州大疫，死人万余。宁河堡、大通疫疠，死人甚众。(《三千年疫情》)

(7) 1895 年（清光绪二十一年）广东

春，琼山县海口及海甸、白沙等地鼠疫。(《三千年疫情》)

按：乙未年与乙丑年大同小异，其所以有异，丑位东北，未位西南，丑寒未热也。乙年金运不及，炎火流行，又遇未位之暑热季节，燥热流行，导致三四月至七八月不雨，大旱成疫。时间段在春、夏、秋。热极则"冷复布之"，暴雨冰雹成灾，也能导致大疫。乙未年和乙丑年，同样的理由，洛阳地区发生了冬疫。疫病发生的地区在东南的浙江、福建、江西和华北的河南、河北、山东及陕甘地区。属炎火太过的"九宫""四宫"之野，及其所冲的"一宫""六宫"。

（三十三）丙申

1. 旱 - 疫

1896 年（清光绪二十二年）甘肃

皋兰县旱，疫疠流行。(《三千年疫情》)

2. 水 - 疫（略）

3. 旱涝 - 疫（略）

4. 寒 – 疫（略）

5. 热 – 疫（略）

6. 风 – 疫（略）

7. 大雨雹 – 疫（略）

8. 其他

(1) 636 年（唐太宗贞观十年）山西

关内，河东大疫。（《中国疫病史鉴》）

(2) 996 年（宋太宗至道二年）

江南濒年多疾疫。（《宋史·五行志》卷 62）

(3) 1356 年（元至正十六年）河南

春天，河南大疫。（《三千年疫情》《中国疫病史鉴》）

(4) 1836 年（清道光十六年）山东

夏，青州疫。登州府海阳、莱州府即墨大疫。（《三千年疫情》）

(5) 1836 年（清道光十六年）陕西

灵台大疫。（《三千年疫情》）

按：丙申年与丙寅年大同小异，寅属东方木，申属西方金。象丙寅年一样，发生疫病的时间段多在春、夏。不过，疫病发生的地区，丙申年多在北方及西北，西北属申位之镜相。

（三十四）丁酉

1. 旱 – 疫

1297 年（元大德元年）河北等

八月，真定、顺德、河间旱，疫……是岁，乐寿、香河疫死六千五百余人。（《续文献通考·物异考》）

2. 水 – 疫（略）

3. 旱涝 – 疫（略）

4. 寒 – 疫

(1) 217 年（汉献帝二十二年）河南、湖北等

建安二十二年冬天，疫疠大作。曹植《说疫文》："建安二十二年疠气流行，家家有僵尸之痛，室室有号泣之哀。或阖门而殪，或覆族而丧。"（《太平御览》《三千年疫情》）

(2) 1477 年（明成化十三年）江苏

大疫，人畜死者无算。该县去年八月大水，冬，大雪大寒，冰厚数尺，河路累月不通。（清乾隆《吴江县志》卷 58）

5. 热 – 疫（略）

6. 风 – 疫

1477 年（明成化十三年）浙江

七月，大疫，大风拔木，水坏田庐，漂溺男女无算。岁又大饥。（清光绪《奉化县志》卷 40）

7. 大雨雹 – 疫（略）

8. 其他

(1) 37 年（汉建武十三年）山东南部及江苏、安徽、江西和浙江北部

扬州、徐州大疫，会稽江左甚。一直延续到第二年。（《后汉书·五行志》卷 27）

(2) 397 年（晋安帝隆安元年）

八月，北魏大疫，人、马、牛死者十有五六。（《北史·魏存纪》）

(3) 457 年（南北朝孝武帝大明元年）

四月，京邑疾疫。（《宋书·五行志》卷 34）

(4) 1357 年（元至正十七年）山东

六月，莒州蒙阴县大疫。（《三千年疫情》《中国疫病史鉴》）

(5) 1717 年（清康熙五十六年）浙江

正月，台州府天台大疫。（《三千年疫情》）

(6) 1897 年（清光绪二十三年）甘肃

天水西乡大疫。(《三千年疫情》)

按：丁酉年与丁卯年大同小异，同在木运不及和司天燥金之气，异在卯与酉，卯属东木，酉属西金，丁卯年为岁会，丁酉年非岁会，所以丁酉年凉燥之气要比丁卯年为甚，故丁酉年有寒－疫、丁卯年没有寒－疫而有水－疫。疫区也以"灾三宫"为重，其次是华北地区。

（三十五）戊戌

1. 旱－疫

1538 年（明嘉靖十七年）福建

正月不雨至四月九日始雨，苗种不入土……复大疫。（清光绪《福宁府志》卷 44）

2. 水－疫

(1) 1658 年（清顺治十五年）江西

春，大水，高州桥墩圮。疫疾作，咽喉肿者辄死。复大旱，六月至九月不雨。（清同治《崇仁县志》卷 11）

(2) 1718 年（清康熙五十七年）福建

五月，大水，漂圮民房，卧龙桥冲废。秋，大疫，死者千余人。（民国《永定县志》卷 36）

(3) 1898 年（清光绪二十四年）江苏

春，大疫。夏，大水，湖河如一，二麦尽坏，岁大饥，人相食。该县去年秋大水，岁饥。第二年仍有夏疫。（民国《宿迁县志》卷 20）

3. 旱涝－疫

758 年（唐乾元元年）浙江

浙江水旱重困，民多疫死。（清光绪《杭州府志》卷 82）

4. 寒 – 疫（略）

5. 热 – 疫（略）

6. 风 – 疫（略）

7. 大雨雹 – 疫（略）

8. 其他

(1) 38 年（汉建武十四年）

会稽大疫，死者万数。（《后汉书·钟离意传》卷 71）

(2) 1358 年（元至正十八年）山西、河北

六月，汾州大疫。（《三千年疫情》《中国疫病史鉴》）

又京师大疫，"死者相枕藉"。（《三千年疫情》）

(3) 1838 年（清道光十八年）河北

夏天，天津时疫流行，患喉证者极多；津北一带，时疫喉证盛行。（《三千年疫情》）

按：戊戌年与戊辰年大同小异，同在都是火运，同是寒水司天，异在戌位与辰位，戌在西北天门处，辰在东南地户处，戌年寒甚于辰年。《素问·至真要大论》说："太阳司天，寒淫所胜，则寒气反至，水且冰，运火炎烈，雨暴乃雹。"所以旱 – 疫、水 – 疫作焉，而戊辰年只以旱 – 疫为主。疫病发作时间多在春、夏。疫区在北"一宫"——河北、山西和南"四宫"——江苏、浙江、福建、江西。

（三十六）己亥

1. 旱 – 度

1539 年（明嘉靖十八年）安徽

大疫，死者枕藉于道。该县去年大旱，自正月至七月不雨，民多饥死。（清光绪《续修庐州府志》卷 100）

2. 水 – 疫

1539 年（明嘉靖十八年）浙江

五、六月，大雨浃旬，城中水涨丈余，居民皆乘屋泛舟，漂溺者甚众。寻大疫多死。（清光绪《兰溪县志》卷 8）

自四月至八月雨，六月五日大水异常。是年疫。（民国《龙游县志》卷 40）

六月初五大水，人畜溺死无算。秋，大水，疫。（清光绪《常山县志》卷 68）

3. 旱涝 – 疫

1539 年（明嘉靖十八年）浙江

自夏四月至六月雨，大水坏田庐，溺人畜甚众。自六月至秋八月大旱，竹木皆枯，民大饥疫。（清嘉庆《西安县志》卷 48）

4. 寒 – 疫（略）

5. 热 – 疫（略）

6. 风 – 疫（略）

7. 大雨雹 – 疫（略）

8. 其他

(1) 219 年（汉献帝建安二十四年）

吴，大疫。（《三国志·吴志·孙权传》）

(2) 1359 年（元至正十九年）河北、山东、广东

春夏，鄜州并原县及莒州沂水、日照二县和广东南雄路大疫。（《三千年疫情》《中国疫病史鉴》）

按：己亥年与己巳年大同小异，同在中运湿土不及，异在亥位北水而巳位南火。木胜湿郁，湿发则多雨，故本年是旱 – 疫、水 – 疫、旱涝 – 疫都有。

（三十七）庚子

1. 旱－疫

(1) 1000 年（宋咸平三年）江南

江南频年旱歉，多疾疫。（《文献通考·物异考》）

(2) 1540 年（明嘉靖十九年）江西

旱，正月不雨至五月，民大饥，病疫，饥殍遍野。（民国《万载县志》卷 12）

(3) 1900 年（清光绪二十六年）河北

春夏秋三季，直隶南部严重旱灾，四月以后京师、天津喉证与瘟疫大作。十月，获鹿等地喉证、瘟疫发作。（《三千年疫情》）

2. 水－疫（略）

3. 旱涝－疫（略）

4. 寒－疫

1900 年（清光绪二十六年）甘肃

华亭大霖雨，人多伤寒。（《三千年疫情》）

5. 热－疫（略）

6. 风－疫（略）

7. 大雨雹－疫（略）

8. 其他

(1) 460 年（南北朝孝武帝大明四年）

都邑疠疫。（《宋书·武帝纪》卷 6）

(2) 880 年（唐僖宗广明年）江西

春末，信州疫疠。（《中国疫病史鉴》）

(3) 1060 年（宋嘉祐五年）

京师民疫。（《续资治通鉴》卷 58）

(4) 1360 年（元至正二十年）南方、浙江

夏天，南方一些地区疫病流行，其中邵兴路的山阴、会稽二县疫病最为严重。(《三千年疫情》《中国疫病史鉴》)

(5) 1900 年（清光绪二十六年）贵州

平坝大疫。(《三千年疫情》)

(6) 1900 年（清光绪二十六年）广东

春季，海口地区及临高县鼠疫。(《三千年疫情》)

按： 庚子年与庚午年大同小异，同在中运燥金，异在其气，子位于北，午位于南。灾其冲，故灾多在南方。以旱 – 疫、寒 – 疫为主。

（三十八）辛丑

1. 旱 – 疫

1601 年（明万历二十九年）江西

大旱，疫。(清同治《兴国县志》卷 46)

2. 水 – 疫

(1) 1481 年（明成化十七年）江西

水，疫，民死甚众。(清同治《彭泽县志》卷 18)

(2) 1841 年（清道光二十一年）安徽

大水，民饥，瘟疫遍行，至次年春乃止。(清光绪《庐江县志》卷 16)

3. 旱涝 – 疫

1541 年（明嘉靖二十年）福建

春雨至四月十五日止。是月十六日旱，至次年癸卯四月二十八日乃雨，连年饥馑，疫疾间作。(民国《长乐县志》卷 30)

4. 寒 – 疫

1901 年（清光绪二十七年）上海

五月，大雨，河水暴涨三四尺。六月十四日大风雨，日夜不息，十八日始止，喉痧流行。(民国《嘉定县续志》)

5. 热 - 疫（略）

6. 风 - 疫（略）

7. 大雨雹 - 疫（略）

8. 其他

(1) 161 年（汉桓帝延熹四年）

正月，大疫。(《后汉书·五行志》卷 27)

(2) 641 年（唐太宗贞观十五年）山西

三月，泽州疫。(《中国疫病史鉴》)

(3) 1181 年（宋孝宗淳熙八年）安徽

行都大疫，宁国府民疫，死者甚众。(《中国疫病史鉴》)

(4) 1541 年（明世宗嘉靖二十年）河北

五月，京师疾疫。(《中国疫病史鉴》)

(5) 1721 年（清康熙六十年）陕西

春，富平疫。(《三千年疫情》)

(6) 1901 年（清光绪二十七年）甘肃

陇东大饥疫，死者枕藉，往往夫妻对缢，无人掩埋。静宁、灵台也发生饥疫。(《三千年疫情》)

(7) 1901 年（清光绪二十七年）江苏

1901 年冬至 1902 年夏，苏南地区喉证流行。(《三千年疫情》)

按： 辛丑年与辛未年大同小异，同在中运寒水不及，异在司天之气，丑位东北而未位西南。故本年增加了水 - 疫、寒 - 疫、旱涝 - 疫。疫区方位相同，在戌位和辰位。

（三十九）壬寅

1. 旱－疫

(1) 1482 年（明成化十八年）安徽

大旱，民饥且疫。（清光绪《五河县志》卷 20、清光绪《宿州志》卷 36）

(2) 1722 年（清康熙六十一年）浙江

旱，疫，大饥。（清光绪《石门县志》卷 11、清光绪《重修嘉善县志》卷 36、清光绪《桐乡县志》卷 24）

(3) 1902 年（清光绪二十八年）江苏

初春，因一冬春未见雨雪，天气干燥，苏南地区发现痧症，常熟严重。（《三千年疫情》）

2. 水－疫

(1) 1542 年（明嘉靖二十一年）福建

三月雨至闰四月，民多溺死，继复大疫，死者无算。（民国《永福县志》卷 12）

(2) 1782 年（清乾隆四十七年）山东

大水，瘟疫。（清道光《蓬莱县志》卷 1）

3. 旱涝－疫（略）

4. 寒－疫

1842 年（清道光二十二年）江苏

大疫。该县去年夏大水，岁大饥，冬大雪五尺，坚冰弥旬，圩民流亡者多死于冻馁。（民国《高淳县志》卷 28）

5. 热－疫

1602 年（明万历二十九年）京师

郑全望《瘴虐指南》记载："天时热，入冬四方疫病大作，其症似虐而寒热不间断，似伤寒而三阳、少阴、太阴证齐。"

6. 风 – 疫（略）

7. 大雨雹 – 疫（略）

8. 其他

(1) 282 年（晋武帝太康三年）

春，疫。(《宋书·五行志》卷 34）

(2) 642 年（唐太宗贞观十六年）

夏，谷、泾、徐、戴、虢五州疫。(《唐书·五行志》卷 36）

(3) 762 年（唐肃宗宝应年）江苏、安徽

江东大疫，死者过半。(《唐书·五行志》卷 36）

(4) 1662 年（清康熙元年）广东

钦州大疫。(《三千年疫情》)

(5) 1842 年（清道光二十二年）湖北

武昌、蕲州大疫。

(6) 1902 年（清光绪二十八年）河北

京师、天津地区霍乱流行，人死无数。(《三千年疫情》)

(7) 1902 年（清光绪二十八年）湖南

辰州大疫，旬日之间，城乡皆遍，疫情严峻。(《三千年疫情》)

(8) 1902 年（清光绪二十八年）广东

潮安、大埔、吴川县鼠疫大作。(《三千年疫情》)

(9) 1902 年（清光绪二十八年）黑龙江

五月初一，瑷珲县发作霍乱。(《三千年疫情》)

按： 壬寅年与壬申年大同小异，同在风木中运太过，异在司天寅位和申位，寅位东而温，申位西而凉，故申年疫区有西无东，而寅年疫区有东无西。

疫病早知道

（四十）癸卯

1. 旱－疫

1543年（明嘉靖二十二年）江西

属大旱，饥且疫，二麦不收。（《吉安气候史料》）

2. 水－疫

1603年（明万历三十一年）江苏

五月，河决四铺口大行堤，灌昭阳湖，入夏镇，横冲运道。夏秋大疫，病死数千人。于次年该县仍大疫。（清道光《泰州志》卷36）

3. 旱涝－疫（略）

4. 寒－疫

1663年（清康熙二年）浙江

五月，雪，大疫。秋旱。（清光绪《乌程县志》卷36）

5. 热－疫

(1) 1603年（明万历三十一年）安徽

春，大荒。夏，大疫，毒疮杀人，人死十之六。该县去年正月雪，深五尺许。二月二十四日雨黑水。五月初四日雨雹，雨后风热如火。秋，大水伤禾。（清道光《阜阳县志》卷24）

(2) 1843年（清道光二十三年）浙江

上年，秋燥冬暖，略无霜雪，河井并涸。吾杭自九月间起，天花流行，十不救五，小儿之殇于是者日以百计。（《王氏医案》卷2）

衢州府常山大疫。（《三千年疫情》）

6. 风－疫（略）

7. 大雨雹－疫（略）

8. 其他

(1) 223年（三国志·魏文帝黄初四年）

140

魏、宛、许大疫，死者万数。(《三国会要》卷 5、《宋书·五行志》卷 34)

(2) 643 年 (唐太宗贞观十七年)

夏，泽、濠、庐三州疫。(《唐书·五行志》卷 36)

(3) 763 年 (唐代宗广德元年) 江苏、安徽

是岁，江东大疫，死者过半。(《中国疫病史鉴》)

(4) 1003 年 (宋真宗咸平二年) 河南

五月，京师疫。(《中国疫病史鉴》)

(5) 1543 年 (明嘉靖二十二年) 河北

河北邢台瘟虐，人多死。

(6) 1723 年 (清雍正元年) 河北

秋天，直隶顺德府平乡大疫，死者无算。(《三千年疫情》)

(7) 1783 年 (清乾隆四十八年) 浙江

温州府瑞安县大疫。(《三千年疫情》)

(8) 1843 年 (清道光二十三年) 湖北

黄州府麻城大疫。(《三千年疫情》)

(9) 1843 年 (清道光二十三年) 广西

五月，融县疫。(《三千年疫情》)

(10) 1903 年 (清光绪二十九年) 河北

京师疫病，城内外人多患瘰疬。(《三千年疫情》)

(11) 1903 年 (清光绪二十九年) 广东

郁南县鼠疫。(《三千年疫情》)

(12) 1903 年 (清光绪二十九年) 浙江

七月，杭州大疫。(《三千年疫情》)

按：癸卯年与癸酉年大同小异，同在中运火不及，异在司天卯位东而温、酉位西而凉，故本年多热 – 疫。

（四十一）甲辰

1. 旱－疫

(1) 1544年（明嘉靖二十三年）江苏

大旱，河底皆坼。饥，大疫，民多殍死。（清乾隆《吴江县志》卷58）

(2) 1544年（明嘉靖二十三年）江西

大旱，疫，二麦不收。（清同治《安福县志》卷18）

2. 水－疫（略）

3. 旱涝－疫（略）

4. 寒－疫（略）

5. 热－疫

1844年（清道光二十四年）江西

夏，大水，决堤殆尽，城市水深数尺。冬十月，梨花开，疫起。十二月二十五日夜，大雪。（清同治《丰城县志》卷28）

6. 风－疫（略）

7. 大雨雹－疫（略）

8. 其他

(1) 644年（唐太宗贞观十八年）

庐、濠、卫、普、郴五州疫。（《唐书·五行志》卷36）

(2) 1184年（宋孝宗淳熙十一年）浙江

四月，临安疫。（《中国疫病史鉴》）

(3) 1724年（清雍正二年）山东

六月，武定府阳信大疫。（《三千年疫情》）

(4) 1904年（清光绪三十年）广东

海南岛澄迈县、儋县鼠疫流行。（《三千年疫情》）

按：甲辰年与甲戌年大同小异，同在中运湿土太过，异在司天辰为东而温、戌位西而凉，故本年多热 – 疫。

（四十二）乙巳

1. 旱 – 疫

(1) 1545 年（明嘉靖二十四年）江苏

大旱，太湖水涸，斗米百钱，人食竹根、木皮。大疫，路殍相枕。（清乾隆《吴江县志》卷 58）

大旱，太湖水缩，是岁饥，大疫。（民国《吴县志》卷 80）

(2) 1545 年（明嘉靖二十四年）浙江

旱……人食草根、树皮。大疫。（清光绪《乌程县志》卷 36）

夏四月至秋七月不雨，旱，饥，大疫，斗米百钱。（清道光《武康县志》卷 24）

(3) 1545 年（明嘉靖二十四年）福建

自旧年十月不雨至是年三月，民疫，无麦，谷价腾踊。（民国《长乐县志》卷 30）

(4) 1665 年（清康熙四年）福建

旱。五月栽插甫毕，大旱亢阳如焚，至六月十二日始雨，米价踊贵。秋，疫疠大作。（清乾隆《太宁县志》卷 10）

(5) 1785 年（清乾隆五十年）江苏

大旱，大饥，流民载道。夏大疫。九月水浅冰。（清嘉庆《如皋县志》卷 24）

大旱，大饥。夏大疫。秋日杏树花。（清光绪《通州直隶州志》卷 16）

(6) 1785 年（清乾隆五十年）安徽

大旱，自冬及次春饿殍相望于道，继以大疫。（清道光《来安县志》

卷 14）

　　大旱，秋冬疫。（清嘉庆《合肥县志》卷 26）

　　大旱，疫。（清道光《阜阳县志》卷 24）

　　2. 水－疫

　　(1) 1485 年（明成化二十一年）江西

　　闰四月大水，较前加四尺。稍退，五月复涨二尺，田庐崩没无算，五云阁被冲塌。水退继以疫。（清同治《万安县志》卷 20）

　　(2) 1485 年（明成化二十一年）福建

　　三月雨至夏闰四月，溪水涨溢，浮没官署、民舍，人多溺死，继以大疫。（民国《连江县志》卷 34）

　　闽县、侯官、怀安、古田、闽清、连江、罗源、永福、长乐县自三月雨至四月终不止，溪水泛溢入城，在上述诸县漂流，官私庐舍浸没，继复大疫，死者无算。（清乾隆《福州府志》卷 76）

　　(3) 1605 年（明万历三十三年）江西

　　五月，霪雨，南城崩，淹没田地十之六。夏六月，疫。（清同治《瑞昌县志》卷 10）

　　3. 旱涝－疫（略）

　　4. 寒－疫（略）

　　5. 热－疫（略）

　　6. 风－疫（略）

　　7. 大雨雹－疫（略）

　　8. 其他

　　405 年（晋安帝义熙元年）

　　十月，大疫，发赤斑乃愈。（《宋书·五行志》卷 34）

　　按：乙巳年与乙亥年大同小异，同在中运是燥金不及而岁火流行，异在司天之气巳位南而亥位北，南热而北寒，故乙巳年比乙亥年更多风热，旱－疫多。寒水来复多暴雨，水－疫多。时间多在夏季。疫区在东南。

（四十三）丙午

1. 旱－疫

(1) 1486 年（明成化二十二年）福建

春旱，五月大旱，禾稼不收，继复大疫。（清道光《罗源县志》卷30）

旱，大疫。（清乾隆《古田县志》卷 8、民国《连江县志》卷 34）

(2) 1786 年（清乾隆五十一年）江苏

春，大疫。秋，水。该县去年大旱自三月始，次年二月始雨。（民国《兴化县志》卷 15）

春，大疫，旱。（清光绪《句容县志》卷 20）

春，旱，至六月始雨。饥，疫。（清光绪《通州直隶州志》卷 16、清嘉庆《如皋县志》卷 24）

大饥，人相食。大疫，死者相枕于道。该县去年大旱。（清光绪《盐城县志》卷 17）

春，大饥，人相食。夏，大疫。秋，湖水泛滥。该县去年大旱。（民国《阜宁县新志》卷 20）

春，大饥，疫。米石五千，麦四千。该县去年春不雨，夏，大旱，河涸。（清光绪《武进阳湖县志》卷 30）

春，谷贵，斗粟千钱。大疫。是年麦禾皆稔。该县去年大旱，大饥。（民国《宿迁县志》卷 20）

(3) 1786 年（清乾隆五十一年）安徽

春仍旱，大饥而疫。（清嘉庆《无为州志》卷 36）

(4) 1786 年（清乾隆五十一年）江西

旱，大疫。次年，宁都州夏复大旱，疫。（清道光《宁都直隶州志》卷32）

(5) 1786年（清乾隆五十一年）山东

到夏天，源起于江苏的大疫传入山东沂州府的莒州、日照，"死者不可计数"。接着，曹州范县、东昌府莘县、青州府昌乐都出现了大疫。（《三千年疫情》）

2. 水－疫

(1) 1666年（清康熙五年）浙江

六月，大水。秋，大疫。秋旱，至明年夏四月十三日始雨。（民国《嵊县志》卷32）

绍兴府余姚大疫。（《三千年疫情》）

(2) 1786年（清乾隆五十一年）安徽

水，大疫。（清嘉庆《合肥县志》卷36）

3. 旱涝－疫

(1) 166年（汉延熹九年）湖南等

民多饥穷，又有水旱、疾疫之困，南州尤甚。（《后汉书·桓帝纪》）

(2) 1786年（清乾隆五十一年）江苏

春旱，夏六月始雨，大饥，疫。该县去年大旱。（清光绪《泰兴县志》卷26）

4. 寒－疫

1786年（清乾隆五十一年）江苏

夏，大疫。该县去年夏旱。九月，晦日，雪，寒甚。秋冬饥。（清道光《仪征县志》卷50）

5. 热－疫（略）

6. 风－疫

(1) 1846年（清道光二十六年）浙江

春夏大疫，无雨。七月十四日，飓风大雨兼旬为灾，坏永嘉义庙及公廨、民居。秋冬虐痢流行。（清光绪《永嘉县志》卷 38）

(2) 1846 年（清道光二十六年）

夏，暑风甚剧，时疫大作，俱兼喉痛，亡者接踵。（《冷庐医话》卷 3）

7. 大雨雹 – 疫（略）

8. 其他

(1) 166 年（汉桓帝延熹九年）

有水旱疾疫之困，南州尤甚（长沙、桂阳、零陵等郡）。（《后汉书·桓帝纪》卷 7）

(2) 1786 年（清乾隆五十一年）山东

山东莒州大疫，死者不可计数。（《三千年疫情》）

(3) 1726 年（清雍正四年）江苏

四月，江宁府上元县大疫。（《三千年疫情》）

(4) 1726 年（清雍正四年）河北

河间府献县疫。（《三千年疫情》）

(5) 1726 年（清雍正四年）山西

四月，平阳府曲沃大疫。

(6) 1726 年（清雍正四年）广东

大埔县大饥，值时疫，染者即殒命，民之流离丧亡者，莫可数计。

(7) 1786 年（清乾隆五十一年）河北

夏，河间府东光大疫。（《三千年疫情》）

(8) 1846 年（清道光二十六年）广西

桂平县大疫，疫情一直连续到次年。（《三千年疫情》）

按：丙午年与丙子年大同小异，同在中运寒水太过，异在司天午位南而子位北，子北寒而午南热，故丙午年的旱 – 疫更多、更重。比

疫病早知道

丙子年多了旱涝－疫、风－疫。疫区增加了南方湖广等地域。

（四十四）丁未

1. 旱－疫

1487年（明成化二十三年）福建

春旱无麦，秋旱无禾，民大疫。（民国《长乐县志》卷30）

2. 水－疫（略）

3. 旱涝－疫（略）

4. 寒－疫（略）

5. 热－疫（略）

6. 风－疫

1847年（清道光二十七年）浙江

秋，飓风为灾，大疫。（清光绪《永嘉县志》卷38）

7. 大雨雹－疫（略）

8. 其他

(1) 707年（唐中宗景龙一年）陕西、河南、河北、山东

夏，自京师至山东、河北疫死者千数。（《中国疫病史鉴》）

(2) 1127年（宋高宗建炎元年）河南

三月，汴京大疫，死者几半。（《中国疫病史鉴》）

(3) 1187年（宋孝宗淳熙十四年）浙江

春，都民禁旅大疫，浙西郡国疫。（《中国疫病史鉴》）

(4) 1727年（清雍正五年）广东

夏，潮州府揭阳、海阳大疫。至秋，澄海疫情更甚，死者无算。（《三千年疫情》）

(5) 1907年（清光绪三十三年）辽宁

夏，安东霍乱流行。（《三千年疫情》）

按： 丁未年与丁丑年大同小异，同在中运木运不及而燥气流行，异在司天未位西南而丑位东北，西南多湿热，东北多风寒。二之气其病温厉大行，故多春夏发生疫病。

（四十五）戊申

1. 旱 – 疫

1848 年（清道光二十八年）江西

夏，旱，秋，大疫，人多死亡。（清同治《乐平县志》卷 10）

2. 水 – 疫

1308 年（元武宗至大元年）浙江

水，饥，疫病大作，死者相枕藉。（清光绪《乌程县志》卷 27）

春，绍兴、庆元、台州疫病大作。（《中国疫病史鉴》）

3. 旱涝 – 疫（略）

4. 寒 – 疫（略）

5. 热 – 疫（略）

6. 风 – 疫（略）

7. 大雨雹 – 疫（略）

8. 其他

(1) 648 年（唐太宗贞观二十三年）

卿州大疫。（《唐书·五行志》卷 36）

(2) 1668 年（清康熙七年）河北

七月，顺德府内丘县大疫。（《三千年疫情》）

(3) 1728 年（清雍正六年）浙江

三月，衢州府常山出现疫情。（《三千年疫情》）

(4) 1728 年（清雍正六年）安徽

庐州府巢县疫。（《三千年疫情》）

（5）1728 年（清雍正六年）河北

正定府井陉、获鹿疫。夏，永平府山海卫大疫。（《三千年疫情》）

（6）1728 年（清雍正六年）山西

四月，太原、沁源疫。（《三千年疫情》）

（7）1728 年（清雍正六年）陕西

甘泉疫。（《三千年疫情》）

（8）1848 年（清道光二十八年）浙江

永嘉县大疫。（《三千年疫情》）

（9）1908 年（清光绪三十四年）辽宁

安东霍乱流行。（《三千年疫情》）

按：戊申年与戊寅年大同小异，同在中运岁火太过，异在司天申位西而寅位东，寅温而申凉，故本年的疫区西及陕西，北达辽宁。

（四十六）己酉

1. 旱－疫

1789 年（清乾隆五十四年）江西

大旱，大疫。（清同治《万安县志》卷 20、清光绪《泰和县志》卷 30）

2. 水－疫

（1）1849 年（清道光二十九年）上海

夏，大水，冬，大疫，民大饥。（民国《川沙县志》）

春，霪雨，自闰四月至六月。岁饥。秋，大疫。（清光绪《重修奉贤县志》）

夏四月，大雨历旬乃止，水骤涨丈余，田尽没水中，大为百年所未有。秋，大疫，民大饥。七月霪雨五十日。（清光绪《青浦县志》）

夏，大雨五十余日。秋冬，大疫，大饥。（民国《上海县志》）

(2) 1849 年（清道光二十九年）江西

五月，大水，较旧岁更甚三尺，舟行树梢。秋，疫大作。十月，水始消。（清同治《余干县志》卷 20）

(3) 1849 年（清道光二十九年）湖北

春夏阴雨过多，入夏后大雨兼旬而成水灾，之后沔阳出现大疫。（《三千年疫情》）

(4) 1849 年（清道光二十九年）湖南

湖南通省大疫，直到 1850 年的四月才平息下来，死者无算。这年春末至夏初，霪雨不止，城乡泛滥成灾，而引发疫病。沅陵等地疫情十分严重，一旦死者以数万计。（《三千年疫情》）

(5) 1909 年（清宣统元年）浙江

夏，多阴雨。秋，大疫。（民国《新登县志》卷 20）

湖州府属归安白喉流行。（《三千年疫情》）

3. 旱涝 – 疫

1849 年（清道光二十九年）上海

春，多雨。夏五月，连雨五十余日……然天霁始定，嗣是至重阳又连月不雨，水旱并灾，花谷无获，民大饥，疫复大作，饿殍载道。（清光绪《南汇县志》）

4. 寒 – 疫（略）

5. 热 – 疫（略）

6. 风 – 疫（略）

7. 大雨雹 – 疫（略）

8. 其他

(1) 49 年（汉建武二十五年）

武陵五溪大疫，人多死。（《后汉书·马援传》卷 54）

(2) 169 年（汉灵帝建宁二年）

疫气流行，死者众。（孙思邈《备急千金要方·伤寒》卷9）

(3) 529年（南北朝梁武帝中大通元年）

六月，都下疫甚。（《南史·梁本纪》卷7）

(4) 1009年（宋真宗大中祥符二年）河北

四月诏，赐河北避疫民众。（《中国疫病史鉴》）

(5) 1849年（清道光二十九年）湖北

沔阳大疫。（《三千年疫情》）

(6) 1849年（清道光二十九年）广西

归顺直隶州大疫，死者无数。（《三千年疫情》）

(7) 1849年（清道光二十九年）贵州

毕节大疫。大定疫。（《三千年疫情》）

按：己酉年与己卯年大同小异，同在中运湿土不及而多风，异在司天酉位西而卯位东，东温而西凉，卯春而酉秋，秋燥而春润。故本年增加了旱－疫、旱涝－疫。疫区以湖广一带为主。

（四十七）庚戌

1. 旱－疫

2. 水－疫

(1) 1850年（清道光三十年）安徽

夏，水，大疫。（清光绪《续修舒城县志》卷50）

饥疫，道殣相望。该县去年春大水，江潮倒灌，水没城垣，堞上行舟，经冬不落。（清光绪《庐江县志》卷16）

(2) 1850年（清道光三十年）江苏

句曲白喉流行。（《三千年疫情》）

(3) 1850年（清道光三十年）湖北、湖南

湖北地区江、汉、湖、河及湖南武陵等十余州县发生水灾，灾后疫病流行。(《三千年疫情》)

3. 旱涝 – 疫（略）

4. 寒 – 疫（略）

5. 热 – 疫（略）

6. 风 – 疫（略）

7. 大雨雹 – 疫（略）

8. 其他

(1) 50 年（汉建武二十六年）

郡国七，大疫。(《后汉书·五行志》卷 27)

(2) 1010 年（宋真宗大中祥符三年）陕西

三月，陕西民疫。(《中国疫病史鉴》)

(3) 1610 年（明万历三十八年）山西

山西中部重又发生疫情。太原府阳曲县大疫，"九月，太原府人家瘟疫大作，多生喉痹，一二日辄死，死者无数。即治疗得生者，俱发斑疮退皮，十家而八九，十人而六七，历正、二月犹不止，晋府瘟疫尤甚。十九日夜二更，晋王以瘟疫薨"。(明万历《山西通志》)

(4) 1790 年（清乾隆五十五年）湖北

八月，德安府云梦县大疫。

(5) 1790 年（清乾隆五十五年）甘肃

三月，镇番大疫。(《三千年疫情》)

(6) 1850 年（清道光三十年）江苏

句曲白喉疫。(《重刊经验喉科紫珍集》序)

(7) 1850 年（清道光三十年）广西

六月，三江县大疫，死人甚多。(《三千年疫情》)

(8) 1910 年（清宣统二年）东北三省

东北三省大鼠疫，死者多达六万多人。(《三千年疫情》)

(9) 1910 年（清宣统二年）贵州

镇宁南一区归场坝大疫，死者无算。(《三千年疫情》)

(10) 1910 年（清宣统二年）广东

海康县、大埔县鼠疫流行。(《三千年疫情》)

按：庚戌年与庚辰年大同小异，同在中运燥金太过，异在司天戌位西而辰为东，戌凉而辰温。疫区增加了东三省，而且向湖广一带转移。

（四十八）辛亥

1. 旱－疫

(1) 291 年（晋元康元年）甘肃

七月，雍州大旱，阴霜，疾疫。(《宋书·五行志》)

(2) 291 年（晋惠帝元康元年）陕西

雍州大疫。(《三千年疫情》)

(3) 1671 年（清康熙十年）浙江

五月不雨至九月乃雨，疫疠大作。(清嘉庆《武义县志》卷 12)

2. 水－疫

(1) 1671 年（清康熙十年）江苏

大水，疫。宿水淹没者不能播种，高田已种者被旱蝗。自后累年水灾不息。该县去年决口未塞，田庐仍没于水。(民国《宝应县志》卷 33)

(2) 1851 年（清咸丰元年）安徽

秋雨积旬，禾稼淹没，黄河水北溢，人疫死伤。(清光绪《萧县志》卷 18)

3. 旱涝－疫（略）

4. 寒－疫（略）

5. 热－疫（略）

1671 年（清康熙十年）江苏

夏，酷热，疫大作，人多暴死。旱，蝗，大饥。（清道光《仪征县志》卷 50）

6. 风－疫（略）

7. 大雨雹－疫

1851 年（清咸丰元年）山东

秋，大雨雹，瘟疫盛行，民死无算。（民国《阳信县志》卷 2）

8. 其他

(1) 171 年（汉灵帝建宁四年）

三月，大疫。（《后汉书·灵帝纪》卷 8）

(2) 411 年（晋安帝义熙七年）

春，大疫。（《宋书·五行志》卷 34）

(3) 891 年（唐明宗大顺二年）江苏

春，淮南疫，死者十三四。（《中国疫病史鉴》）

(4) 1131 年（宋高宗绍兴元年）浙江

六月，浙西大疫。（《中国疫病史鉴》）

(5) 1611 年（明万历三十九年）山西

沁州大疫，俗名黍谷症，挨门传染，为害甚重。（《三千年疫情》）

(6) 1851 年（清咸丰元年）广西

十月，永安（今广西蒙山县）发生疫病。（《三千年疫情》）

按：辛亥年与辛巳年大同小异，同在中运水运不及而湿土太过，异在亥位北而巳位南，北寒而南热。疫区在天门、地户两地带。

明万历年间山西发生瘟疫（鼠疫），第一次发生于万历七年至万历十六年，万历七年即庚辰年。第二次发生于万历三十八年至三十九年，万历三十八年即庚戌年。辰戌年其气为太阳寒水司天、太阴湿土在泉，寒湿为害，心火内郁而伤肺。庚年其运为金运太过，燥气流行，肝胆木受邪。所以病发淋巴及肺，而为腺鼠疫和肺鼠疫。万历十年传入河北。

（四十九）壬子

1. 旱－疫

(1) 1852年（清咸丰二年）浙江

夏，浙江大旱，自五月以后少雨，温州乐清县发生疫病。（《三千年疫情》）

(2) 1852年（清咸丰二年）江苏

江苏南部大旱，赤地千里，疫疠流行。（《三千年疫情》）

2. 水－疫

(1) 832年（唐太和六年）浙江

二月，太湖溢，大水，大疫。（清光绪《乌程县志》卷27）

(2) 1492年（明弘治五年）江苏

五月，大水，禾坏，民多流徙，大疫。该县去年正月至六月霪雨，不得稼。（清光绪《常昭合志稿》卷48）

春雨至五月，大水，太湖泛滥，田禾尽没，民多流徙，大疫。（民国《吴县志》卷80）

(3) 1492年（明弘治五年）浙江

五月，大水伤禾，是年大疫。（清光绪《重修嘉善县志》卷36）

(4) 1732年（清雍正十年）江苏

雍正九年（1731年，辛亥年）发生海啸，近海地区的居民大量流亡到昆山城内，城内人多为患，缺吃少穿，病死、饿死很多人，甚至来不及掩埋。到第二年，昆山城内发生大疫，至夏暑蒸尸气，触之成

病，死亡数万人。(《泅溪医案》)

(5) 1792 年（清乾隆五十七年）江西

大水，民多疫。第二年湖口县复大水，民多疫。(清同治《湖口县志》卷 10)

大水，民多疫。(清同治《德化县志》卷 54)

3. 旱涝 – 疫（略）

4. 寒 – 疫（略）

5. 热 – 疫

1612 年（明万历四十年）江苏

夏不炎蒸，入冬无雪，民大疫。(清光绪《昆新两县续修合志》卷 52)

6. 风 – 疫（略）

7. 大雨雹 – 疫（略）

8. 其他

(1) 292 年（晋惠帝元康二年）

十一月，大疫。(《宋书·五行志》卷 34)

(2) 592 年（隋文帝开皇十二年）陕西

长安疾疫。(《南史·徐孝光传》卷 62)

(3) 832 年（唐文宗太和六年）浙江

春，自剑南至浙西大疫。(《中国疫病史鉴》)

(4) 1792 年（清乾隆五十七年）云南

云南赵州大疫，鹤庆宾川大疫，这次大疫是从鼠类传播开始，然后再传给人。有腺鼠疫和肺鼠疫之分，这次鼠疫在云南传播范围很宽广，死者不计其数。(《三千年疫情》)

按：壬子年与壬午年大同小异，同在中运风木太过，异在子位北而午位南，子寒而午热。

157

（五十）癸丑

1. 旱 – 疫

1313 年（元仁宗皇庆二年）河北

京师以久旱，民多疾疫。

2. 水 – 疫

(1) 1793 年（清乾隆五十八年）浙江

正月至四月恒雨，秋冬大疫。（清光绪《重修嘉善县志》卷 36）

(2) 1853 年（清咸丰三年）江苏

春，疫，大饥。该县去年夏秋大雨水。（民国《安东县志》卷 8）

(3) 1853 年（清咸丰三年）浙江

夏六月十七日，浙江许多地区连降暴雨成灾，特别是温州地区受灾严重，次年上半年发生大疫。

3. 旱涝 – 疫（略）

4. 寒 – 疫（略）

5. 热 – 疫（略）

6. 风 – 疫（略）

7. 大雨雹 – 疫

1493 年（明弘治六年）安徽

春夏大雨水，大雹，四序皆灾，伤稼，民多殍疫，孳畜俱损。（清乾隆《望江县志》卷 8）

8. 其他

(1) 173 年（汉灵帝熹平二年）

正月，大疫。（《后汉书·灵帝纪》卷 8）

(2) 353 年（晋穆帝永和九年）

五月，大疫。（《宋书·五行志》卷 34）

(3) 653 年（唐高宗永徽四年）

天花，从西东流，遍于海中。（《肘后备急方》卷2）

(4) 953 年（后周太祖广顺元年）

疾疫，死者甚众。（《旧五代史·五行志》卷141）

(5) 1673 年（清康熙十二年）河北

保定府新城大疫。（《三千年疫情》）

(6) 1733 年（清雍正十一年）江苏

江苏太仓州镇泽大疫，死者无算。宝山县大疫。松江府上海县大疫，苏州府昆山大疫。（《三千年疫情》）

(7) 1793 年（清乾隆五十八年）浙江

嘉善大疫。（《三千年疫情》）

(8) 1793 年（清乾隆五十八年）河北

癸丑春夏间，北京大疫，余霖（字师愚）用大剂石膏见效。余霖并于1994年写成《疫疹一得》一书发行。吴瑭《温病条辨》即在此经验基础上写成。

(9) 1853 年（清咸丰三年）贵州

黎平大疫。（《三千年疫情》）

(10) 1853 年（清咸丰三年）广东

冬，兴宁县大疫。（《三千年疫情》）

按：癸丑年与癸未年大同小异，同在中运是岁火不及而寒气太过，异在司天丑位东北而未位西南。根据文献记载，两千年来癸丑年发生疫病的年份有173年、353年、653年、953年、1313年、1493年、1673年、1733年、1793年、1853年。1313年之前记载不全，173年至353年间隔180年，353年至653年及653年至953年都是间隔300年，953年至1313年间隔360年。1313年到1853年的540年，共有9个60甲子年周期，共发生了6次大疫，从1673年到1853年也是每隔

疫病早知道

60 年发生一次大疫，与癸未年疫病发生情况一致。

（五十一）甲寅

1. 旱 – 疫

1554 年（明嘉靖三十三年）江苏

大旱，疫。（清嘉庆《如皋县志》卷 24）

2. 水 – 疫

(1) 1614 年（明万历四十二年）山东

秋，莒州、费县大水，莒州大疫。（清乾隆《沂州府志》卷 15）

(2) 1674 年（清康熙十三年）江苏

正月戊寅，大雷电，恒雨害稼，疫气流行。（清光绪《清河县志》卷 26）

3. 旱涝 – 疫（略）

4. 寒 – 疫（略）

5. 热 – 疫（略）

6. 风 – 疫（略）

7. 大雨雹 – 疫（略）

8. 其他

(1) 234 年（三国魏明帝青龙二年）

二月，魏大疫。（《宋书·五行志》卷 34）

(2) 1434 年（明宣宗宣德九年）

十二月，疫疠死亡相继。（《中国疫病史鉴》）

(3) 1554 年（明世宗嘉靖三十三年）河北

都城内外大疫，死者塞道。（《中国疫病史鉴》）

(4) 1854 年（清咸丰四年）浙江

温州地区大疫。（《三千年疫情》）

(5) 1854 年（清咸丰四年）贵州

仁怀县季春至秋，瘟疫大作。(《三千年疫情》)

按：甲寅年与甲申年大同小异，同在中运都是湿土太过，异在司天寅位东而申位西。都以旱 - 疫、水 - 疫为主。

（五十二）乙卯

1. 旱 - 疫（略）

2. 水 - 疫

1195 年（宋宁宗庆元元年）浙江

九月，久雨，大疫。(清光绪《乌程县志》卷 27)

行都疫，临安大疫。(《中国疫病史鉴》)

3. 旱涝 - 疫（略）

4. 寒 - 疫（略）

5. 热 - 疫（略）

6. 风 - 疫（略）

7. 大雨雹 - 疫

1735 年（清雍正十三年）福建

宁德县六月雨雹如弹，禾尽僵。是岁歉，瘟疫大作。(清光绪《福宁府志》卷 44)

8. 其他

(1) 235 年（三国魏明帝青龙三年）

魏，京都大疫。(《宋书·五行志》卷 34)

(2) 655 年（唐高宗永徽六年）湖北

三月，楚州疫。(《中国疫病史鉴》)

(3) 1075 年（北宋神宗熙宁八年）两浙

南方地区大范围疫病流行，两浙地区尤其严重。沈括《梦溪笔谈·神奇》卷 20 说这次疫病，死者十之五六。

(4) 1195 年（南宋宁宗庆元元年）浙江

四月，首都临安大疫，死者殍尸街头，无钱安葬。太湖周围湖、常、秀三州自春天开始一直至初夏，疫疬大作，湖州尤其严重，当时有个村庄七百多户，死绝一大半。（《三千年疫情》）

(5) 1555 年（明嘉靖三十四年）福建

闽南盘陀岭，瘴气引发疟疾流行。

(6) 1795 年（清乾隆六十年）浙江

十二月，温州府瑞安县大疫。（《三千年疫情》）

(7) 1855 年（清咸丰五年）甘肃

夏，泾川疫疬大作。（《三千年疫情》）

秦州府清水大疫。（《三千年疫情》）

按：乙卯年与乙酉年大同小异，同在中运都是燥金不及而炎火流行，异在卯位东而温，酉位西而凉，故乙卯年的火气要比乙酉年偏胜，多有寒水来复，故有水 – 疫、大雨雹 – 疫。

（五十三）丙辰

1. 旱 – 疫

(1) 1856 年（清咸丰六年）安徽

夏，大旱，秋，大疫。自六月初十断雨，至七月二十八日始雨，枯苗复苏。八月下旬霜下降，籽粒无收。（民国《潜山县志》卷 30）

夏天，歙县出现旱情，至秋，白喉流行。（《三千年疫情》）

(2) 1856 年（清咸丰六年）湖北

咸宁大疫。（《三千年疫情》）

2. 水－疫

(1) 1556 年（明嘉靖三十五年）江西

夏四月大水三日，漂流民居过半，三日始退，越七日涨溢如前。五月，疫大作。是年饥。（清同治《雩都县志》卷 16）

(2) 1616 年（明万历四十四年）广东

五月初四夜，曲江、英德大水入郡城，深五六尺，舟行阛阓中，人民漂没，庐舍冲圮。城外十九城中十一水退，井泉腥秽，饮辄患痢，死者日以百计，岁大饥。（清同治《韶州府志》卷 11）

3. 旱涝－疫（略）

4. 寒－疫（略）

5. 热－疫（略）

6. 风－疫（略）

7. 大雨雹－疫（略）

8. 其他

(1) 296 年（晋惠帝元康六年）

关中大疫。（《晋书·惠帝纪》卷 4）

(2) 356 年（晋穆帝永和十二年）

时多疾疫。（《晋书·王彪之传》卷 76）

(3) 1856 年（清咸丰六年）陕西

咸宁（今西安）大疫。

按：丙辰年与丙戌年大同小异，同在中运寒水太过而心火内郁，异在辰位东而温，戌位西而凉，戌年火郁更甚。

（五十四）丁巳

1. 旱－疫

297 年（晋元康七年）陕西、甘肃

七月，秦、雍二州大旱，疾疫。（《晋书·五行志》）

2. 水－疫

1857 年（清咸丰七年）安徽

春，大雨四十日不止。五月，雨雹，大饥，疫，斗米千钱。自去秋至此，树皮、草根食尽，加以兵荒，人民颇多饥殍。（民国《潜山县志》卷 30）

3. 旱涝－疫（略）

4. 寒－疫

1677 年（清康熙十六年）浙江

元旦，雷电，继以大雪。三月，民疫，菜、豆、麦皆不登。六月，不雨。十月，霪雨。（清光绪《重修嘉善县志》卷 36）

5. 热－疫（略）

6. 风－疫（略）

7. 大雨雹－疫

1857 年（清咸丰七年）安徽

夏四月，雨雹，蝗蝻入城。五月，大疫，人死过半，白骨遍野。岁大饥，食树皮、野谷殆尽。（清同治《颍上县志》卷 12）

8. 其他

(1) 1197 年（宋宁宗庆元三年）江苏、浙江

三月，行都及淮、浙郡县疫。（《中国疫病史鉴》第）

(2) 1677 年（清康熙十六年）甘肃

甘肃宁州、宁化等五州县及庆阳卫疫。（《三千年疫情》）

(3) 1677 年（清康熙十六年）陕西

陕西商州大疫。（《三千年疫情》）

(4) 1797 年（清嘉庆二年）浙江

六月，宁波大疫。（《三千年疫情》）

(5) 1917 年绥远

绥远发现鼠疫，延至晋北。(《中国医学史简编》附录 21)

按：丁巳年与丁亥年大同小异，同在中运风木不及而燥气流行，异在巳位南而热，亥位北而寒，故巳年多寒水复气，寒－疫、大雨雹－疫生焉。

（五十五）戊午

1. 旱－疫（略）

2. 水－疫

1498 年（明弘治十一年）福建

大水，复大疫，死者甚众。(清乾隆《古田县志》卷 8)

3. 旱涝－疫（略）

4. 寒－疫（略）

5. 热－疫

1618 年（明万历四十六年）江西

秋，大暑，民病疫疬，死者相枕藉。冬，桃李实。(清同治《赣州府志》卷 78)

6. 风－疫（略）

7. 大雨雹－疫

1558 年（明嘉靖三十七年）福建

三月十二日，大雨雹，渐山石坠。自五月至十一月大荒，疫。(民国《同安县志》卷 42)

8. 其他

(1) 1078 年（宋元丰元年）

邕州疫疬。(《宋会要辑稿》)

(2) 1678 年（清康熙十六年）江苏

五月，松江府上海县大疫，六月传入青浦县。（《三千年疫情》）

(3) 1798 年（清嘉庆三年）山东

五月，济南府临邑大疫。（《三千年疫情》）

(4) 1858 年（清咸丰八年）云南

江川大疫，病饥饿死者，日从城上弃之，不计其数。（《三千年疫情》）

(5) 1858 年（清咸丰八年）广东

南海、顺德、连山、连县、潮阳、揭阳疫灾。（《三千年疫情》）

(6) 1858 年（清咸丰八年）福建

夏秋之交，建昌、宁化大疫。（《三千年疫情》）

按：戊午年与戊子年大同小异，同在中运岁火太过而燥金受邪，异在午位南而热，子位北而寒，戊子年是天符，戊午年是太乙天符，戊午年比戊子年更热，复气更强，故多热－疫、水－疫、大雨雹－疫。

（五十六）己未

1. 旱－疫

(1) 1559 年（明嘉靖三十八年）江苏

旱，民饥，大疫。（清光绪《盐城县志》卷 17）

(2) 1559 年（明嘉靖三十八年）福建

旱，大荒，大疫，死者二千人。（清光绪《福安县志》卷 38）

(3) 1679 年（清康熙十八年）江苏

旱，疫，大饥。（清光绪《常州府志》卷 68、清光绪《武进阳湖县志》卷 30）

(4) 1739 年（清乾隆四年）江苏

夏，大旱，疫。（清光绪《通州直隶州志》卷 16）

夏，大疫。该县去年秋大旱，河竭民饥。(清嘉庆《如皋县志》卷 24)

2. 水 – 疫

(1) 1199 年（宋庆元五年）

久雨，民疫。(《续资治通鉴》卷 155)

(2) 1619 年（明万历四十七年）江西

四月，大水，龙兴桥坏，城崩。秋冬疫。(清光绪《瑞金县志》卷 16、同治《兴国县志》卷 46)

(3) 1739 年（清乾隆四年）安徽

大水，民疫。(清乾隆《铜陵县志》卷 14)

(4) 1859 年（清咸丰九年）江苏

苏南出现大水灾，接着是大疫，无锡、吴县、常熟都有疫情。苏北扬州也发生疫情。(《三千年疫情》)

3. 旱涝 – 疫（略）

4. 寒 – 疫（略）

5. 热 – 疫（略）

6. 风 – 疫（略）

7. 大雨雹 – 疫

(1) 1859 年（清咸丰九年）江西

春正月十五，大雨雹。八月，大疫。(清同治《丰城县志》卷 28)

正月二十七日，雨雹，大如鸡卵，横三十里，纵二十里，民屋瓦损，鱼鸟皆伤。秋，大疫。(清同治《贵溪县志》卷 10)

(2) 1859 年（清咸丰九年）陕西

安康瘟疫。(《三千年疫情》)

8. 其他

(1) 119 年（汉安帝元初六年）浙江

四月，会稽大疫。(《后汉书·安帝纪》卷 5)

(2) 179 年（汉灵帝光和二年）

大疫。（《后汉书·灵帝纪》卷 8）

按：己未年与己丑年大同小异，同在中运都是湿土不及和太乙天符，异在未位西南而热，丑位东北而寒，故多了大雨雹 – 疫。

（五十七）庚申

1. 旱 – 疫

1860 年（清咸丰十年）山东

夏旱，峄县大疫。（《三千年疫情》）

2. 水 – 疫

(1)1680 年（清康熙十九年）江苏

水，江宁府溧水县大疫。（清光绪《溧水县志》卷 22）

(2) 1860 年（清咸丰十年）浙江

浙北大雨，嘉兴、湖州两府大疫，死者无数，并与苏南疫区连成一片。（《三千年疫情》）

3. 旱涝 – 疫

1680 年（清康熙十九年）江苏

大水浸及惠山之麓，田尽淹，民庐多坏，舟行数百里不循故道，一帆可达。民荐饥，自是年及二十年旱涝之后，疫疠大作，民间尽室闭门，相枕而死，村落为空。（清乾隆《无锡县志》卷 42）

4. 寒 – 疫（略）

5. 热 – 疫

1320 年（元延祐七年）河北、安徽

六月，京师天气闷热，疫病流行。而安徽祁门夏天大旱，民多疠。（《三千年疫情》）

6. 风 – 疫（略）

7. 大雨雹－疫（略）

8. 其他

(1) 300 年（晋惠帝永康元年）

秦、雍二州疾疫。（《宋书·五行志》卷 34）

(2) 840 年（唐文宗开成五年）福建

夏，福建台明四州疫。（《中国疫病史鉴》）

(3) 1860 年（清咸丰十年）山东

峄山瘟疫大作。（《三千年疫情》）

(4) 1860 年（清咸丰十年）浙江

湖州、嘉兴大疫。（《三千年疫情》）

(5) 1860 年（清咸丰十年）江苏

六、七、八月，无锡大疫，疫气盛行，死亡相藉。（《三千年疫情》）

按：庚申年与庚寅年大同小异，同在中运都是燥金太过，异在申位西金而凉，寅位东木而温。

（五十八）辛酉

1. 旱－疫

(1) 1501—1503 年（明弘治十四年至十六年）江苏

从十四年春至十六年秋，大旱，疫。（清嘉靖《如皋县志》卷 24）

扬州十四年春至十六年秋大旱，疫。（清乾隆《江都县志》卷 32）

(2) 1501 年（明孝宗弘治十四年）江西

十一月，江西赣州府……各县多瘴疠，人有朝病暮死者。（《中国疫病史鉴》）

(3) 1681 年（清康熙二十年）江西

秋，旱，疫。（民国《万载县志》卷 12）

169

(4) 1861 年（清咸丰十一年）山东

从春天开始，山东大旱而疫病发作，如滕县疫大作，损口不胜计。莱阳县疫疡大作，死亡殆半。(《三千年疫情》)

2. 水－疫

(1) 1561 年（明嘉靖四十年）江苏

大水，高底尽没，城郭、公署倾倒几半，疫疠夭折交并，水至明年二月始退。(民国《吴县志》卷 80)

(2) 1681 年（清康熙二十年）江苏

大疫。该县去年六月大雨积旬，平地水高数尺，漂没庐舍，人民死者不可胜计。(清光绪《江阴县志》卷 30)

3. 旱涝－疫

1861 年（清咸丰十一年）安徽

这年安徽水旱灾害不断，并发生了疫病。(《三千年疫情》)

4. 寒－疫

1861 年（清咸丰十一年）安徽

冬，大雪，平地数尺，雨冰雹，严寒，斗米千钱，饥，疫。(清光绪《庐江县志》卷 16)

5. 热－疫（略）

6. 风－疫（略）

7. 大雨雹－疫

1681 年（清康熙二十年）安徽

正月，雷电雨雹。五月，疫。(民国《宿松县志》卷 56)

8. 其他

(1) 1321 年（元英宗至治元年）河北

京师疫。(《中国疫病史鉴》)

（2）1681 年（清康熙二十年）河北

定州曲阳大疫。（《三千年疫情》）

（3）1861 年（清咸丰十一年）山东

滕县、莱阳、即墨、黄县大疫，死亡殆半。（《三千年疫情》）

（4）1861 年（清咸丰十一年）云南

滕越时疫流行。（《二千年疫情》）

（5）1861 年（清咸丰十一年）贵州

普安厅大疫，死骸遍野。毕节大疫。（《三千年疫情》）

按：辛酉年与辛卯年大同小异，同在中运是寒水不及和阳明司天，异在酉位西而凉，卯位东而温。

（五十九）壬戌

1. 旱 – 疫

（1）2 年（汉平帝元始二年）山东

夏天，北方地区出现大面积干旱，山东蝗灾，青州郡疫病流行，所谓"郡国大旱，蝗，民流亡"，死者无算。（《汉书·平帝纪》卷 12）

（2）1862 年（清同治元年）江苏

这年夏天，苏南连续干旱，六七月间，疫病开始流行。《漏网喁鱼集》在六月二十七日条下记载了当时的疫情："时疫流行，名子午痧，朝发夕死。上海极重，渐延太（仓）境，吾方（常熟）间也有之。"常熟人龚又村在其《自怡日记》中记述了常熟的疫情："夏秋以来，无家不病，病必数人，数人中必有一二莫救者。"一个月后又写道："知今秋无家不病，素衣盈途，与咸丰五年相仿。"（咸丰五年是 1855 年，阴历乙卯年，该年秋天常熟大疫，死亡相继）时隔七年，常熟再次大疫。吴江城、松江城、南京都有疫情。（《三千年疫情》）

2. 水－疫

(1) 1562 年（明嘉靖四十一年）江苏

大水，民饥，疫。（清光绪《常昭合志稿》卷 48）

(2) 1742 年（清乾隆七年）安徽

江潮大涨，民多疫。（清光绪《续修庐州府志》卷 100）

(3) 1862 年（清同治元年）山东

大雨水。六、七月间大疫。（清光绪《宁津县志》卷 11）

3. 旱涝－疫

1862 年（清同治元年）浙江

五月浙北地区已亢旱月余，但到六月，大雨不绝，水淹成灾。至七月，疫病大作，处州死者累累。（《三千年疫情》）

4. 寒－疫

(1) 1862 年（清同治元年）上海

春正月，三日木冰。是年大疫。（清光绪《重修奉贤县志》）

(2) 1862 年（清同治元年）浙江

正月，大寒，人多冻死。夏，大疫。秋，米腾贵，斗米千钱。（清光绪《重修嘉善县志》卷 36）

绍兴、嘉兴、海手、处州大疫，死者无数。（《三千年疫情》）

(3) 1862 年（清同治元年）江西

春正月，大雪，沍寒，河冰合，通人行，樟树皆枯。秋，大疫，死者数千人。（清同治《安义县志》卷 16）

(4) 1862 年（清同治元年）江苏

苏南疫病流行，常熟、太仓间流行子午痧，吴江、上海间流行吊脚痧。松江、南京都有大疫。（《三千年疫情》）

5. 热－疫（略）

6. 风－疫（略）

7. 大雨雹 – 疫（略）

8. 其他

(1) 182 年（汉灵帝光和五年）

二月，大疫。（《后汉书·五行志》卷 27）

(2) 242 年（三国魏齐王正始三年）

吴，大疫。（《三国会要》卷 5）

(3) 1202 年（金章宗泰和二年）河南

四月，中原地区疫病流行，初觉憎寒，壮热体重，次传头面，肿盛不可开，上喘咽喉不利，舌干口燥，当时俗称为大头伤寒、大头天行。现代医史学者如李涛等人认为，实际上是鼠疫（《金元时代的医学》）

(4) 1322 年（元英宗至治二年）甘肃

岷州时疫。二月甲子，恩州水，民饥疫。（《中国疫病史鉴》）

(5) 1682 年（清康熙二十一年）山西

太原府榆次疫。（《三千年疫情》）

(6) 1862 年（清同治元年）陕西

七月，华州疫。（《三千年疫情》）

(7) 1862 年（清同治元年）河南

正阳县自三月大疫，持续时间长达四月之久，直到七月疫情才减少。（《三千年疫情》）

(8) 1862 年（清同治元年）河北

京师大疫。涿州、天津、通州流行转筋痧（霍乱），死者不计其数。保定府望都、蠡县都有疫情。四月已严重。夏秋间，静海、清苑、滦州、宁津、曲阳、东光、临榆、抚宁都见大疫。（《三千年疫情》）

(9) 1862 年（清同治元年）山东

东平、日照、莘县、临朐大疫。登州府属大疫，死者无算。（《三千

年疫情》）

（10）1862 年（清同治元年）湖北

江陵大疫。（《三千年疫情》）

（11）1862 年（清同治元年）安徽

夏季以后，安徽境内大疫，尤其是宁国地区，非常严重，金陵次之，徽州、衢州次之，暑疫大作，军民死亡相继，道殣相望。（《三千年疫情》）

（12）1862 年（清同治元年）云南

五月，永昌府大疫，尸骸遍地。（《三千年疫情》）

（13）1862 年（清同治元年）贵州

天柱县大疫，十死八九。

（14）1862 年（清同治元年）陕西

华州大疫。（《三千年疫情》）

按：壬戌年与壬辰年大同小异，同在中运风木太过和太阳寒水司天，异在戌位西而凉，辰位东而温。

宋正海等所著《中国古代自然灾异动态分析》说，据已知文献显示，1862 年发生了中国历史上疫病范围最广的大疫，涉及浙江、江苏（当时上海属江苏）、安徽、江西、湖北、山东、河北、河南、辽宁、云南、贵州、陕西等省市。而且，在山东（鲁东登州、鲁北宁津、鲁西东平、鲁中临朐、鲁东南日照）和辽宁（辽北开原、辽南盖平、辽中辽阳）是全境发生。这是目前所知道的发生地域范围最大的大疫。这次大疫不仅地域最广，还是目前所知被记录最多的一次大疫，共有 9 种不同史籍记载，包括：史书，如《清史稿》；地方志，如《宁国县志》《安义县志》《宁津县志》《霸县新志》《开原县志》《盖平县志》《辽阳县志》；医书，如《随息居重订霍乱论》。再者，这次大疫的烈度也相当大，9 处记录中 2 处为"死者无算"，2 处为"死者日以千

计，道殣想望""全境死亡枕藉，无人掩埋"。(《中国古代自然灾异动态分析》)

（六十）癸亥

1. 旱－疫

(1) 1503 年（明弘治十六年）江苏

旱，疫。（清道光《泰州志》卷 36）

夏秋大旱，疫。（清光绪《泰兴县志》卷 26）

(2) 1863 年（清同治二年）浙江

夏，旱，大疫。冬，除夕雷。（清光绪《诸暨县志》卷 60）

2. 水－疫

(1) 1683 年（清康熙二十二年）浙江

春雨连绵至八十日，小麦全枯。夏，瘟疫流行。（清嘉庆《山阴县志》卷 30）

(2) 1863 年（清同治二年）安徽

含山县春大疫。该县去年大水。（清光绪《重修安徽通志》卷 350）

3. 旱涝－疫（略）

4. 寒－疫（略）

5. 热－疫（略）

6. 风－疫（略）

7. 大雨雹－疫（略）

8. 其他

(1) 1963 年（宋太祖乾德元年）

潮南疫。（《中国疫病史鉴》）

(2) 1683 年（清康熙二十二年）湖北

襄阳府宜城大疫。（《三千年疫情》）

（3）1743 年（清乾隆七年）安徽

庐州府无为大疫。（《三千年疫情》）

（4）1863 年（清同治二年）江苏

上海大疫，死人二万多。吴江、常熟大疫。（《三千年疫情》）

（5）1863 年（清同治二年）湖南

嘉禾、永绥大疫。（《三千年疫情》）

（6）1863 年（清同治二年）陕西

汉中府、潼关、蓝田、三原等地大疫，半死刀兵，半死疫疠。

（《三千年疫情》）

（7）1863 年（清同治二年）甘肃

六月，皋兰县瘟疫大行。（《三千年疫情》）

按：癸亥年与癸巳年大同小异，同在中运都是岁火不及和厥阴司天，异在亥位北而寒，巳位南而热。

二、两千年疫情汇析

（一）中国历史大疫系列表

我们主要研究五运六气与疫病的关系，而五运六气用的是 60 甲子纪年历，故我们所列表 3-1 要以 60 甲子周期为主，其中只列疫病发生的年次序列。从公元 4 年的甲子年开始，到 1803 年癸亥年结束，共有 30 个 60 甲子年周期，足以说明问题。

我们将表 3-1 分成了 30 个 60 甲子周期，可以看出每个周期内所发生的年频次是不同的，现列表 3-2 说明于下。

表 3-1　中国历史气候致大疫系列表

周期	干支年	公元年	周期	干支年及序列	公元年	周期	干支年及序列	公元年
1	辛未 8	11	5	壬子 49	292	13	戊戌 35	758
	丙子 13	16		丙辰 53	296		壬寅 39	762
	乙酉 22	25		丁巳 54	297		癸卯 40	763
	丁酉 34	37		庚申 57	300	14	己巳 6	789
	戊戌 35	38	6	壬申 9	312		庚午 7	790
	己酉 46	49		壬午 19	322		丙戌 23	806
	庚戌 47	50		癸丑 50	353		壬子 49	832
2	壬辰 29	92		丙辰 53	356		庚申 57	840
	己未 56	119	7	己巳 6	369	15	乙亥 12	855
3	甲子 1	124		乙亥 12	375		己丑 26	869
	乙丑 2	125		丙子 13	376		庚子 37	880
	丙寅 3	126		丁酉 34	397		辛亥 48	891
	辛卯 28	151		乙巳 42	4055	16	癸丑 50	953
	辛丑 38	161		辛亥 48	411		癸亥 60	963
	丙午 43	166	8	丁卯 4	427	17	壬辰 29	992
	己酉 46	169		丁亥 24	447		甲午 31	994
	辛亥 48	171		辛卯 28	451		丙申 33	996
	癸丑 50	173		丁酉 34	457		庚子 37	1000
	己未 56	179		庚子 37	560		癸卯 40	1003
	壬戌 59	182	9	庚寅 27	510		己酉 46	1009
4	乙丑 2	185		己酉 46	529		庚戌 47	1010
	丙子 13	196	10	丁卯 4	547	18	丁卯 4	1027
	戊子 25	208		戊辰 5	548		癸酉 10	1033
	乙未 32	215		壬子 49	592		戊子 25	1048
	丁酉 34	217	11	壬申 9	612		己丑 26	1049
	己亥 36	219		丙申 33	636		辛卯 28	1051
	癸卯 40	223		辛丑 38	641		甲午 31	1054
	甲寅 51	234		壬寅 39	642		庚子 37	1060
	乙卯 52	235		癸卯 40	643		乙卯 52	1075
	壬戌 59	242		甲辰 41	644		戊午 55	1078
5	癸酉 10	253		戊申 45	648	19	己巳 6	1089
	乙亥 12	255		癸丑 50	653		庚午 7	1090
	己丑 26	269		乙卯 52	655		甲戌 11	1094
	癸巳 30	273	12	壬午 19	682		己丑 26	1109
	甲午 31	274		丁亥 24	687		癸巳 30	1113
	乙未 32	275		丁未 44	707		丁未 44	1127
	壬寅 39	282					辛亥 48	1131
	辛亥 48	291						

（续表）

周期	干支年	公元年	周期	干支年及序列	公元年	周期	干支年及序列	公元年
20	戊辰 5	1148	23	己亥 36	1359	26	己卯 16	1519
	甲申 21	1164		庚子 37	1360		辛巳 18	1521
	乙酉 22	1165	24	戊子 25	1408		壬午 19	1522
	庚寅 27	1170		庚寅 27	1410		癸未 20	1523
	壬辰 29	1172		辛卯 28	1411		甲申 21	1524
	辛丑 38	1181		癸巳 30	1413		乙酉 22	1525
	甲辰 41	1184		甲午 31	1414		庚寅 27	1530
	丁未 44	1187		甲寅 51	1434		甲午 31	1534
	乙卯 52	1195	25	甲子 1	1444		戊戌 35	1538
	丁巳 54	1197		癸酉 10	1453		己亥 36	1539
	己未 56	1199		乙亥 12	1455		庚子 37	1540
	壬戌 59	1202		丙子 13	1456		辛丑 38	1541
21	丙寅 3	1206		丁丑 14	1457		壬寅 39	1542
	戊辰 5	1208		辛巳 18	1461		癸卯 40	1543
	癸酉 10	1213		庚寅 27	1470		甲辰 41	1544
	壬午 19	1222		辛卯 28	1471		乙巳 42	1545
	癸未 20	1223		乙未 32	1475		甲寅 51	1554
	壬辰 29	1232		丁酉 34	1477		乙卯 52	1555
22	丙寅 3	1266		辛丑 38	1481		丙辰 53	1556
	戊寅 15	278		壬寅 39	1482		戊午 55	1558
	丁酉 34	1297		乙巳 42	1485		己未 56	1559
	戊申 45	1308		丙午 43	1486		辛酉 58	1561
	癸丑 50	1313		丁未 44	1487		壬戌 59	1562
	庚申 57	1320		壬子 49	1492	27	乙丑 2	1565
	辛酉 58	1321		癸丑 50	1493		丁丑 14	1577
	壬戌 59	1322		戊午 55	1498		己卯 16	1579
23	乙丑 2	1325		辛酉 58	1501		庚辰 17	1580
	己巳 6	1329		癸亥 60	1503		壬午 19	1582
	庚午 7	1330	26	甲子 1	1504		癸未 20	1583
	甲戌 11	1334		己巳 6	1509		甲申 21	1584
	甲申 21	1344		丁卯 4	1507		乙酉 22	1585
	乙酉 22	1345		戊辰 5	1508		丙戌 23	1586
	壬辰 29	1352		庚午 7	1510		丁亥 24	1587
	癸巳 30	1353		辛未 8	1511		戊子 25	1588
	甲午 31	1354		壬申 9	1512		己丑 26	1589
	丙申 33	1356		癸酉 10	1513		庚寅 27	1590
	丁酉 34	1357		丁丑 14	1517		癸巳 30	1593
	戊戌 35	1358		戊寅 15	1518		甲午 31	1594
							辛丑 38	1601

（续表）

周期	干支年	公元年	周期	干支年及序列	公元年	周期	干支年及序列	公元年
27	壬寅 39	1602	28	己未 56	1679	30	乙丑 2	1745
	癸卯 40	1603		庚申 57	1680		丁卯 4	1747
	乙巳 42	1605		辛酉 58	1681		戊辰 5	1748
	庚戌 47	1610		壬戌 59	1682		己巳 6	1749
	辛亥 48	1611		癸亥 60	1683		癸酉 10	1753
	甲寅 51	1614	29	戊辰 5	1688		乙亥 12	1755
	丙辰 53	1616		庚午 7	1690		丙子 13	1756
	戊午 55	1618		辛未 8	1691		丁丑 14	1757
	己未 56	1619		壬申 9	1692		己卯 16	1759
28	丙寅 3	1626		癸酉 10	1693		庚辰 17	1760
	壬申 9	1632		甲戌 11	1694		癸未 20	1763
	癸酉 10	1633		丁丑 14	1697		甲申 21	1764
	乙亥 12	1635		戊寅 15	1698		丁亥 24	1767
	丙子 13	1636		壬午 19	1702		戊子 25	1768
	丁丑 14	1637		癸未 20	1703		庚寅 27	1770
	戊寅 15	1638		甲申 21	1704		辛卯 28	1771
	庚辰 17	1640		丙戌 23	1706		乙未 32	1775
	辛巳 18	1641		丁亥 24	1707		壬寅 39	1782
	壬午 19	1642		戊子 25	1708		癸卯 40	1783
	癸未 20	1643		己丑 26	1709		乙巳 42	1785
	甲申 21	1644		庚寅 27	1710		丙午 43	1786
	丙戌 23	1646		癸巳 30	1713		己酉 46	1789
	丁亥 24	1647		甲午 31	1714		庚戌 47	1790
	戊子 25	1648		丁酉 34	1717		壬子 49	1792
	辛卯 28	1651		戊戌 35	1718		癸丑 50	1793
	壬辰 29	1652		辛丑 38	1721		乙卯 52	1795
	乙未 32	1652		壬寅 39	1722		丁巳 54	1797
	戊戌 35	1658		癸卯 40	1723		戊午 55	1798
	壬寅 39	1662		甲辰 41	1724			
	癸卯 40	1663		丙午 43	1726			
	乙巳 42	1665		丁未 44	1727			
	丙午 43	1666		戊申 45	1728			
	戊申 45	1668		壬子 49	1732			
	辛亥 48	1671		癸丑 50	1733			
	癸丑 50	1673		乙卯 52	1735			
	甲寅 51	1674		己未 56	1739			
	丁巳 54	1677		壬戌 59	1742			
	戊午 55	1678		癸亥 60	1743			

表 3-2　60 甲子周期年频次表

甲子周期	年频次	甲子周期	年频次	甲子周期	年频次
1	7	11	9	21	6
2	2	12	3	22	8
3	11	13	3	23	14
4	10	14	5	24	6
5	12	15	4	25	20
6	4	16	2	26	33
7	6	17	7	27	25
8	5	18	9	28	34
9	2	19	7	29	33
10	3	20	12	30	28

30 个周期共有 330 年。为什么每个周期疫病发生的年频次不同呢？我们认为可能与 9 大行星、彗星及太阳系在银河系中的位置有关。现根据表 3-2 可作图 3-1。

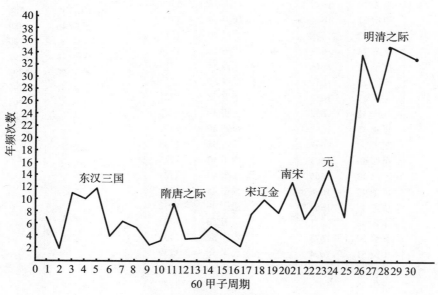

图 3-1　60 甲子周期年频次

由图 3-1 可以看出，第一个疫病群发期在东汉时代（三国属东汉时代），第二个疫病群发期在隋唐之际，第三个疫病群发期在南北宋时代，第四个疫病群发期在元朝，第五个疫病群发期在明朝，第七个疫病群发期在明清之际。

（二）疫病发生年频次与干支纪年情况

我们根据上一节中国历史上疫病发生的情况，按干支纪年法统计疫病发生的频次（表 3-3），从中可以看出，疫病发生较多的年份为：11 次的是壬寅、癸卯、甲午，10 次的是己丑、壬午、癸未、癸丑。天干癸运火不及 3 次占 42.857%、壬运太过 2 次占 28.57%、甲运太过 1 次、己运不及 1 次，甲己为土运；地支丑 2 次、午 2 次、未 1 次、寅 1 次、卯 1 次，丑未为太阴湿土年 3 次占 42.857%，午为少阴君火 2 次占 28.57%，寅为少阳相火，卯为阳明燥金。癸运年火不及则寒水偏胜，太阴湿土年湿气偏胜，甲己土运也为湿土年，而壬运太过则克脾土，也是湿土为病，说明这 4 年都与太阴湿土有关，可知寒湿偏胜火气内郁年最易发生疫病流行，这与《黄帝内经》论述疫病发生的病因相一致。壬午和壬寅年风火偏胜，一则民病寒中，二则寒水来复，三则木克土而与湿土病有关，也是寒湿为病。既有寒，还必须有六气中的湿土，这样旱 – 疫、寒 – 疫、水 – 疫、旱涝 – 疫、风 – 疫都可发生。

表 3-3　60 甲子纪年与疫病发生频次情况

频　次	干　支　年
3	己亥
4	甲子
5	辛未（同岁会）、甲戌（同天符、岁会）、庚辰、辛巳、乙酉（太乙天符、岁会）、丙申、丙辰（天符）、庚申、辛酉、癸亥（同岁会）

（续表）

频 次	干支年
6	己卯、丁巳（天符）、乙丑、丙寅、庚午（同天符）、丙戌（天符）、甲辰（同天符、岁会）、乙巳、戊申（天符）、庚戌
7	戊寅（天符）、丁卯（岁会）、己巳、乙亥、丙午、丁未、己酉、甲寅
8	丙子（岁会）、丁丑、壬申（同天符）、甲申、癸酉（同岁会）、癸巳（同岁会）、丁亥（天符）、壬辰、乙未、戊戌、庚子（同天符）、辛亥、戊午（太乙天符、岁会）、己未（太乙天符、岁会）
9	戊子（天符）、庚寅、辛卯、丁酉、辛丑（同岁会）、壬子、乙卯（天符）、壬戌
10	己丑（太乙天符、岁会）、壬午、癸未、癸丑
11	壬寅（同天符）、癸卯（同岁会）、甲午

我们从张年顺先生《近1200年疫病流行与干支纪年的相关性研究》一文中也可以看到这一特点，张先生根据郭霭春《中国医史年表》对疫病流行的记载，选取从公元766—1966年1200年间记载的疫病流行情况，统计出疫病发生频次与干支纪年情况，见表3-4。

表3-4 疫病发生频次与干支纪年情况

频 次	干支年
1	甲寅
2	甲子、乙亥、戊戌、己亥、辛丑、甲辰、乙巳
3	乙丑、丁卯、戊辰、庚午、戊寅、己卯、庚辰、辛巳、庚子、丁未、戊申、己酉、庚戌、己未
4	丙寅、壬申、甲戌、丁亥、辛卯、丁酉、丙午、丙辰、丁巳
5	己巳、壬午、乙酉、戊子、乙未、丙申、壬寅、癸卯、乙卯、庚申、癸亥
6	辛未、癸酉、丙子、丁丑、癸未、甲申、丙戌、癸巳、甲午、辛亥、壬子、戊午、辛酉
7	壬辰、癸丑、壬戌
8	己丑、庚寅

请看，表3-4中疫病发生较多的年份为：8次的有己丑、庚寅，7次的有壬辰、壬戌、癸丑。中运壬木太过而克湿土，中运癸火不及而寒气偏胜，中运己年湿土不及，中运庚年气候清凉。辰戌年太阳寒水司天占两年，丑年太阴湿土司天占两年，两者达80%，也显示出寒湿偏胜年最易发生疫病的特点。《黄帝内经》中这一规律应引起我们的重视。

五运六气理论推演说理的核心工具是干支纪年，五运六气学说赋予了干支诸多内涵，已不是单纯的天干和地支了。如运气学说中的五行就有两套：一是甲己土、乙庚金、丙辛水、丁壬木、戊癸火的五行，即经天五气之五行，我称之为天道五行；二是甲乙木、丙丁火、戊己土、庚辛金、壬癸水的五行，即五方位之五行，我称之为地道五行。这两套五行，在运气同化理论中都要用到。所谓运气同化，指中运与司天之气、在泉之气及岁支之气的五行属性相同，包括天符、岁会、太乙天符、同天符、同岁会五种情况。天符年指中运天干的五行属性（天道五行）和司天地支的五行属性（地道五行）相同，岁会年指中运天干的五行属性（天道五行）和在泉地支的五行属性（地道五行）相同，太乙天符年指天符和岁会俱全，同天符指中运阳干的五行属性（天道五行）和在泉地支的五行属性（地道五行）相同，同岁会指中运阴干的五行属性（天道五行）和在泉地支的五行属性（地道五行）相同。还有诸多层次的阴阳含义，以及胜复、郁发等内容。正是赋予了干支这诸多的内涵，五运六气学说才取其为工具来推测气候变化，再由气候变化推演疾病的发生，怎能说干支纪年与疾病流行没有关系呢？那种似是而非的论说，其实是没有真正理解五运六气理论的真髓。五运六气学说抛弃了干支纪年，就失去了推演预测的工具，则失去了灵魂，五运六气学说何在？有人还说，干支纪年不能预测异常气候，是这样吗？不是的。干支纪年，不仅能预测正常气候，还能预测异常气候，

疫病早知道

这要看你是否懂其理。如丙戌年，中运是寒水太过，司天之气也是太阳寒水，在泉之气是太阴湿土，该年气候寒冷，气温偏低，当是正常天气；可是该年寒气太过，火气必然内郁，郁极而发，必有高温干旱及暴雨等异常气候。文献记载，1586丙戌年（明万历十四年）"汴梁大旱且疫，诸门出死亦且数万，即宗室男妇死几百万"（《谷山笔麈》卷15）。1886丙戌年（清光绪十二年）江苏夏，旱。九月，大风暴起。冬，人疫，牛瘟。（民国《沛县民国修志》卷16）。再如戊午年，中运是火气太过，司天之气又是少阴君火，该年天气必然炎热，当是正常气候，可是该年火气太胜，火克其金，寒水来复，必有暴雨冰雹低气温天气出现。文献记载，1498戊午年（明弘治十一年）福建大水，复大疫，死者甚众。（清乾隆《古田县志》卷8）。1558戊午年（明嘉靖三十七年）福建三月十二日，大雨雹，渐山石坠。自五月至十一月大荒，疫。（民国《同安县志》卷42）

如何看待干支纪年和疾病的关系呢，我认为北宋大科学家沈括在《梦溪笔谈·象数》中的一段话是很有启迪作用的。

医家有五运六气之术，大则候天地之变，寒暑风雨，水旱螟蝗，率皆有法；小则人之众疾，亦随气运盛衰。今人不知所用，而胶于定法，故其术皆不验。假令厥阴用事，其气多风，民病湿泄，其普天之下皆多风，普天之下皆病湿泄耶？欲无不谬，不可得也。大凡物理有常有变，运气所主者，常也，异夫所主者变也。常则为本气，变则无所不至，而各有所占。故其候有从、逆、淫、郁、胜、复、太过、不足之变，其发皆不同。若厥阴用事多风，而草木荣茂，是之谓从；天气明洁，燥而无风，此之谓逆；太虚埃昏，流水不冰，此之谓淫；大风折木，云物浊扰，此之谓郁；山泽焦枯，草木凋落，此之谓胜；大暑燔燎，螟蝗为灾，此之谓复；山崩地震，埃昏时作，此之谓太过；阴雨无时，重云昼昏此之谓不足。随其所变，疫疠应之，皆视当时当处之候，随数里之间，但气候不同而所应全异，岂可胶于一定？熙宁中，京师久旱，祈祷备至，连日重阴，人谓必雨，一日骤晴，炎日赫然，予时有事入对，上问雨期，予对曰：雨候已见，期在明日。众以谓频日晦暗，尚且不雨，如此旸燥，岂复有望？次日果大雨。是时湿土用事，连日阴者，从气已效，但为厥阴所胜，未能成雨，后日骤晴，燥金入候，厥阴当折，则太阴得伸，明日运气皆顺，以是知其必雨，此亦当处所占也。若它出候别，所占亦异。其造微之妙，间不容发，推此而求，自臻至理。(《梦溪笔谈·象数》)

所谓"胶于定法"，就是只看到了干支纪年的表面意思，没有看到干支内含的"从、逆、淫、郁、胜、复、太过、不足之变，其发皆不同"，故认为"其术皆不验"。只有懂得"当时当处之候，随数里之间，但气候不同而所应全异"三因制宜，才能知道"随其所变，疫疠应之"的道理。

现将表 3-3 中每个甲子年发生的疫病频次绘成图 3-2。

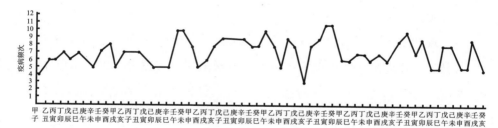

图 3-2　每个甲子年发生的疫病频次

由图 3-2 可以看出，疫病发生频次较多的年份为壬、癸年，有壬申、癸酉、壬午、癸未、壬辰、癸巳、壬寅、癸卯、壬子、癸丑、壬戌、癸亥，特别是壬午、癸未、壬寅、癸卯、壬子、癸丑 6 年，而且在子、丑、寅、卯及午、未两个时间段。从一年中月节律看，子、丑、寅、卯在冬春之交，午、未在暑夏之际，都是多发病的时候，应引起医务工作者的重视。

（三）中国历史大疫与气候关系的分析

《黄帝内经》论疫病多源于五运六气学说，但五运六气理论是通过推测气候变化来论述疾病发生的。所以，一要明白五运六气与气候变化的关系，二要明白五运六气与疾病的关系，然后再说疾病与气候变化的关系。

1. 五运六气与气候变化的关系

五运六气学说是古人研究天象、气候与物候、病候之间关系及其规律的一种学说。五运六气在中医学中主要是以天人合一的观念推测每年的气候变化及其对人体的影响，从而预测疾病的发生和流行，并提出相应的预防和治疗疾病的措施等。《素问·至真要大论》说："夫百病之生也，皆生于风寒暑湿燥火，以之化之变也。"说明百病皆源于自然界气候的变化，而气候的变化则源于五运六气的变化，可知五运六气的变化与疾病的发生和流行有十分密切的关系。那么实际情况是否如此呢？

现代有不少学者进行了运气与气候变化的印证行研究。如丁文对吉林省双辽地区从甲午年（1954年）到癸丑年（1973年）20年的气候情况，按五运六气理论进行系统的研究，结论是全年基本符合者有14年，部分相符者有5年，不符者有1年；20年120步气中，基本符合者66气，部分符合者27气，不符者27气。说明运气学说推测的气候情况有一定的参考价值，证实了五运六气主客加临变化是构成错综复杂气候变化的决定因素。

陈友芝分析了1951—1970年杭州地区的气象资料，认为运气推算与实际情况比较符合。并说1976年丙辰，寒气太过，是年冬季严寒，最低气温达零下10.5℃，而甲子一周前的1916年也出现过同样的严寒，反映了气候的周期性；1978年戊午，中运火热太过，是年夏季酷热，最高气温达 42.1℃。

赵嘉俊分析天津地区气象资料，1928 年戊辰，火运太过，该年夏季气候极为炎热，气温高达 41℃。1959 年己亥，土运不及而风气大行，是年大风日数 60 天，较常年的 41 天为高。1966 年丙午，中运寒水太过，是年冬季气候严寒，最低气温在零下 22.9℃。1964 年甲辰，中运湿气太过，寒水司天，雨湿流行，该年降雨量为 862.1 毫米（常年值552.5 毫米），平均绝对湿度 12.7 毫巴（常年值 11.6 毫巴）。1957 年丁酉，阳明燥金司天，且中运风木不及而燥气流行，该年降水量偏少，气候干燥。

阎乐知用五运六气学说理论，对 1949—1957 年北京地区气象资料比较分析，认为基本符合，说明运气学说有实用价值。田文等分析了烟台 1978—1980 年的气候变化资料，结果 3 年中大运与司天在泉之气均与实际气候变化相符合，18 步之中 16 步相符，符合率达 90%。郭镜智根据有关文献、地方志记载及气象记录，对福建省几次异常气候年与五运六气的阴阳变化进行对照，结果基本相符，符合率为 60%。郝少杰调查了西安地区 1951—1980 年 30 年的气候资料，以 30 年平均气温、降水量≥0.1 毫米日数、湿度、风速、大风日数等数值，以及历年旱涝情况和该年实际气候数值相比较，探讨五运中主运与气候的关系，结果有 23 年基本符合，占 76.7%；以近 20 年气象资料，印证六气所反映的气候季节变化与某些气候特征也基本相符。李民听对兰州地区 1855—1947 年的气象资料进行分析，发现有 26 个气候变异年份，将此与五运六气理论的推算相比较，符合或基本符合的有 20 个年份，占 77%；又查阅了 1933—1980 年的气象实测资料，包括气温、降水量、湿度、风速等，将各年实测值与运气推论结果相比较，符合和基本符合的占 70%。李自然分析了 1954 年以后天津地区近 30 年的气候变化，并与可查到的实际气象记录对照，大体符合率约占 87%。刘

疫病早知道

玉芝等以郑州地区1951—1980年的气象资料对五运六气理论进行印证，气象要素取气温、风速、降雨量，结果显示30年中中运太过15年，有12年符合，3年不符合；中运不及15年，有7年符合，8年不符合；而运气同化分析30年均符合。六气的符合情况，在30年180气中，符合者136气，基本符合者41气，总符合率达98.3%。石可镂以《史记》记载的西汉年间65次各种灾害性天气的性质及其发生的年月，与运气推算结果相比较，风灾、雨灾的符合率为100%，旱灾的符合率为84%，寒潮霜雪雹灾符合率为83%，冬暖不寒符合率为70%，平均符合率为86.1%，由此认为运气学说的科学性是不容否定的。李保双等人用统计学方法及运气理论推测结果，与包头地区1965—1979年15年间气象实际值的95%可信限值域相比，然后赋以相关值，经统计发现，推测结果与实际相符率达72.9%，证实运气学说可用于包头地区。徐建华根据连云港地区1954—1983年的气象资料，依据中运的太过或不及，结合六气司天在泉来确定当年何气流行、偏盛或偏衰及是否平气之年，逐项与现代气象资料的气温、相对湿度、风速的30年平均值对照，结果运气学说主要内容的各项基本符合率最底为36.7%，最高为71.4%，平均总基本符合率64.7%；非平气之年的符合率则较高，最底为85.8%，最高为100%，平均总符合率90.1%，认为运气学说对于连云港只有在测定异常气候方面有实际意义。

　　冯玉明等根据中央气象局研究所编写的《华北、东北近五百年旱涝史料》一书，取邢台、石家庄相邻两地的旱涝5个等级数据，即1级为涝，2级为偏涝，3级为正常，4级为偏旱，5级为旱，与运气理论推论的气候相比较，结果认为尽管预测率低于20%，但运气学说对两地的旱涝灾害气候预测有一定的指导作用，一般规律是涝灾寒湿之年高于风燥热之年，旱灾与之相反；中运、司天、在泉同化法所测气候与邢台、石家庄两地的旱涝灾分布规律有显著一致性，可为两地超长期灾害性气候预报参考；太乙天符、同天符年，旱涝灾害均多。这样的研究报道还有很多，就不一一介绍了。

2. 五运六气与临床发病的关系

《黄帝内经》论述的五运六气与疾病的密切关系，是真是假，古今都有学者在临床实践中去印证它。明代医学家王肯堂就非常重视五运六气对病证的影响，用药组方也颇重视时令气运，在其学生整理的《医学穷源集》记载的王氏医案即以诊年的岁运归类，病案的写作体例，均首标年干支，下注司天、中运、在泉、气化类型、尺寸脉应，后标主客六气及主运五运。共记载了 14 年 112 个医案，是以运气分析病情，指导处方用药的珍贵史料。

现代印证的人就多了。何金新探讨了其所在地区 1949—1960 年麻疹发病的规律，以每年干支、中运、司天、在泉、运气相临等情况加以综合分析，发现该地区麻疹每隔一年就有一次较大流行，且恒见于偶数年，与单纯某运的关系不大，而与中运太过及天刑、顺化等运气结合有关系。盛国荣对厦门市中医院于 1958 年 1 月至 1961 年 6 月收治的 558 例肝炎患者的发病情况，用运气学说加以分析，认为其发病与运气变化有一定的联系。林郎晖探讨了福建沿海地区的运气情况，发现该地区运气的变化对流行病种具有明显的影响，如火运太过之年，呼吸系统疾病、肝炎、神经系统疾病和痢疾相对增多。这与《素问·气交变大论》所说火运太过的发病规律基本一致。刘玉芝汇集郑州地区 1953—1983 年传染性肝炎、痢疾、伤寒、流行性感冒、猩红热及流行性乙型脑炎六种疾病的流行资料，并与运气学说所论发病规律对照分析，结果传染性肝炎符合率为 85.7%，痢疾和流行性感冒的符合率均为 87.5%，伤寒的符合率为 100%，红热及流行性乙型脑炎的符合率均为 75%。六种传染病发病率的高峰年绝大多数为太乙天符、天符、同天符、天刑、小逆、不和，说明运气学说的发病规律有其科学性。

疫病早知道

　　陈友芝分析了1959—1987年运气变化与杭州地区气候及肝炎发病，以及1959—1961年运气变化与杭州地区气候及浮肿发病情况，认为运气学说预测的与杭州实际情况相符；并认为1957—1961年为天刑年，杭州市死亡人数比其他非天刑年多39%，肝炎、浮肿、流行性乙型脑、痢疾的发病率天刑年也明显高于其他年份。张健等探讨了1970—1989年间351例急性心肌梗死发病与运气的关系，结果显示逢太乙天符、天符、天刑等气候变化剧烈的年份，逢气温最低、最高或多变的月份，逢卯时大肠与辰时胃等时辰发病数多。白贵敦等以2001—2003年运气气候特点来分析SARS病毒的变异成因，认为客气的周期是6年，每隔6年就会出现一次在泉相火的暖冬气候和一次主、客君火加临。暖冬的异常气候条件使病毒变异并携带"火"的生物信息。这一规律可以用来解释流行性感冒每5～6年或10～12年会有一次全球大流行。

　　顾植山根据合肥地区2000—2003年的气象资料，从气温、降水量方面与运气所论的气象条件进行对比，认为SARS病毒的发生符合运气七篇所论癸未年的气象条件。王奕功等根据运气学说分析了1900年、1918年、1946年、1957年、1968年、1977年全球性流感大流行，其中天符年3次，占50%，太乙天符、同天符各1次，非天符、非岁会年1次，岁会年无发病。汪德云认为人体胚胎发育会受运气的影响，并影响到后天的发病。他临床观察38例咳喘患者，发现全部为戊年（火运太过）出生；癸亥年（火运不及）出生者3例、癸酉年（火运不及）出生者5例都患有冠心病；1951辛卯年（水运不及）出生的10多人都患有腰腿痛或肾病；1952壬辰年出生的7人，都患有胃病；1967丁未年（木运不及）出生的16人和1977丁卯年（木运不及）出生的40人，大多数患有慢性腹泻。他还提出人体胚胎受运气影响的观点，所以婴儿在出生时就已携带了具有病理定位规律的信息，并根据临床资料和运气内容制定了"胎儿期病理定位规律及后天调理表"，同时以1971—1974 年儿科临床资料进行验证，符合率达 80% 以上。汪氏还观察到胎儿期经历丙年水运太过一个月以上者，易患脾胃病，十二指肠溃疡的自然发生率可达 90%，比胎儿期经历其他年份的自然发生率高出 2~8 倍。

汪氏还统计了火运太过，炎暑流行，肺金受邪戊年（1978 年），芜湖和安庆两地城乡 1996 人，当年发生肺系疾病的仅有 398 人，占19.93%。而胎经该年 6 个月以上的小儿 210 例，其中发生肺系疾病的有 187 例，占 89.04%。故认为运气学说病理定位规律对疾病的诊断和治疗均有一定的价值。靳九成等在汪氏研究成果的基础上，提出了"胚胎发育期岁运气病理定位表"，在实际应用中，常岁医院就诊人群预测符合率可达 90% 以上，社会自然人群预测符合率在 50%；非常岁医院就诊人群预测符合率为 94.7%，社会自然人群预测符合率达91.8%。

刘玉芝等对 300 例肝火上炎型眩晕患者出生时相的运气特征研究显示，该类患者出生时相年干以丁、壬为多，属中运风木之年；年支以寅、申、巳、亥为多，寅申为少阳相火，巳亥为厥阴风木，其司天、在泉分别为风木、相火；主气以风木、相火、燥金为多，客气以风木、相火、君火为多。并认为出生时相的运气特征，实际上反映了当时的日月地五星等天体的相对位置关系，即当时的宇宙环境特征，在人的生命节律上打下了深刻的烙印，必然影响人的生理病理。张剑宇等对1128 例住院患者的死亡时间进行了统计，结果表明五脏病死亡时间各自具有明显的 5 年或 10 年周期节律，各大运年的病死率有非常显著的差异，在克运年最高，本运年最低；与主运、主气、时辰也有明显的周期节律关系。程国信等对 1137 例逐年死亡日期按一年的主气六步进行统计学处理，发现肝脏病死亡率的峰值在四之气（太阴湿土所主时令，土侮木），心脏病死亡率的峰值在终之气（太阳寒水所主时令，水克火），脾脏病死亡率的峰值在四、五之气（太阴湿土、阳明燥金所主时令），肺脏病死亡率的峰值在初之气（厥阴风木所主时令，木侮金）。刘玉山于六十甲子日中，把天干和地支在五行属性上一致的日子命名为日干支运气同化，这些日子的气候影响人体所发疾病，则命名为日干支运气同化病。提出对那些病前没有任何前驱症状及传统发病原因，起病陡、重或危，脉搏弦紧而急的患者，可根据日干支运气同化自伤的理论诊断，治疗原则为补本脏气。并在临床观察了150例患者，其中痊愈116例，有效30例，总有效率为97.3%。还有一些研究报道，就不一一陈述了。

3. 疾病与气候变化的关系

由上述可知，学者们验证了五运六气与气候的密切关系，以及五运六气与疾病的密切关系，由此可推知疾病与气候有着密切的关系。对此，我们无须再烦琐陈述了，下面只举疫病与气候变化的密切关系加以说明。

宋正海等在《中国古代自然灾异动态分析》一书中，整理出从公元前14世纪晚期或公元前13世纪早期到公元1911年间发生大疫的资料385条，并根据历史大疫中关于成因的文字记载，将疫病发生的因素分成4个类别，即气候反常、动物异常、社会战乱、其他因素（表3-5）。

表3-5 大疫的相关因素及频次表

类　别	相关因素	大疫频次（条）
气候反常	大水	21
	大旱	13
	奇热	8
	奇寒	4
	大饥	21

（续表）

类　别	相关因素	大疫频次（条）
动物异常	鼠害 蝗灾 蝇蚊、蛾灾	8 7 5
社会战乱		6
其他因素	陨石 海啸 河水恶浊不堪	1 1 1
合计		96

说明：＊表示大饥由气候反常所致，亦由动物异常、社会战乱等原因所致

　　从表 3-5 中可以看出：①在诸相关因素中，对大疫影响最大的是气候反常。在所统计出的频次 96 条中，纯气候反常的有 46 条，而大饥的 21 条中，属气候反常引起的至少有 13 条。两者合计为 59 条，占总频次数的 61.46%，接近 2/3。②在诸气候反常因素中，大水为第一因素，在纯气候反常的 46 条中就有 21 条，占 45.65%，接近 1/2；第二因素为大旱，有 13 条，占 28.26%，超过了 1/4；第三因素为奇热，有 8 条，占 17.39%；第四因素为奇寒，有 4 条，占 8.70%。虽然这个结果与王树芬统计的大旱引起大疫次数远高于大水的结论不相符合，但也不出气候反常因素的范畴。因此可以说，气候反常及其所致自然灾害是大疫发生和流行的主要因素，并绘有疫病流行和气候变化动态曲线来加以说明（图 3-3）。

　　从图 3-3 不难看出，疫病的发生与气候的异常变化有着非常密切的关系。我们从陈业新所引秦至清末旱、涝、地震、战争等引发疾疫频数的统计（表 3-6）中也可以看到这一点。

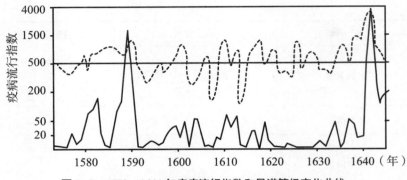

图 3-3　1573—1644 年疫病流行指数和旱涝等级变化曲线

注：实线为疫病流行指数；虚线为旱涝平均等级（旱涝等级据《中国近五百年旱涝分布图集》，平均值取北京、石家庄、太原、济南、西安、郑州、武汉、长沙、合肥、杭州 10 个站点资料）

表 3-6　秦至清末旱、涝、地震、战争等引发疾疫频数统计

灾难事件名称	旱　灾		涝（水）灾		地　震		战　争		与灾难事件关系不太大		备　注	
疾疫频数（年次、百分比）	总数	百分比（%）	总数	百分比（%）	总数	百分比（%）	总数	百分比（%）	总数	百分比（%）	总数	百分比（%）
	95	38.1	81	32.5	16	6.4	10	4.0	47	18.8	249	100

　　表 3-6 中旱灾 95 条，涝灾 81 条，共 176 条，占总数 249 条的70.86%，也说明疫病发生的主要因素是气候变化。

　　气候的异常变化，不仅是疫病发生的主要因素，还决定了疫病的性质——寒、热。宋正海等在所著《中国古代灾异动态分析》一书中绘有公元前 1200—公元 1860 年中国历史大疫间隔 20 年频次图和强度分布图，见图 3-4 和图 3-5。

　　从图 3-4 中可以看出，中国历史上有 4 个大疫活跃期，第一个活跃期为公元 200—279 年（东汉建安年以后），第二个活跃期为公元600—800 年间（隋唐年间），第三个活跃期为公元 1140—1199 年（北

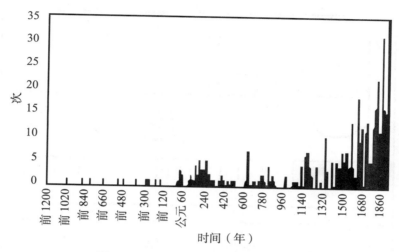

图 3-4　中国历史大疫间隔 20 年频次图

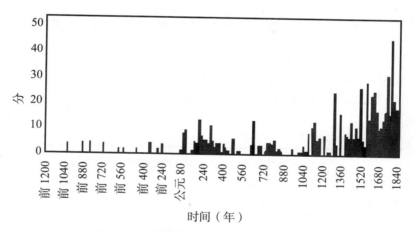

图 3-5　中国历史大疫间隔 20 年强度分布图

宋、金、南宋年间），第四个活跃期为 1640 年以后（明清年间）。图 3-5 为中国历史上大疫间隔 20 年的强度分布，与图 3-4 中的频次情况相符。

从图 3-6 中可以看出，东汉年间、宋金年间、南宋与元之间、元与明之间、明与清之际、清与现代之间，都处于相对低温期。也就是

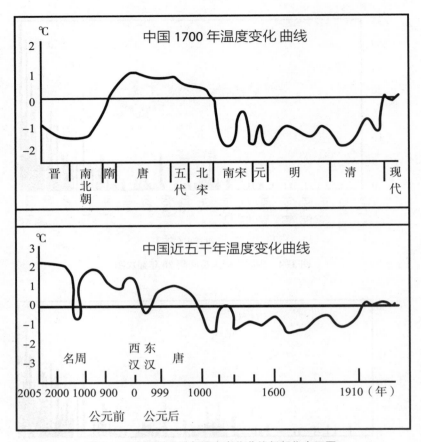

图 3-6　中国近五千年温度变化曲线与朝代变更图

说明：中国近五千年来气温（年平均）发生过多次急剧变动，如果将朝代变更与气温波动联系起来，则可发现商周之交、西汉与东汉之际、北宋与南宋之间、南宋与元之间、元与明之际、明与清之际、清与现代之交，气温均出现过剧烈变动，说明大自然的变化对社会进程有着某种影响

说，中国历史上的 4 个大疫活跃期都在相对低温期，这与《黄帝内经》所论述的疫病多发生在低温时的观点是一致的，应引起我们的重视并进行深入研究。竺可桢、文焕然、王子今、刘昭民、张兰生、张天麟、王开发、陈渭南、盛福尧等人，虽然他们的具体论述不同，但都认为东汉年间是寒冷低温期。我们认为，这一结论与当时的实际情况相符

合，有张仲景的《伤寒论》为证。张仲景在《伤寒论序》中说，当时的疫病皆伤寒之类，就是说当时的气候偏寒冷，气温低，人多得伤寒之病。2003 年的疫病——SARS 病毒的流行，也是在低气温下发作的。

4. 五运六气学说的现代科学验证

《素问·五运行大论》明确指出，五运六气学说理论来源于天文、气象等，因此，有不少学者借助现代科学的研究成果，来说明运气学说的科学性。赵明锐研究了岁火太过与太阳黑子活动的关系。在 60 甲子年周期中，除去戊午岁会平气之年外，尚有 5 个戊年为岁火太过年，平均周期约 12 年。根据 1749—1960 年每年平均相对黑子数值，按天干纪年每个字相加的总和做比较（即诸戊年相加，诸己年相加……），可以清楚地看出，戊年的数值最高。再将 19 世纪至 1980 年前的黑子极大年用干支推算，其中黑子极大值曾有过 7 次，3～4 次出现在戊年，2～3 次出现在丁年，与戊年仅相差 1 年，只有 1 次是乙年，与岁火太过无关，因而认为太阳黑子的活动与岁火太过的理论有一定的关系。太阳黑子数值高的年份对我国气候的影响多表现为夏季气温偏高，其易诱发的病证多属阳热实证。黄惠杰也研究了太阳黑子活动与岁火年的关系。他取北京 1972—1982 年、上海 1960—1979 年的冠心病死亡率与太阳黑子活动指数进行相关分析，结果显示，北京地区 11 年来冠心病死亡率与太阳黑子活动数量呈直线相关，其中太阳黑子下降阶段为负相关，上升阶段为正相关。上海的情况较为复杂，但其极值年附近的死亡率也显著增高。此外还发现，运气学说所认为的公元年个位数为 8（戊年）和 3（癸年）的岁火太过和岁火不及之年，也正好是太阳黑子活动上升高峰开始年和活动最小年。

刘济跃等探讨了运气学说的天文背景，认为运气学说采用了宣夜学的宇宙理论，用真地平坐标系、赤道坐标系和黄道坐标系三种坐标系观察天象，其特点是采用干支五行来标度真地平参考系，并通过与真地平参考系的映射关系来确定其他两种参考系的标度。对天体的论述涉及日地关系、地月关系、地星关系；而客运客气逐年不同的天文背景近似极移钱德勒周期，其值为425~440天。同时认为运气学说对现代时间医学的发展也具有重要的指导作用。张瑞祥研究了《素问·五运行大论》中五气经天的理论，认为五气经天并不是五种气色同时出现于天空，而是古人在长期实践中观察新星、超新星、彗星及星云的隐现及其分布得出来的。

田合禄探讨了五运六气学说的天文背景，认为60甲子年中有60月相特征点，含有15个朔望月，而不用15近点月的观点。因为15朔望月回归周期是五运六气的一个重要周期，是日月地三体系统的基本周期。15朔望月回归周期是五运六气客运客气六位和七位周期的天文背景。15朔望月长442.95天，除以一运长73.05（或72天）得6（取整数），除以一气长60.875（或60天）得7（取整数），可知15朔望月回归周期中有客运客气的六位和七位周期，这是15近点月回归周所没有的内涵，根本不必用极移钱德勒周期解释。15朔望月回归周有12个封闭式朔望月和10个对点朔望月，把一周划分成12等份和10等份，我们就用十二地支标记12等份、十天干标记10等份，这就是天干地支纪年的天文背景。根本不必用古人原本不知道的近点月周期和极移钱德勒周期去解释。15朔望月回归周和12封闭朔望月的调谐周期是60年。

王树芬用现代气象学探讨了运气学说，认为运气学说对气候的阐述符合我国中原地区的气候实况，运气所立各种概念，都有一定气象学依据，运气对气候变化规律、天气过程成因的理论与现代气象科学的理论是一致的。秦广忱研究认为，六气即六季，是一种古老的农历，又是我国较早的一部纯粹属于阳历性质的历法，在世界科学领域内，还是关于"生物－气候－人体"思想体系的先导。并且提出天气季节六季和植物季节"六应"的观点，根据古代气象、物候资料对六季历岁首始于大寒、植物季节始于雨水的问题进行了论述。孟庆云认为五运六气是一种医学气象历法，把疾病流行周期和历法结合起来，建立了一种特殊的五运六气医用历法。赵辉研究了运气平气的各种推算方法，发现都是由果循因的可能性解释，现代气象学认为我国夏季受北太平洋副热带高压控制，冬季受西伯利亚冷高压控制，这可能就是司天、在泉之气各影响半年气候的理论来源。因此，在特定的地域、特定的时间仔细观察相应气团是否应时而至是决定本年气候变化太过、不及与平气的关键。唐农用现代物候学探讨了五运六气学说，认为在各种气候变化条件中，每年只有昼夜的长短是一定的，对物候变化起着主要影响，各种气候条件只能通过生物内部生理状态的变化而起作用，而生物内部生理状态的变化与昼夜长短变化相对同步。在运气系统的各种因素中，主运和主气的时位每年是固定的，只有六气是通过圭表观日影来确定时位，而日影变化直接反映了一年的昼夜长短变化，故主气的时位即是对这种昼夜长短变化的刻划。因此认为，一定时间内由昼夜长短变化引起的生物内部生理状态相应的改变是物候变化的重要决定因素，也是运气学说中主气的物候学基础。人体五脏与自然相应而起适应性活动的一般过程，实质上就是主气各个时位内相应六气的变化，所以说主气在中医辨证过程中有着不容忽视的重要性。

苏颖从五运三纪的物候与病候、六气司天在泉的物候与病候两方面对运气七篇中的医学物候学思想进行了系统梳理，认为人体脏腑的生理病理有着与物候现象一致的生物体特征，病候表现与物候表现同步，物候与病候均受五运六气周期气候变化节律的影响，是随气候变化而变化的。这种思想对于研究生命节律、总结发病规律、指导临床养生防病及治疗均有重要的指导意义。郝葆华等对《黄帝内经》中的物候学进行了系统研究，认为物候学中的物候现象都是一年一度的循环，而且这种循环是以气候为转移，并不完全随节气固定的时日而改变的规律，都在《黄帝内经》中得到了完备的体现。《黄帝内经》在有关地势高低、东西差别、阴阳盛衰的论述中，完整地体现了物候学中的霍普金斯定律，即生物的发育受气候的制约，而气候又受制于该地区的纬度及海陆关系和地形等因素。

王米渠等把五运六气和现代分子生物学结合起来研究，从运气跨入基因研究的转轴、气候运气疾病与基因、适应性易感性等基因组示意、寒暑气候的适应性4个方面初步探讨了运气学说的分子基础，认为人类确实有一套适应气候寒热、季节寒暑、温度高低等因子变化的易感性基因，直接相关的如适应性、冷敏感、耐热抗体、耐热抗原、应激控制、易变等，还有间接相关的易感细菌、易感病毒、中毒易患性等。在极度寒热条件下，有反映为寒热病的百余个基因组，它们与气象的寒热因子大多相关。近年报道气象与气候条件对疾病的影响，多与人体易感、易患及抗原等基因相关，这与中国古代观察到的不同气象变化（每60年为一周期）中的相同年可能诱发的疾病症候有一定相似。个体在五运六气中发病不同，可能与适应（防御）性、敏感性、传染易感性等基因组相关，也与中毒易患性及抗微生物侵染性组合等基因有关。他们还研究了运气变化在不同个体中反应的差异，其本质就在于有个体基因结构与功能差异的背景。以60年为周期的气象因子的相同干支年辰中，古人观察到该类年里可能诱发相关的疾病，将所诱发的疾病症状与HLA不同基因诱发的疾病进行对比，大多数是有相似性的，从而认为HLA与某些年气候因子有关。

以上用现代科学论述了《黄帝内经》中"天人合一"和"三因制宜"的科学性，人体生理病理有着与物候变化一致的生物特征性，运气变化在不同个体中的反应差异，地理地势气候对生物的影响，都说明了这一点。

傅立勤、郑军等则研究了五运六气学说的天文背景，证明了五运六气学说的科学性，就不详述了。

三、疫病疫区分野

《黄帝内经》五运六气学说论述自然灾害和疾病，有明确的地区划分，即所谓的分野学说。我们现在根据两千年来历史上记载的疫病发生地区，建立起疫病流行的地区分野学说，以利于疫病的防治工作。现就按《素问·六元正纪大论》的论述以六气为纲，五运为目，归纳和分析如下。

（一）辰戌年

《素问·五运行大论》说："辰戌之上，太阳主之。"《素问·天元纪大论》说："辰戌之岁，上见太阳。"所以辰戌之年是太阳寒水司天，六十甲子年中共有 10 年，即壬辰、壬戌、戊辰、戊戌、甲辰、甲戌、庚辰、庚戌、丙辰、丙戌。经文记载，太阳辰戌司天之年，初之气少阳相火加临厥阴风木之上，"民乃厉，温病乃作"。今按五运五阳干分为五组分析于下。

1. 壬辰、壬戌岁

上太阳水，中太角木运，下太阴土，寒化六，风化八，雨化五，正化度也。其化：上苦温，中酸和，下甘温，药食宜也。

太阳，太角，太阴，壬辰，壬戌：其运风，其化鸣紊启拆，其变振拉摧拔，其病眩掉目瞑。

前文记载这两年发生疫病的年份，壬辰年为公元 92 年、992 年、1172 年、1232 年、1352 年、1652 年、1832 年、1892 年；壬戌年为公元 2 年、182 年、242 年、1202 年、1322 年、1562 年、1682 年、1742 年、1862 年。现将这两年疫病发作的地域绘图 3-7，从图中可以看出，

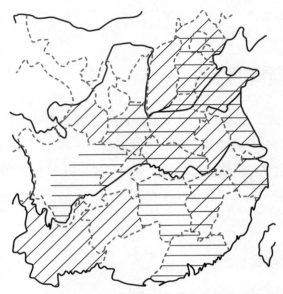

图3-7 壬辰、壬戌年疫区示意图（斜线为壬辰年，平线为壬戌年）

说明：为了醒目了然，图中所绘疫区是按省份划出的，实际疫区不一定是全省，特此声明。下面的疫区图同此，不再说明

壬辰、壬戌两年共同的疫区是河北、河南、山东、江苏、浙江、江西、湖北、陕西八省。

2. 戊辰、戊戌岁

上太阳水，中太徵火运，下太阴土，寒化六，热化七，湿化五，所谓正化日也。其化：上苦温，中甘和，下甘温，所谓药食宜也。

太阳，太徵，太阴，戊辰，戊戌同正徵：其运热，其化暄暑郁燠，其变炎烈沸腾，其病热郁。

前文记载这两年发生疫病的年份，戊辰年为公元548年、1148年、1208年、1508年、1688年、1748年、1868年；戊戌年为公元38年、758年、1358年、1538年、1658年、1718年、1838年、1898年。现将这两年疫病发作的地域绘图3-8，从图中可以看出，戊辰、戊戌两年共有的疫区是江苏、浙江、江西三省。

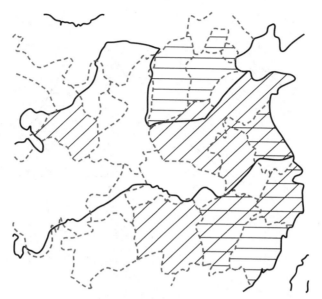

图3-8 戊辰、戊戌年疫区示意图（斜线为戊辰年，平线为戊戌年）

3. 甲辰、甲戌岁

上太阳水，中太宫土运，下太阴土，寒化六，湿化五，正化日也。其化：上苦温，中苦温，下苦温，药食宜也。

太阳，太宫，太阴，甲辰，甲戌（岁会、同天符）：其运阴埃，其化柔润重泽，其变震惊飘骤，其病湿下重。

前文记载这两年发生疫病的年份，甲辰年为公元644年、1184年、1544年、1724年、1844年、1904年；甲戌年为公元1094年、1334年、1694年、1814年、1874年。现将这两年疫病发作的地域绘图3-9，从图中可以看出，甲辰、甲戌两年共有的疫区是江苏、浙江、广东三省。

4. 庚辰、庚戌岁

上太阳水，中太商金运，下太阴土，寒化一，清化九，湿化五，正化度也。其化：上苦热，中辛温，下甘热，药食宜也。

太阳，太商，太阴，庚辰，庚戌：其运凉，其化雾露萧飔，其变

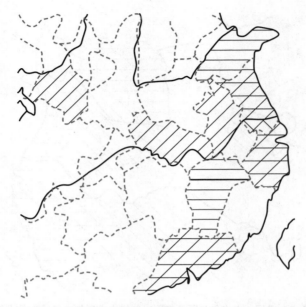

图 3-9　甲戌、甲辰年疫区示意图（斜线为甲戌年，平线为甲辰年）

肃杀凋零，其病燥，背瞀胸满。

前文记载这两年发生疫病的年份，庚辰年为公元 1580 年、1640 年、1760 年、1820 年；庚戌年为公元 50 年、1010 年、1610 年、1790 年、1850 年、1910 年。现将这两年疫病发作的地域绘图 3-10，从图中可以看出，庚辰、庚戌两年共有的疫区是山西、甘肃、安徽、江苏四省。

5. 丙辰、丙戌岁

上太阳水，中太羽水运，下太阴土，寒化六，湿化五，正化度也。其化：上苦热，中咸温，下甘热，药食宜也。

太阳，太羽，太阴，丙辰，丙戌（天符）：其运寒，其化凝惨凛冽，其变冰雪霜雹，其病大寒留于溪谷。

前文记载这两年发生疫病的年份，丙辰年为公元 296 年、356 年、1556 年、1616 年、1856 年；丙戌年为公元 806 年、1586 年、1646 年、1706 年、1826 年、1886 年。现将这两年疫病发作的地域绘图 3-11，

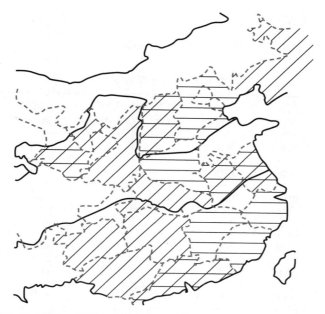

图 3-10　庚戌、庚辰年疫区示意图（斜线为庚戌年，平线为庚辰年）

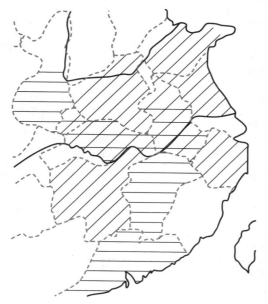

图 3-11　丙戌、丙辰年疫区示意图（斜线为丙戌年，平线为丙辰年）

疫病早知道

从图中可以看出，丙辰、丙戌两年共有的疫区是安徽、湖北二省。

现将这五运十年的疫区概括为表3-7。

表3-7 辰戌十年疫区表

年份	壬辰、壬戌	戊辰、戊戌	甲辰、甲戌	庚辰、庚戌	丙辰、丙戌	合计、
疫区	河北*	河北		河北		3
	河南*	河南		河南	河南	4
	山东*	山东	山东		山东	4
	江苏*	江苏*	江苏*	江苏*	江苏	5
	安徽	安徽	安徽	安徽*	安徽*	5
	浙江*	浙江*	浙江*	浙江	浙江	5
	江西*	江西*	江西	江西	江西	5
	湖北*		湖北	湖北	湖北*	4
	湖南	湖南		湖南	湖南	4
	山西	山西		山西*		3
	陕西*			陕西	陕西	3
	甘肃	甘肃	甘肃	甘肃*		4
	贵州			贵州		2
	云南					1
		福建		福建		2
			广东*	广东*	广东	3
				广西		2
				东三省		1
	四川					

说明：*表示两年共有疫区

由表3-7可以看出，江苏、安徽、浙江、江西四省为五运全有年，其中江苏更是共有疫区省份。

（二）卯酉年

《素问·五运行大论》说："卯酉之上，阳明主之。"《素问·天元纪大论》说："卯酉之岁，上见阳明。"所以卯酉之年是阳明燥金司天，六十甲子年中共有 10 年，即丁卯、丁酉、癸卯、癸酉、己卯、己酉、乙卯、乙酉、辛卯、辛酉。经文记载，阳明燥金司天之年二之气，少阳相火加临少阴君火之上，臣临君位，"厉大至，民善暴死"；终之气，少阴君火加临太阳寒水之上，"候反温……其病温"。今按五运阴干分为五组分析于下。

1. 丁卯（岁会）、丁酉岁

上阳明金，中少角木运，下少阴火，清化热化胜复同，所谓邪气化日也，灾三宫。燥化九，风化三，热化七，所谓正化日也。其化：上苦小温，中辛和，下咸寒，所谓药食宜也。

阳明，少角，少阴，清热胜复同，同正商，丁卯（岁会），丁酉：其运风、清、热。

前文记载这两年发生疫病的年份，丁卯年为公元 427 年、547 年、1027 年、1507 年、1747 年、1867 年；丁酉年为公元 37 年、217 年、397 年、457 年、1297 年、1357 年、1477 年、1717 年、1897 年。现将这两年疫病发作的地域绘图 3-12。从图中可以看出，丁卯、丁酉两年共有的疫区是河北、河南、山东、江苏、甘肃五省，这与经文所说的"灾三宫"基本一致，山东、江苏在东方三、八分野。其冲在西，甘肃是也。木运不及，土旺生灾，故河南也成灾区。

2. 癸卯、癸酉岁

上阳明金，中少徵火运，下少阴火，寒化雨化胜复同，所谓邪气化日也，灾九宫。燥化九，热化二，所谓正化日也。其化：上苦小温，

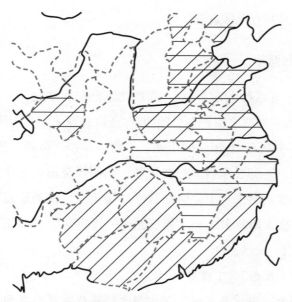

图 3-12　丁卯、丁酉年疫区示意图（斜线为丁卯年，平线为丁酉年）

中咸温，下咸寒，所谓药食宜也。

阳明，少徵，少阴，寒雨胜复同，同正商，癸卯（同岁会），癸酉（同岁会）：其运热、寒、雨。

前文记载这两年发生疫病的年份，癸卯年为公元 223 年、643 年、763 年、1003 年、1543 年、1603 年、1663 年、1723 年、1783 年、1843 年、1903 年；癸酉年为公元 253 年、1033 年、1213 年、1453 年、1513 年、1633 年、1693 年、1753 年。现将这两年疫病发作的地域绘图 3-13，从图中可以看出，癸卯、癸酉两年共有的疫区是河北、河南、湖北、江西四省，这与经文所说的"灾九宫"及其冲的南北线基本一致，江西在南四九分野，河北在冲之分野。

3. 己卯、己酉岁

上阳明金，中少宫土运，下少阴火，风化清化胜复同，邪气化度也，灾五宫。清化九，雨化五，热化七，正化日也。其化：上苦小温，

208

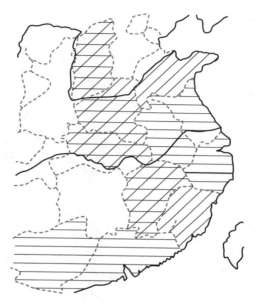

图 3-13 癸酉、癸卯年疫区示意图（斜线为癸酉年，平线为癸卯年）

中甘和，下咸寒，药食宜也。

阳明，少宫，少阴，风凉胜复同，己卯，己酉：其运雨、风、凉。

前文记载这两年发生疫病的年份，己卯年为公元 1519 年、1579年、1759 年、1819 年、1879 年；己酉年为公元 49 年、169 年、529 年、1009 年、1789 年、1849 年、1909 年。现将这两年疫病发作的地域绘图 3-14，从图中可以看出，己卯、己酉两年共有的疫区是湖北、江西二省，湖北与经文所说"灾五宫"基本符合，湖北、河南都应是五的分野。火郁之发而灾江西。

4. 乙卯、乙酉岁

上阳明金，中少商金运，下少阴火，寒化热化胜复同，邪气化度也，灾七宫。燥化四，清化四，热化二，正化度也。其化：上苦小温，中苦和，下咸寒，药食宜也。

阳明，少商，少阴，寒热胜复同，同正商，乙卯（天符），乙酉（岁

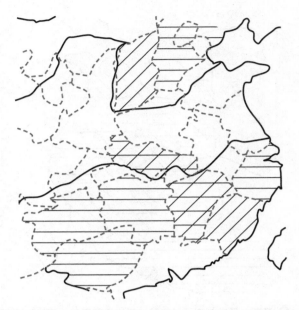

图 3-14　己卯、己酉年疫区示意图（斜线为己卯年，平线为己酉年）

会、太乙天符）：其运凉、热、寒。

前文记载这两年发生疫病的年份，乙卯年为公元 235 年、655 年、1075 年、1555 年、1195 年、1735 年、1855 年；乙酉年为公元 25 年、1165 年、1345 年、1525 年、1585 年、1885 年。现将这两年疫病发作的地域绘图 3-15，从图中可以看出，乙卯、乙酉两年共有的疫区是甘肃、浙江二省，这与经文所说的"灾七宫"基本一致，甘肃在二七分野。浙江在其冲。

5. 辛卯、辛酉岁

上阳明金，中少羽水运，下少阴火，雨化风化胜复同，邪气化度也，灾一宫。清化九，寒化一，热化七，正化度也。其化：上苦小温，中苦和，下咸寒，药食宜也。

阳明，少羽，少阴，雨风胜复同，辛卯少宫同，辛卯，辛酉：其运寒、雨、风。

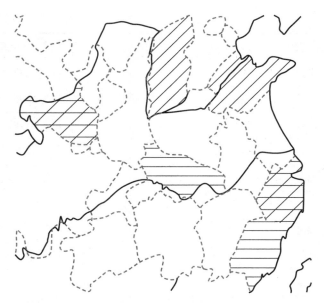

图 3-15　乙酉、乙卯年疫区示意图（斜线为乙酉年，平线为乙卯年）

前文记载这两年发生疫病的年份，辛卯年为公元 151 年、451 年、1051 年、1411 年、1471 年、1651 年、1771 年、1831 年、1891 年；辛酉年为公元 1321 年、1501 年、1561 年、1681 年、1861 年。现将这两年疫病发作的地域绘图 3-16，从图中可以看出，辛卯、辛酉两年共有的疫区是河北、江苏、贵州、云南四省，这与经文所说的"灾一宫"基本符合，河北在一六分野。水运不及而土旺生灾，故西南方贵州、云南有灾。

现将这五运十年的疫区概括为表 3-8。

表 3-8　卯酉十年疫区表

年份	丁卯、丁酉	癸卯、癸酉	乙卯、乙酉	乙卯、乙酉	辛卯、辛酉	合计
疫区	河北 *		河北		河北 *#	3
	河南 *	河南 *			河南	3
	山东 *#	山东		山东	山东	4
	江苏 *#	江苏			江苏 *	3

（续表）

年份	丁卯、丁酉	癸卯、癸酉	乙卯、乙酉	乙卯、乙酉	辛卯、辛酉	合计
疫区	安徽	安徽			安徽	3
	浙江	浙江	浙江	浙江*	浙江	5
	江西	江西*#	江西*		江西	4
	湖北	湖北*	湖北*#	湖北	湖北	5
	湖南		湖南			2
		山西*	山西	山西		3
	福建	福建	福建	福建		4
	甘肃*			甘肃*#	甘肃	3
	贵州		贵州		贵州*	3
	广东	广东				2
	广西	广西	广西			3
					陕西	1
					云南*	1

说明：* 表示两年共有疫区，# 表示灾宫疫区

由表3-8可以看出，浙江、湖北二省是五运全有的疫区，要关注。其中"灾三宫"的山东、江苏，"灾九宫"的江西，"灾五宫"的湖北，"灾七宫"的甘肃，"灾一宫"的河北，都是特别关注的年份。这说明卯酉十年的五运灾宫与《黄帝内经》所说的完全符合。

（三）寅申年

《素问·五运行大论》说："寅申之上，少阳主之。"《素问·天元纪大论》说："寅申之岁，上见少阳。"所以寅申之年是少阳相火司天，六十甲子中共有10年，即壬寅、壬申、戊寅、戊申、甲寅、甲申、庚

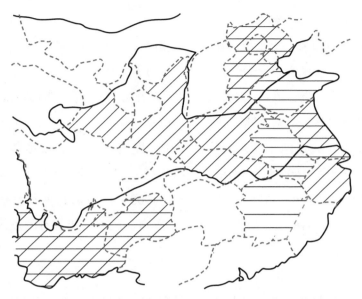

图 3-16　辛卯、辛酉年疫区示意图（斜线为辛卯年，平线为辛酉年）

寅、庚申、丙寅、丙申。今按五运阳干分为五组分析于下。

1. 壬寅、壬申岁

上少阳相火，中太角木运，下厥阴木，火化二，风化八，所谓正化日也。其化：上咸寒，中酸和，下辛凉，所谓药食宜也。

少阳，太角，厥阴，壬寅（同天符），壬申（同天符）：其运风鼓，其化鸣紊启拆，其变振拉摧拔，其病掉眩支胁惊骇。

前文记载这两年发生疫病的年份，壬寅年为公元 282 年、642 年、762 年、1482 年、1542 年、1662 年、1722 年、1782 年、1842 年、1602 年、1902 年；壬申年为公元 312 年、612 年、1512 年 1632 年、1692 年、1812 年、1872 年。现将这两年疫病发作的地域绘图 3-17，从图中可以看出，壬申、壬寅两年共有的疫区是河北、山东、湖北三省，值得关注。

2. 戊寅、戊申岁

上少阳相火，中太徵火运，下厥阴木，火化七，风化三，正化度也。其化：上咸寒，中甘和，下辛凉，药食宜也。

少阳，太徵，厥阴，戊寅，戊申（天符）：其运暑，其化暄嚣郁燠，其变炎烈沸腾，其病上热郁，血溢，血泄，心痛。

前文记载这两年发生疫病的年份，戊寅年为公元1278年、1518年、1638年、1698年、1818年、1878年；戊申年为公元648年、1308年、1668年、1728年、1848年、1908年。现将这两年疫病发作的地域绘图3-18，从图中可以看出，戊寅、戊申两年共有的疫区只有河北一省。

3. 甲寅、甲申岁

上少阳相火，中太宫土运，下厥阴木，火化二，雨化五，风化八，正化度也。其化：上咸寒，中咸和，下辛凉，药食宜也。

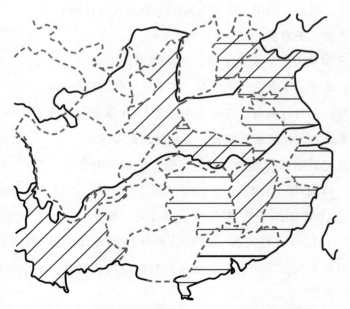

图 3-17　壬申、壬寅年疫区示意图（斜线为壬申年、平线为壬寅年）

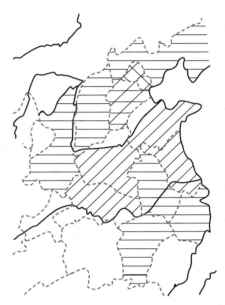

图 3-18　戊寅、戊申年疫区示意图（斜线为戊寅年，平线为戊申年）

少阳，太宫，厥阴，甲寅，甲申：其运阴雨，其化柔润重泽，其变震惊飘骤，其病体重，胕肿痞饮。

前文记载这两年发生疫病的年份，甲寅年为公元 234 年、1434 年、1554 年、1614 年、1674 年、1854 年；甲申年为公元 1164 年、1344 年、1524 年、1644 年、1704 年、1764 年、1824 年。现将这两年疫病发作的地域绘图 3-19，从图中可以看出，甲申、甲寅两年共有的疫区是河北、江苏、浙江三省，值得关注。

4. 庚寅、庚申岁

上少阳相火，中太商金运，下厥阴木，火化七，清化九，风化三，正化度也。其化：上咸寒，中辛温，下辛凉，药食宜也。

少阳，太商，厥阴，庚寅，庚申同正商：其运凉，其化雾露清切，其变肃杀凋零，其病肩背胸中。

前文记载这两年发生疫病的年份，庚寅年为公元 510 年、1170 年、

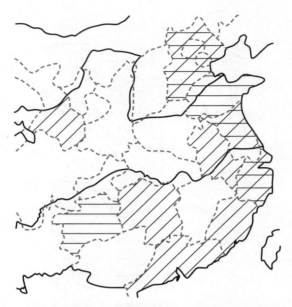

图 3-19　甲申、甲寅年疫区示意图（斜线为甲申年，平线为甲寅年）

1410 年、1470 年、1530 年、1590 年、1710 年、1770 年、1890 年；庚申年为公元 300 年、840 年、1320 年、1680 年、1860 年。现将这两年疫病发作的地域绘图 3-20，从图中可以看出，庚寅、庚申两年共有的疫区是河北、山东、浙江三省，值得关注。

5. 丙寅、丙申岁

上少阳相火，中太羽水运，下厥阴木，火化二，寒化六，风化三，所谓正化日也。其化：上咸寒，中咸温，下辛凉，所谓药食宜也。

少阳，太羽，厥阴，丙寅，丙申：其运寒肃，其化凝惨凓冽，其变冰雪霜雹，其病寒，浮肿。

前文记载这两年发生疫病的年份，丙寅年为公元 126 年、1206 年、1266 年、1626 年、1806 年、1866 年；丙申年为 636 年、996 年、1356 年、1836 年、1896 年。现将这两年疫病发作的地域绘图 3-21，从图中可以看出，这两年没有共同的疫区。

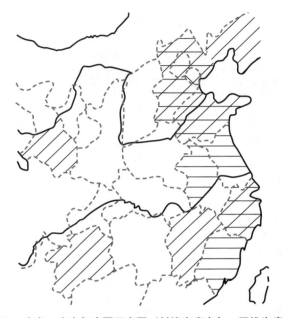

图 3-20　庚寅、庚申年疫区示意图（斜线为庚寅年，平线为庚申年）

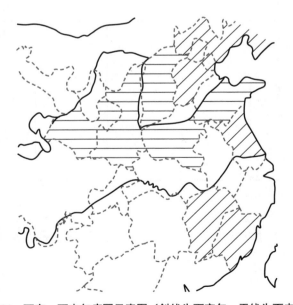

图 3-21　丙寅、丙申年疫区示意图（斜线为丙寅年、平线为丙申年）

疫病早知道

现将这五运十年的疫区概括为表3-9。

表3-9　寅申十年疫区表

年份	壬寅、壬申	戊寅、戊申	甲寅、甲申	庚寅、庚申	丙寅、丙申	合计
疫区	河北*	河北*	河北*	河北*	河北	5
		河南			河南	2
	山东*	山东	山东	山东*	山东	5
	江苏	江苏	江苏*	江苏	江苏	5
	安徽	安徽	安徽	安徽		4
	浙江	浙江	浙江*	浙江*		4
	江西	江西		江西	江西	4
	湖北*	湖北				2
	湖南		湖南			2
	陕西	陕西				3
	福建		福建	福建	福建	4
	甘肃*		甘肃	甘肃	甘肃	4
	贵州		贵州	贵州		3
	云南					1
	广东		广东			2
		山西			山西	2
		辽宁		辽宁		2

说明：*表示两年共有疫区

由表3-9可以看出，河北、山东、江苏三省是五运共有的疫区，要关注。

（四）丑未年

《素问·五运行大论》说："丑未之上，太阴主之。"《素问·天元纪大论》说："丑未之岁，上见太阴。"所以丑未之年是太阴湿土司天，六十甲子中共有 10 年，即丁丑、丁未、癸丑、癸未、己丑、己未、乙丑、乙未、辛丑、辛未。今按五运阴干分为五组分析于下。

1. 丁丑、丁未岁

上太阴土，中少角木运，下太阳水，清化热化胜复同，邪气化度也，灾三宫。雨化五，风化三，寒化一，正化度也。其化：上苦温，中辛温，下甘热，药食宜也。

太阴，少角，太阳，清热胜复同，同正宫，丁丑，丁未：其运风、清、热。

前文记载这两年发生疫病的年份，丁丑年为公元 1457 年、1517 年、1577 年、1637 年、1697 年、1757 年、1877 年；丁未年为公元 707 年、1127 年、1187 年、1487 年、1727 年、1907 年。现将这两年发作的地域绘图 3-22，从图中可以看出，丁丑、丁未两年共有的疫区是陕西、浙江、福建三省，陕西为"灾三宫"之冲，浙江、福建在东南方辰位，可能与丑未辰戌属土有关。

2. 癸丑、癸未岁

上太阴土，中少徵火运，下太阳水，寒化雨化胜复同，邪气化度也，灾九宫。雨化五，火化二，寒化一，正化度也。其化：上苦温，中咸温，下甘热，药食宜也。

太阴，少徵，太阳，寒雨胜复同，癸丑，癸未：其运热、寒、雨。

前文记载这两年发生疫病的年份，癸丑年为公元 173 年、353 年、653 年、953 年、1313 年、1493 年、1673 年、1733 年、1793 年、1853 年；癸未年为公元 1223 年、1523 年、1583 年、1643 年、1703 年、

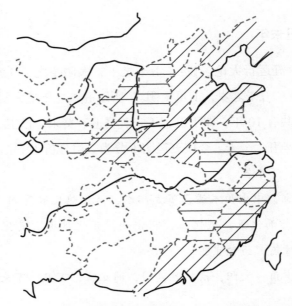

图 3-22　丁未、丁丑年疫区示意图（斜线为丁未年，平线为丁丑年）

1763 年、1823 年、1883 年、2003 年。现将这两年疫病发作的地域绘图 3-23，从图中可以看出，癸未、癸丑两年共有的疫区是河北、广东、江苏、安徽、浙江五省，这与经文所说的"灾九宫"及其冲基本一致，广东属九宫分野，其冲为河北。癸未、癸丑两年寒湿偏胜，草木凋零，故属东方木分野的江苏、安徽、浙江三省有灾。

　　3. 己丑、己未岁

　　上太阴土，中少宫土运，下太阳水，风化清化胜复同，邪气化度也，灾五宫。雨化五，寒化一，正化度也。其化：上苦热，中甘和，下甘热，药食宜也。

　　太阴，少宫，太阳，风清胜复同，同正宫，己丑（太乙天符），己未（太乙天符）：其运雨、风、清。

　　前文记载这两年发生疫病的年份，己丑年为公元 269 年、869 年、1049 年、1109 年、1589 年、1709 年、1829 年、1889 年；己未年为

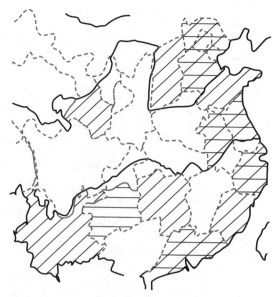

图 3-23　癸未、癸丑年疫区示意图（斜线为癸未年，平线为癸丑年）

公元 119 年、179 年、1199 年、1559 年、1619 年、1679 年、1739 年、1859 年。现将这两年疫病发作的地域绘图 3-24，从图中可以看出，己丑、己未两年共有的疫区是江苏、安徽、江西三省，这与经文所说"灾五宫"不符，然而土运不及则木胜，故属东方木分野的江苏、安徽有灾。

4. 乙丑、乙未岁

上太阴土，中少商金运，下太阳水，热化寒化胜复同，所谓邪气化日也，灾七宫。湿化五，清化四，寒化六，所谓正化日也。其化：上苦热，中酸和，下甘热，所谓药食宜也。

太阴，少商，太阳，热寒胜复同，乙丑，乙未：其运凉、热、寒。

前文记载这两年发生疫病的年份，乙丑年为公元 125 年、185 年、1325 年、1565 年、1745 年、1865 年；乙未年为公元 215 年、275 年、1475 年、1655 年、1775 年、1835 年、1895 年。现将这两年疫病发作的地域绘图 3-25，从图中可以看出，乙丑、乙未两年共有的疫区是河

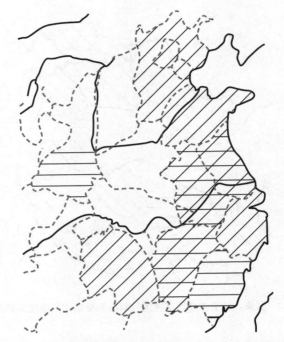

图 3-24　己丑、己未年疫区示意图（斜线为己丑年，平线为己未年）

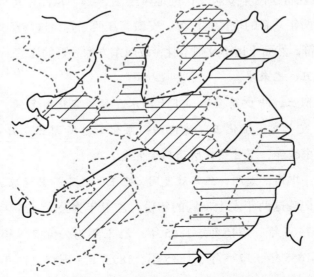

图 3-25　乙丑、乙未年疫区示意图（斜线为乙丑年，平线为乙未年）

北、河南、甘肃三省，这与经文所说的"灾七宫"基本符合，甘肃属七宫分野。丑未土属中宫分野，故河南有灾。

5. 辛丑、辛未岁

上太阴土，中少羽水运，下太阳水，风化雨化胜复同，所谓邪气化日也，灾一宫。雨化五，寒化一，所谓正化日也。其化：上苦热，中苦和，下苦热，所谓药食宜也。

太阴，少羽，太阳，雨风胜复同，同正宫，辛丑（同岁会），辛未（同岁会）：其运寒、雨、风。

前文记载这两年发生疫病的年份，辛丑年为 161 年、641 年、1181年、1481 年、1541 年、1601 年、1721 年、1841 年、1901 年；辛未年为公元 11 年、1511 年、1691 年、1811 年、1871 年。现将这两年疫病发作的地域绘图 3-26，从图中可以看出，辛丑、辛未两年共有的疫区是甘肃、陕西、江苏三省，这与经文所说的"灾一宫"不符，水运不

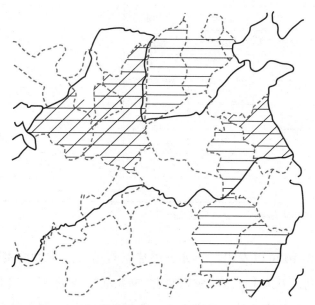

图 3-26　辛未、辛丑年疫区示意图（斜线为辛未年，平线为辛丑年）

及而土胜，运与气都是湿土，故湿胜而燥金有灾，甘肃、陕西属西方燥金七宫分野，江苏在其冲。

现将这五运十年的疫区概括为表3-10。

表3-10　丑未十年疫区表

年份	丁丑、 丁未	癸丑、 癸未	己丑、 己未	乙丑、 乙未	辛丑、 辛未	合计
疫区	河北	河北*	河北	河北*	河北	5
	河南			河南*		2
	山东	山东	山东	山东		4
	江苏	江苏*	江苏*		江苏*	4
	安徽	安徽*	安徽*		安徽*	4
	浙江*	浙江*	浙江	浙江		4
	江西		江西*	江西	江西	4
				湖北		
		湖南	湖南			2
	福建*	福建	福建	福建	福建	5
	陕西*		陕西	陕西	陕西*	4
	山西	山西			山西	3
		云南				1
		贵州		贵州		2
	广东	广东*		广东		3
	广西					1

说明：*表示两年共有疫区，#表示灾宫疫区

由表3-10可以看出，河北、福建二省为五运共有的疫区，要关注。还看到，丑未十年五运灾宫只有"灾九宫""灾七宫"与《黄帝内经》所说符合，另三宫不符，有常有变，要对此常变进行深入研究。

（五）子午年

《素问·五运行大论》说："子午之上，少阴主之。"《素问·天元纪大论》说："子午之岁，上见少阴。"所以子午之年是少阴君火司天，六十甲子中共有 10 年，即壬子、壬午、戊子、戊午、甲子、甲午、庚子、庚午、丙子、丙午。今按五运阳干分为五组分析于下。

1. 壬子、壬午岁

上少阴火，中太角木运，下阳明金，热化二，风化八，清化四，正化度也。其化：上咸寒，中酸凉，下酸温，药食宜也。

少阴，太角，阳明，壬子，壬午：其运风鼓，其化鸣紊启拆，其变振拉摧拔，其病支满。

前文记载这两年发生疫病的年份，壬子年为公元 292 年、592 年、832 年、1492 年、1612 年、1732 年、1792 年、1852 年；壬午年为公元 322 年、682 年、1222 年、1522 年、1582 年、1642 年、1702 年、1822 年、1882 年。现将这两年疫病发作的地域绘图 3-27，从图中可以看出，壬子、壬午两年共有疫区是江苏、浙江、江西三省，值得关注。

2. 戊子、戊午岁

上少阴火，中太徵火运，下阳明金，热化七，清化九，正化度也。其化：上咸寒，中甘寒，下酸温，药食宜也。

少阴，太徵，阳明，戊子（天符）、戊午（太乙天符）：其运炎暑，其化暄曜郁燠，其变炎烈沸腾，其病上热血溢。

前文记载这两年发生疫病的年份，戊子年为公元 208 年、1048 年、1408 年、1588 年、1648 年、1708 年、1768 年、1888 年；戊午年为公元 1078 年、1498 年、1558 年、1618 年、1678 年、1798 年、1858 年、1888 年。现将这两年疫病发作的地域绘图 3-28，从图中可以看出，戊

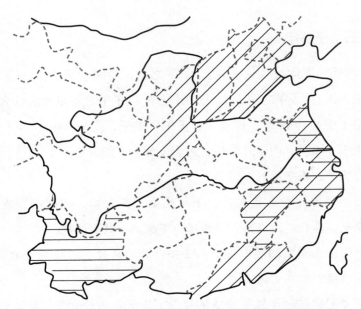

图 3-27　壬午、壬子年疫区示意图（斜线为壬午年，平线为壬子年）

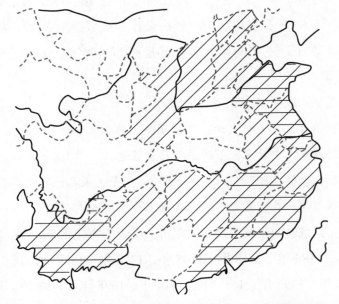

图 3-28　戊子、戊午年疫区示意图（斜线为戊子年，平线为戊午年）

子、戊午两年共有的疫区是山东、江苏、江西、福建、广东、云南六省，值得关注。

3. 甲子、甲午岁

上少阴火，中太宫土运，下阳明金，热化二，雨化五，燥化四，所谓正化日也。其化：上咸寒，中苦热，下酸温，所谓药食宜也。

少阴，太宫，阳明，甲子，甲午：其运阴雨，其化柔润时雨，其变震惊飘骤，其病中满身重。

前文记载这两年发生疫病的年份，甲子年为公元 124 年、1444 年、1504 年、1864 年；甲午年为公元 274 年、994 年、1054 年、1354 年、1414 年、1534 年、1594 年、1714 年、1834 年、1894 年。现将这两年疫病发作的地域绘图 3–29，从图中可以看出，甲子、甲午两年共有的疫区是江苏、浙江、江西三省，值得关注。

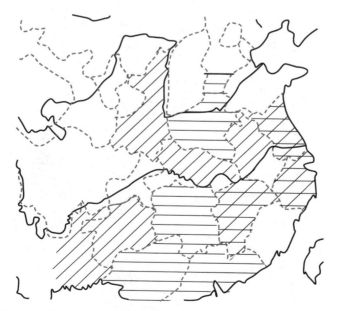

图 3-29　甲子、甲午年疫区示意图（斜线为甲子年，平线为甲午年）

4. 庚子、庚午岁

上少阴火，中太商金运，下阳明金，热化七，清化九，燥化九，所谓正化日也。其化：上咸寒，中辛温，下酸温，所谓药食宜也。

少阴，太商，阳明，庚子（同天符），庚午（同天符），同正商：其运凉劲，其化雾露萧瑟，其变肃杀凋零，其病下清。

前文记载这两年发生疫病的年份，庚子年（同天符）为公元460年、880年、1000年、1060年、1360年、1540年、1900年；庚午年（同天符）为公元790年、1090年、1330年、1510年、1690年、1870年。现将这两年疫病发作的地域绘图3-30，从图中可以看出，庚子和庚午两年共有的疫区是河北、浙江二省，值得关注。

5. 丙子、丙午岁

上少阴火，中太羽水运，下阳明金，热化二，寒化六，清化四，

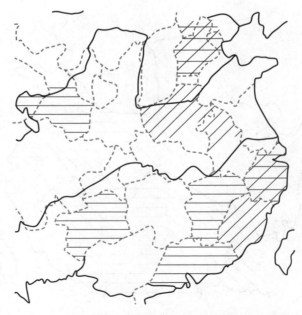

图3-30　庚午、庚子年疫区示意图（斜线为庚午年，平线为庚子年）

正化度也。其化：上咸寒，中咸温，下酸温，药食宜也。

少阴，太羽，阳明，丙子（岁会），丙午：其运寒，其化凝惨凛冽，其变冰雪霜雹，其病寒下。

前文记载这两年发生疫病的年份，丙子年（岁会）为公元16年、196年、376年、1456年、1636年、1756年、1816年、1876年；丙午年为公元166年、1486年、1666年、1726年、1786年、1846年。现将这两年疫病发作的地域绘图3-31，从图中可以看出，丙子和丙午两年共有的疫区是河北、江苏、安徽、浙江、广西五省，值得关注。

现将这五运十年的疫区概括为表3-11。

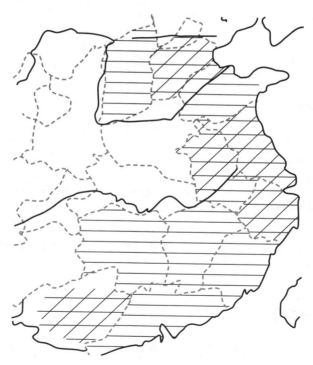

图3-31 丙子、丙午年疫区示意图（斜线为丙子年，平线为丙午年）

表 3-11　子午十年疫区表

年份	壬子、壬午	戊子、戊午	甲子、甲午	庚子、庚午	丙子、丙午	合计
疫区	河北	河北	河北	河北*	河北*	5
			河南	河南		2
		山东*			山东	2
	江苏*	江苏*	江苏*		江苏*	4
		安徽	安徽	安徽	安徽*	4
	浙江*	浙江	浙江*	浙江*	浙江*	5
	江西*	江西*	江西*	江西	江西	5
			湖北			1
		湖南	湖南		湖南	3
		福建*		福建	福建	3
			山西			1
				甘肃		1
		陕西	陕西			2
	云南	云南*	云南			3
		贵州	贵州	贵州		3
	广东	广东*	广东	广东	广东	5
			广西		广西*	2

说明：* 表示两年共有疫区

由表 3-11 可以看出，河北、江西、广东三省为五运共有疫区，要关注。

（六）巳亥年

《素问·五运行大论》说："巳亥之上，厥阴主之。"《素问·天元纪大论》说："巳亥之岁，上见厥阴。"所以巳亥之年是厥阴风木司天，六十甲子中共有 10 井，即丁巳、丁亥、癸巳、癸亥、己巳、己亥、乙巳、乙亥、辛巳、辛亥。今按五运阴干分为五组分析于下。

1. 丁巳、丁亥岁

上厥阴木，中少角木运，下少阳相火，清化热化胜复同，邪气化度也，灾三宫。风化三，火化七，正化度也。其化：上辛凉，中辛和，下咸寒，药食宜也。

厥阴，少角，少阳，清热胜复同，同正角，丁巳（天符）、丁亥（天符）：其运风、清、热。

前文记载这两年发生疫病的年份，丁巳年（天符）为公元 297 年、1197 年、1677 年、1797 年、1857 年；丁亥年（天符）为公元 447 年、687 年、1587 年、1647 年、1707 年、1767 年、1887 年。现将这两年疫病发作的地域绘图 3-32，从图中可以看出，丁巳、丁亥两年共有的疫区是甘肃、江苏、安徽、浙江四省，这与经文所说一致，江苏、安

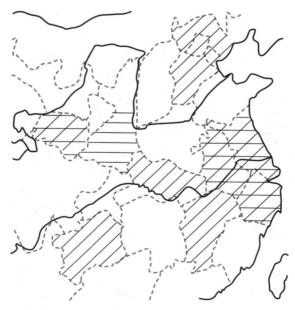

图 3-32　丁亥、丁巳年疫区示意图（斜线为丁亥年，平线为丁巳年）

231

徽、浙江属东方三宫分野，甘肃在其冲。

2. 癸巳、癸亥岁

上厥阴木，中少徵火运，下少阳相火，寒化雨化胜复同，邪气化度也，灾九宫。风化八，火化七，正化度也。其化：上辛凉，中咸和，下咸寒，药食宜也。

厥阴，少徵，少阳，寒雨胜复同，癸巳（同岁会），癸亥（同岁会）：其运热、寒、雨。

前文记载这两年发生疫病的年份，癸巳年（同岁会）为公元273年、1113年、1353年、1413年、1593年、1713年、1833年、1893年；癸亥年（同岁会）为公元963年、1503年、1683年、1743年、1863年。现将这两年疫病发作的地域绘图3-33，从图中可以看出，癸巳、癸亥两年共有的疫区是江苏、浙江、湖北、湖南四省，这与经文所说一致，湖南属南方九宫分野。巳亥木属东方分野，故江苏、浙江有灾。

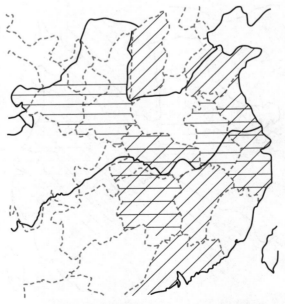

图3-33 癸巳、癸亥年疫区示意图（斜线为癸巳年，平线为癸亥年）

3. 己巳、己亥岁

上厥阴木，中少宫土运，下少阳相火，清化风化胜复同，所谓邪气化日也，灾五宫。风化三，湿化五，火化二，所谓正化日也。其化：上辛凉，中甘和，下咸寒，所谓药食宜也。

厥阴，少宫，少阳，风清胜复同，同正角，己巳，己亥：其运雨、风、清。

前文记载这两年发生疫病的年份，己巳年为公元 369 年、789 年、1089 年、1329 年、1509 年、1749 年、1869 年；己亥年为公元 219 年、1539 年。现将这两年疫病发作的地域绘图 3-34，从图中可以看出，己巳和己亥两年共有的疫区是山东、浙江二省，与经文所说灾宫不符，山东、浙江属巳亥东方木分野。

4. 乙巳、乙亥岁

上厥阴木，中少商金运，下少阳相火，寒化热化胜复同，邪气化

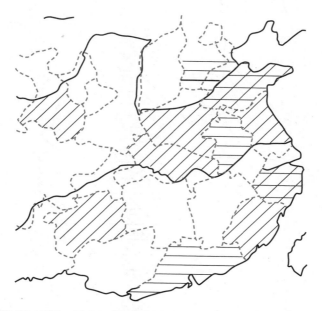

图 3-34　己巳、己亥年疫区示意图（斜线为己巳年，平线为己亥年）

日也，灾七宫。风化八，清化四，火化七，正化度也。其化：上辛凉，中酸和，下咸寒，药食宜也。

厥阴，少商，少阳，热寒胜复同，同正角，乙巳，乙亥：其运凉、热、寒。

前文记载这两年发生疫病的年份为，乙巳年为公元405年、1485年、1545年、1605年、1665年、1785年；乙亥年为公元255年、375年、855年、1455年、1635年、1755年、1815年。现将这两年疫病发作的地域绘图3-35，从图中可以看出，乙巳、乙亥两年共有的疫区是江苏、江西、福建三省，这与经文所说灾宫不符，江苏在其冲。乙巳、乙亥两年木胜克土及火旺，故东南方辰土位福建、江西有灾。

5. 辛巳、辛亥岁

上厥阴木，中少羽水运，下少阳相火，雨化风化胜复同，邪气化

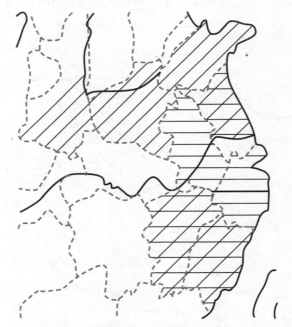

图3-35　乙亥、乙巳年疫区示意图（斜线为乙亥年，平线为乙巳年）

度也，灾一宫。风化三，寒化一，火化七，正化度也。其化：上辛凉，中苦和，下咸寒，药食宜也。

厥阴，少羽，少阳，雨风胜复同，辛巳、辛亥：其运寒、雨、风。

前文记载这两年发生疫病的年份，辛巳年为公元 1461 年、1521 年、1641 年、1821 年、1881 年；辛亥年为公元 171 年、291 年、411 年、891 年、1131 年、1611 年、1671 年、1851 年。现将这两年疫病发作的地域绘图 3-36，从图中可以看出，辛巳、辛亥两年共有的疫区是陕西、山西、山东、江苏、安徽、浙江六省，这与经文所说"灾一宫"不符，而是突出气——巳亥木胜，故东方木的分野中之山东、江苏、安徽、浙江有灾。山西、陕西在其冲。

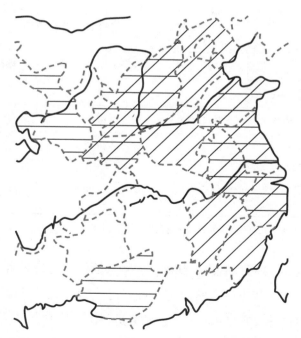

图 3-36　辛巳、辛亥年疫区示意图（斜线为辛巳年，平线为辛亥年）

疫病早知道

现将这五运十年的疫区概括为表 3-12。

表 3-12　巳亥十年疫区表

年份	丁巳、丁亥	癸巳、癸亥	己巳、己亥	乙巳、乙亥	辛巳、辛亥	合计
疫区	河北		河北		河北	3
			河南	河南	河南	3
		山东	山东*	山东	山东*	4
	江苏*#	江苏*	江苏	江苏*	江苏	5
	安徽*#	安徽	安徽	安徽	安徽*	5
	浙江*#	浙江*	浙江*	浙江	浙江	5
	江西	江西		江西*	江西	4
	湖北	湖北*	湖北			3
		湖南*#				1
		山西			山西*	2
		陕西		陕西	陕西*	3
	福建	福建*	福建			3
	甘肃*	甘肃	甘肃		甘肃	4
	贵州		贵州			2
		广东	广东			2
					广西	1

说明：*表示两年共有疫区，#表示灾宫疫区

由表 3-12 可以看出，江苏、安徽、浙江三省为五运共有疫区，要关注。巳亥十年五运灾宫只有"灾三宫""灾九宫"与经文所说符合，另三宫不符合，有变化。要对此常变进行深入研究。

按： 由上述可知，五运不及年共有 15 个灾宫，其中与经文符合的

236

有 9 个，占 60%，不合者 6 个，占 40%，说明《黄帝内经》灾宫说还是有一定科学价值的。将中国历史上因气候变化引发的大疫按《黄帝内经》灾宫分野说进行分类，研究探索其中的规律，用来预测、预防今后的疫病发生是有好处的。

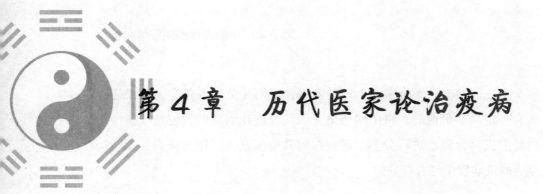

第4章 历代医家论治疫病

　　人们在与疫病的斗争中，造就了不少治疗疫病的中医专家，他们根据所处时代疫病发生的特点，创造了治疗疫病的、不同的辨证论治方法，为我们今天治疗疫病奠定了理论基础。

一、中医疫病临床第一书——《伤寒杂病论》论治寒疫

　　东汉时期是我国疫病发作频次较多的时期，达23次。尤其是建安年间（196—220年），疫情特别严重，人们死亡惨重。对此文献多有记载，如《三国志·文帝纪》裴松之注，"《魏书》曰：帝初在东宫，疫疠大起，时人雕伤"又云，"疫疠数起，士人雕落"。而文帝曹丕生于灵帝中平四年（公元187年），文帝10岁即建安二年，说明建安年间确实有严重疫情发生。建安七子之一的王粲曾作《七哀诗》记述当时的情景。

> 出门无所见，白骨蔽平原。
>
> 路有饥妇人，抱子弃草间。
>
> 顾闻号泣声，挥泪独不还。
>
> 未知身死所，何能两相完。

　　由此可见当时疫情甚重。现摘录部分史料于下。

　　建安十三年（戊子年，公元208年),《三国志·蜀志·先主传》载

赤壁战时,"时又疾疫,北军多死,曹公引归";《三国志·吴志·孙权传》也记当时"士卒饥疫死者大半"。

建安十四年(己丑年,公元 209 年),《三国志·武帝纪》载:"十四年秋七月辛未。令曰自顷已来,军数征行,或遇疫气,吏士死亡不归,家室怨旷,百姓流离"。

建安二十二年(丁酉年,公元 217 年),《后汉书·五行志》载:"献帝建安二十二年(冬)大疫";曹植在《说疫气》一文中记载:"建安二十二年,历气流行,家家有僵尸之痛,室室有号泣之哀,或阖门而殪,或覆族而丧"。

建安二十四年(己亥年,公元 219 年),《三国志·吴志·孙权传》载:"二十四年,是岁大疫,尽除荆州民租税。"

张仲景的《伤寒杂病论》就是在这样的历史背景下问世的,所以张仲景在序言中说:"余宗族素多,向余二百,建安纪年以来,犹未十稔,其死亡者,三分有二,伤寒十居其七"。有感于此,张仲景"乃勤求古训,博采众方,撰用《素问》《九卷》《八十一难》《阴阳大论》《胎胪药录》,并凭脉辨证,为《伤寒杂病论》合十六卷"。由此可知,张仲景亲历疫灾,痛伤亲人死亡,于是因疫病而作《伤寒杂病论》一书,其是我国第一部疫病临床实用书。戴天章在《瘟疫明辨》序言中曾说,张仲景大青龙汤、阳旦汤、越婢汤、黄芩汤、白虎汤、大小柴胡汤、三承气汤、麻黄升麻汤等都是治疫之方。赖文等研究认为,《伤寒论》是世界上第一部流行性感冒研究专著。顾植山在《疫病钩沉——从运气学说论疫病的发生规律》一书中也持此观点,邱模炎等在《中医疫病学》中也认同这一观点。张仲景在《伤寒例》中对此进行概述,称之为"时行之气"。

四时八节,二十四气,七十二候决病法:立春正月节斗指艮,雨水正月中指寅;惊蛰二月节指甲,春分二月中指卯;清明三月节指乙,

疫病早知道

谷雨三月中指辰；立夏四月节指巽，小满四月中指巳；芒种五月节指丙，夏至五月中指午；小暑六月节指丁，大暑六月中指未；立秋七月节指坤，处暑七月中指申；白露八月节指庚，秋分八月中指酉；寒露九月节指辛，霜降九月中指戌；立冬十月节指乾，小雪十月中指亥；大雪十一月节指壬，冬至十一月中指子；小寒十二月节指癸，大寒十二月中指丑。

二十四气，节有十二，中气有十二，五日为一候气亦同，合有七十二候，决病生死，此须洞解之也……

凡时行者，春时应暖，而复大寒；夏时应热，而复大凉；秋时应凉，而复大热；冬时应寒，而复大温。此非其时而有其气，是以一岁之中，长幼之病多相似者，此则时行之气也。

夫欲候知四时正气为病，及时行疫气之法，皆当按斗历占之。

九月霜降节后，宜渐寒，向冬大寒，至正月雨水节后，宜解也。所以谓之雨水者，以冰雪解而为雨水故也。至惊蛰二月节后，气渐和暖，向夏大热，至秋便凉。从霜降以后，至春分以前，凡有触冒霜露，体中寒即病者，谓之伤寒也。九月、十月，寒气尚微，为病则轻。十一月、十二月，寒冽已严，为病则重。正月、二月，寒渐将解，为病亦轻。此以冬月不调，适有伤寒之人，即为病也。

其冬有非节之暖，名为冬温。冬温之毒，与伤寒大异，冬温复有先后，更相重沓，亦有轻重，为治不同，证如后章。

从立春节后，其中无暴大寒，又不冰雪，而有人壮热为病者，此属春时阳气，发于冬时伏寒，变为温病。从春分以后，至秋分节前，天有暴寒者，皆为时行寒疫也。三月、四月，或有暴寒，其时阳气尚弱，为寒所折，病热犹轻。五月、六月，阳气已盛，为寒所折，病热则重。七月、八月，阳气已衰，为寒所折，病热亦微。其病与温及暑相似，但治有殊耳。

240

十五日得一气，与四时之中，一时有六气，四六名为二十四气也。

然气候亦有应至仍不至，或有未应至而至者（校注者补：或有至二不去者），或有至而太过者，皆成病气也。……是故冬至之后，一阳爻升，一阴爻降也。夏至之后，阴阳气下，一阴气上也。斯则冬夏二至，阴阳合也。春秋二分，阴阳离也。阴阳交易，人变病焉。

……阳脉洪数，阴脉实大者，更遇温热，变为温毒，温毒为病最重也。阳脉濡弱，阴脉弦紧者，更遇温气，变为温疫。以此冬伤于寒，发为温病，脉之变证，方治如说。

这些都是张仲景对疫病的概括论述，其论述疫病的发生，既继承了《黄帝内经》的观点，而又有所发展。张仲景说："从春分以后至秋分节前，天有暴寒者，皆为时行寒疫也。"这就是对《黄帝内经》观点的继承，论述寒疫发病的机理是阳气——火热为暴寒所郁。据上文所引广州中医药大学赖文教授在《东汉末建安大疫考》一文中考证，《伤寒论》所述确实为寒疫。我们根据《素问·本病论》所说"甲子阳年，土运太窒……后三年化成土疫，晚至丁卯，早至丙寅，土疫至也"的规律，排定了下式。

丙戌	丁亥	戊子	己丑
		（208）	（209）
甲午	乙未	丙申	丁酉
			（217）
丙申	丁酉	戊戌	己亥
			（219）

由此可知，建安十三年（208 年）和十四年（209 年）疫病的发生，正是建安十一年（206 年）丙戌年伤于"寒"的结果。建安十一年，其运丙为阳干，是水运太过，后三年至己丑年（209 年）将化为水疫，可提前到戊子年（208 年）发作，故前引戊子年多水疫。其气戌年为太阳

寒水，运与气同为寒水，是天符年。《素问·六微旨大论》说："天符为执法""其病速而危"。《素问·六元正纪大论》说："其运寒，其化凝惨溧冽，其变冰雪霜雹，其病大寒留于溪谷"，正是"伤寒"之时。后三年己丑是岁会年，又是太乙天符年，湿土发病，"其病暴而死"。建安二十二年（217年）发湿土疫，建安二十四年（219年）发水疫。这证明张仲景所说其族人多死于建安年间伤寒疫病属实。前引建安二十二年冬发生的正是寒疫。

张仲景以春秋二分分地道阴阳，从9月到次年2月是"冬温"疫病的发病季节，从3月到8月是寒疫的发病季节。由此看来，2003年我国所发生的"非典"疫病，应是寒疫。

张仲景还提出"温疫"之病，是对《黄帝内经》疫病说的发展。他阐述"温疫"的发病机理是：阳脉濡弱，阴脉弦紧者，更遇温气。所谓"阳脉濡弱"，就是指阳气尚弱的脉象；所谓"阴脉弦紧"，就是指寒气重的脉象；所谓"更遇温气"，就是指遇到秋冬非时温热之气。由此看来，张仲景所说的"温疫"可能指在冬温气候中流行传染的病。若遇春温夏热为时令之气，会发生外感温病，不应该发生温疫。正如喻嘉言所说："盖以春、夏、秋为寒疫，冬月为瘟疫。"

张仲景虽然亲身经历了东汉末年的寒疫，但《伤寒论》是在《黄帝内经》等医籍理论基础上写作而成，不单为寒疫而设，还可以治疗温疫，因此说《伤寒论》是中医临床治疗疫病的第一书。张仲景继承《黄帝内经》论疫理论，认为寒疫必有郁热，瘟疫必有中寒，故其用药往往寒热杂用，其辩证按三部六经，详细内容请参看拙著《五运六气临床应用大观》。

有人会说，以上所引《伤寒例》是王叔和的作品不是张仲景的，因此不同意此观点。我们认为，《伤寒例》是张仲景为《伤寒论》写的概论，赵永生先生对此有详细考论。邓铁涛的《〈伤寒论〉叙例辨》及王永谦的《要正确认知和肯定〈伤寒论〉中的〈伤寒例〉》都对此进行了考证。我们应重新认知《伤寒例》，还其历史真面目。

张仲景之所以取"伤寒"为书名，乃宗《素问·热论》"今夫热病者，皆伤寒之类也"之旨意，泛指一切外感热性病。《难经·五十八难》细分之曰："伤寒有五，有中风，有伤寒，有湿温，有热病，有温病。"从此伤寒有了广义和狭义之分。广义伤寒成了一切外感病的总称，也包括疫病。如《肘后备急方》说："伤寒、时行、温疫，三名同一种耳（即同为外感病），而源本小异（病因不同）。……贵胜雅言，总名伤寒，世俗因号为时行。"《备急千金方》引用《小品》说："伤寒雅士之辞，天行、瘟疫田舍间号耳。"《外台秘要》引许仁则论天行病说："此病方家呼为伤寒，而所以为外感病之总称者，盖寒为天地杀疠之气亘于四时，而善伤人，非温之行于春，暑之行于夏，各旺一时之比，是以凡外邪之伤者尽呼为伤寒。仲景所以命书名，只取于此而已。"即使在温病学说倡行以后，依然有很多医家应用《伤寒论》的理法方药治疗疫病，并发挥了重要作用，医疗实践证明了《伤寒论》在辨治疫病方面的重要价值。

至于《伤寒杂病论》之"卒"字，因《金匮要略》的出现，南宋郭雍遂疑为"杂"字之误书；近世丹波元胤《医籍考》、谢观《中国医学大辞典》等附和此说，使"卒"为"杂"之讹字说几成定论。认为"卒"为讹字者大都把"卒"字读为"仓卒"之"卒"。顾植山则不同意其说，他说："其实这里的'卒'为众多之义，《伤寒杂病论》的意思是因伤寒引起的各种各样的病。'卒''杂''众''总''诸'一声之转，音义相近，常可通用。张仲景《伤寒论》自序中'为伤寒杂病论合十六卷'之'杂'字就常被引作'卒'字，北宋庞安常《伤寒总病论》被人称为'庞安常卒病论'（如严器之序《伤寒明理论》、陶华《伤寒明理续论》自序等），均可为证。"另外，"卒"还有"百"的意思。《周礼·地官·小司徒》"四两为卒"，郑玄注："卒，百人"。《孙子兵法·谋攻》"全卒为上"，李筌注："百人以上为卒"。《黄帝内经》说，百病之始生也，皆生于风寒暑湿燥火，正合此说。所以"卒"有百病、众病之义。所以清代名医柯韵伯说："仲景之六经，为百病立论，不专为伤寒一科，伤寒杂病，治无二理，咸归六经之节制。"

我在《五运六气临床应用大观·伤寒真原》中将《伤寒论》概括为三部六经辨证用药体系，并认为"××之为病"是本经的本气为病，"××病"是客气加临为病。为适应广大读者习惯，现仍按六经体系论述于下。

（一）太阳病

我在《五运六气临床应用大观·伤寒真原》中阐述过，太阳主心病，太阳寒邪为病主要有五大基本证，即伤寒、阳虚证、水证、火郁、血证。此乃太阳本气——寒邪为病，主气主运为四时正气为病，时段在冬，为狭义伤寒病。客气客运为天行之病，无定时（有司天、在泉、间气之分），随其年之所加。还有复气、郁气之不同。

寒必伤阳，阳虚容易感受寒邪，故必有阳虚证。阳虚受寒，津液不化不运，则成水证。寒水必伤心火，而导致心火内郁，故有火郁证。心主血脉，心与小肠相表里，故又有血证，如鼻出血、小便血、蓄血证等。火郁证，与外感四时正气——主气温病及时行客气温病的病因病机不同。火郁又有郁而未发与郁久已发之分。郁而未发，轻者只见面有热色，可用桂枝麻黄各半汤、桂枝二越婢一汤；重者见心中懊恼、胸中窒、心中结痛，可用栀子豉汤类。郁久而发，可用白虎汤等。

《伤寒指掌》卷一少阳新法载："如斑疹已透，而热邪未退，舌绛神呆，语言颠倒，小便赤涩，点滴如稠，此热结小肠所致。夫小肠结，则火邪逆乘心包，故神昏。急用导赤散，加川连、连翘、赤小豆、栀子等，以清小肠之热，则便利而神清矣。"《回春录》载姚案用导赤散加味治痰留包络，章养云室案用导赤散加减治昏谵痉厥、痰热扰心，都说明小肠、膀胱与心、心包络有密切关系。

太阳蓄血证、蓄水证说明心多少腹病，心病可以传入小肠为少腹病，少腹病也可以影响心病。

妇人伤寒血结胸膈，揉而痛不可抚近，海蛤散。

海蛤　滑石　炙甘草各一两　芒硝半两

右（上）为末，每服二钱，鸡子清调下。

小肠通利，则胸膈血散。膻中血聚，则小肠壅。小肠壅，膻中血不流行，宜此方。（《普济本事方》）

膻中，即心包络。心、心包络与小肠互为影响。少腹此证，古人称为心之积——伏梁（详见《五运六气临床应用大观》）。可知此为治心病的重要途径。

泻心汤证是寒而有郁热，是心火乘脾胃证。陷胸汤证是水而有郁热。

"太阳病"主要有寒证，温病、寒疫，寒湿证，中风、风湿、风温，寒中五种，这里及以下五经病不再详细阐述，只列提纲，详情请看《五运六气临床应用》。

（二）阳明病

我在《五运六气临床应用·伤寒真原》中阐述道："阳明之为病（燥邪）"的主要病候为皮腠病（肺主皮毛）、中满、热中（胃家实也）、疫证、寒中；"阳明病"的主要病候为伤寒、温病。

（三）少阳病

我在《五运六气临床应用·伤寒真原》中阐述过："少阳之为病（相

火暑邪）"的主要病候为温病、瘟疫、热中、腠理热、寒中；"少阳病"的主要病候为寒热证、热中、湿热。

（四）太阴病

我在《五运六气临床应用·伤寒真原》中阐述过："太阴之为病（湿邪）"的主要病候为伤寒、湿热；"太阴病"的主要病候为寒湿、湿热、风湿。

（五）少阴病

我在《五运六气临床应用·伤寒真原》中阐述过："少阴（君火热邪）之为病"的主要病候为温病、瘟疫、燥热、湿热，少阴之为病无伤寒，所以《伤寒论》少阴病篇无冠以"伤寒"的条文。"少阴之为病，脉微细，但欲寐"，热伤阴血，故脉微细，热蒸神志不清，甚则神昏，故"但欲寐"，说明"少阴之为病"以热证为主。少阴君火走血分，故少阴热病多动血证。"少阴病"的主要病候为咽痛、热中、瘟疫。

（六）厥阴病

我在《五运六气临床应用·伤寒真原》中阐述过："厥阴病"的主要病候为寒厥、热厥、温病、风湿、中热、呕哕、下利、疮疡；"厥阴之为病"（风邪）主要病候为中风、风湿、风温、风寒、上热下寒。

关于《伤寒论》对疫病的四诊方法，《中医疫病学》中已有汇编，读者可参阅。关于《伤寒论》对疫病的三部六经辨证用药方法，请参阅拙著《五运六气临床应用大观》一书。另外对疫病的辨证论治，读者也可参阅张汤敏等编著的《解读中医论疫治法》、肖林榕等编著的《温病学家治疫病经验》及宋乃光等编著的《中医疫病学》等书。

二、李东垣论治杂疫

李东垣是金元时代的名医，他目睹了当时的疫病大流行。《内外伤辨》载："向者壬辰改元（1232 年），京师戒严，迨三月下旬，受敌者凡半月，解围之后，都人之不受病者，万无一二，既病而死者，继踵而不绝。都门十有二所，每日各门所送，多者二千，少者不下一千，似此者几三月，此百万人岂俱感风寒外伤者耶？大抵人在围城中，饮食不节，及劳役所伤，不待言而知。由其朝饥暮饱，起居不时，寒温失所，动经三两月，胃气亏乏久矣，一旦饱食太过，感而伤人，而又调治失宜，其死也无疑矣。非惟大梁为然，远在贞祐兴定间，如东平，如太原，如凤翔，解围之后，病伤而死，无不然者。余在大梁，凡所亲见，有发表者，有以巴豆推之者，有以承气汤下之者，俄而变结胸、发黄；有以陷胸汤、丸及茵陈汤下之，无不死者。盖初非伤寒，以调治差误，变而似真伤寒之证，皆药之罪也。"由此可知，《内外伤辨》和《脾胃论》是李东垣为总结当时他治疗疫病经验而作，是对疫病内伤病机的阐发。壬辰年的中运是木运太过，司天之气是太阳寒水，在泉之气是太阴湿土，寒湿之于气交，全年气温偏低。初之气的主气是厥阴风木，客气是少阳相火，风助火威，"气乃大温"，于是"温病乃作"；二之气的主气是少阴君火，客气是阳明燥金，"大凉反至……火气遂抑"；至三之气，主气是少阳相火，客气是太阳寒水，"民病寒，反热中"。故李东垣说："外感寒邪，则独左寸人迎脉浮紧，按之洪大；紧者急甚于弦，是足太阳寒水之脉，按之洪大而有力，中见手少阴心火之脉，丁与壬合，内显洪大，乃伤寒脉也。"这一脉象符合当时的实际情况。加之"人在围城中，饮食不节，及劳役所伤"则心脉变见于气口，是心火刑肺，其肝木挟心火之势亦来薄肺，经云：侮所不胜，寡于畏者是也。故气口脉急大而涩数，时一代而涩也。涩者，肺之本脉；代者，元气不相接。脾胃不及之脉，洪大而数者，心脉刑肺也；急者，肝木挟心火而反克肺金也"。这是内外俱伤的病理机制，病位在心肺。寒伤气分，心火内郁血分（少阴君火走血分），气血两伤，内外同病，病情复杂，用药不可一概而论。所以李东垣用药，既有升阳散寒的药，也有治"阴火"——"血中伏火"之药，还有调理脾胃的药。

顾植山在《疫病钩沉》中从"三年化疫"说，认为从壬辰年（1232年）向前推三年是己丑年（1229年），按《黄帝内经》三年化疫的理论，"甲己失守，后三年化成土疫"，则发生在壬辰年的疫病正应该是"土疫"，故从脾胃论治。其代表药方有以下两种。

（一）补脾胃泻阴火升阳汤

柴胡　炙甘草　黄芪　苍术　羌活　升麻　人参　黄芩　黄连　石膏

按： 方中以柴胡、升麻、羌活之辛苦平行少阳和阳明二经自地升天，升阳祛寒，以辛苦发之者也。以炙甘草、黄芪、人参之甘温温补元阳之气。以黄柏、知母、石膏之辛苦寒以泻内郁之火。以苍术之苦温健脾化湿。此乃预防阳虚受寒火郁至疫之方。

（二）普济消毒饮

黄芩　黄连　人参　橘红　玄参　生甘草　连翘　黍粘子　板蓝根　马勃　白僵蚕　升麻　柴胡　桔梗

或加防风、薄荷、川芎、当归，大便硬加酒煨大黄。

李东垣自附治疫验案一例：泰和二年四月，民多疫疠。初觉憎寒体重，次传头面肿盛，目不能开，上喘，咽喉不利，舌干口燥，俗云大头天行。亲戚不相访问，如染之，多不救。张县丞亦得此病，至五六日，医以承气加蓝根下之稍缓。翌日，其病如故，下之又缓，终莫能愈，渐至危笃。或曰：李明之存心于医，可请治之。遂命诊视，具说其由。东垣曰：夫身半以上，天之气也；身半以下，地之气也。此邪热客于心肺之间，上攻头目而为肿盛，以承气下之，泻胃中之实热，是诛罚无过，殊不知适其所至为故。遂处方用黄芩、黄连味苦寒泻心肺间热，以为君；橘红苦平、玄参苦寒、生甘草甘寒，泻火补气，以为臣；连翘、黍粘子、薄荷苦辛平，蓝根味苦寒，马勃、白疆蚕味苦，平散消毒定喘，以为佐；升麻、柴胡苦平，行少阳、阳明二经不得伸；桔梗味辛温为舟楫，不令下行。共为细末，半用汤调，时时服之；半蜜为丸，噙化之，服尽良愈。凡他所有病，皆书方以贴之，全活甚众。时人皆曰，此方天人所制，遂刊于石，以传永久。

按：金泰和二年是公元 1202 年，阴历壬戌年，中运是风木太过，司天是太阳寒水，在泉是太阴湿土，全年寒湿持于气交，气温偏低，火热内郁，故经曰"寒政大举，泽无阳焰，则火发待时"，火发随中运风气上行，故头面肿大。憎寒体重，外有寒湿。四月在二之气，遇寒"火气遂抑，民病气郁中满"；至二之气，"民病寒，反热中"。此治要在用苦寒泻心肺间的郁火。火必伤气，故用甘寒泻火补气。有火则肿，刑肺则喘，故用味苦平药散肿消毒定喘。用升麻、柴胡发其郁，用桔梗使药力上行。还要注意服法：时时服之，即少量多次服之，不伤下；噙化之，针对病位。此乃权治之方，肿消不可久服，恐伤脾胃之阳，必用善后之方调理。

再按：李东垣所记两次疫病流行年，一是壬戌年（1202 年），二是壬辰年（1232 年），却是同运同气，中运都是风木太过而脾胃湿土受邪，司天之气都是太阳寒水，在泉之气都是太阴湿土，其年气候寒湿，气温偏低，内郁火胜。寒湿则伤人阳气，而脾胃有病，如李东垣说："脾胃不足之源，乃阳气不足，阴气有余"。该年风木克湿土，脾胃已虚受邪，而且心火内郁太过，一则心火刑肺，二则因火生土而传脾胃，所以李东垣说："火胜则乘其土位""盖土生于火，兼于脾胃中泻火，主生化之源"。其实，《伤寒论》五泻心汤即其理论根源，在《伤寒论》中，心火内郁，先用栀子豉汤类方调治，心火乘其土位，则用陷胸汤及五泻心汤。

三、《瘟疫论》论治湿热疫

《瘟疫论》是明代名医吴又可所著，吴氏生于明代末年，当时疫病猖獗。如吴氏在《瘟疫论》自序中说："崇祯辛巳（公元1641年），疫气流行，山东、浙省、南北两直（北直指河北，南直指江苏一带）感者尤多，至五六月益甚，或至阖门传染。"《吴江县志》记载当地"一巷百余家，无一家仅免；一门数十口，无一口仅存。"吴氏目睹了当时疫病流行的凄惨现状，看到当时医生大多以"伤寒"法误治，枉死不可胜计，深感"守古法不合今病，以今病简古书原无明论，是以投剂不效"，因此他对瘟疫"静心穷理，格其所感之气，所入之门，所受之处，及其传变之体，平日所用历验方法"，于第二年崇祯壬午年（1642年）著成疫病专著《瘟疫论》。

我们先立其年，分析辛巳年的运气。辛巳年，中运是水运不及而湿土胜，司天之气是厥阴风木，在泉是少阳相火。该年二之气的主气是少阴君火，客气是太阳寒水，"寒雨数至""民病热于中"，已酝酿成疫病发作的条件。至三之气的主气是少阳相火，客气是厥阴风木，风火合德，引动内郁之火发作，故"至五六月益甚"。终之气的主气是太阳寒水，客气是少阳相火，冬行夏令，"其病温厉"。外湿盛，内火旺，湿热合邪，即为"所感之气"，吴氏称之为戾气、杂气，因湿土寄旺四时，故有杂气之称。《瘟疫论·原病》中说："疫者，感天地之疠气，……此气之来，无论老少强弱，触之者即病，邪从口鼻而入"，即为"所入之门"；直犯三焦，横连膜原，即为"所受之处"，如《瘟疫论·原病》中说："邪从口鼻而入，则其所客，内不在脏腑，外不在经络，舍于伏脊之内，去表不远，附近于胃，乃表里之分界，是为半表半里，即《黄帝内经》所谓横连膜原者也。"疫邪盘踞膜原，吴又可创立"九传"说，谓："有但表而不里者，有但里而不表者，有表而再表者，有里而再里者，有表里分传者，有表里分传而再分传者，有表胜于里者，有里胜于表者，有先表而后里者，有先里而后表者"，即"其传变之体"。

吴又可治疫的代表方药有以下两种。

（一）达原饮

槟榔二钱　厚朴一钱　草果仁五分　知母一钱　芍药一钱　黄芩一钱　甘草五分

用水二盅，煎八分，午后温服。

吴又可提出"邪伏膜原"说，创立疏利透达治疗方法，以疏散横连膜原之疫邪，从而为疫病的治疗开辟了新途径。槟榔、厚朴、草果，燥化湿邪，除伏邪盘踞，三味协力，直达其巢穴，使邪气溃败，速离膜原，是以为达原也。热伤津液，加知母以滋阴；热伤营气，加白芍以和血；黄芩清燥热之余；甘草为和中之用；以后四味，不过调和之剂……凡疫邪游溢诸经，当随经引用，以助升泄……。少阳主三焦，三焦主膜原，故有"邪伏膜原"说。少阳相火走气分，故多用气分疏利透达治疗方法。本方治湿热病偏湿盛者。

（二）三甲散

鳖甲　龟甲（酥炙黄为末）各一钱　穿山甲（土炒黄，为末）五分　蝉蜕（洗净，炙干）五分　僵蚕（白硬者、切断生用）五分　牡蛎（煅为末）五分咽燥者斟酌用地鳖虫三个，干者劈碎，鲜者捣烂，和酒少许，取汁入汤药同服，其渣入诸药同煎，白芍药酒炒七分，当归五分，甘草三分。

水二钟，煎八分，沥渣温服。

吴氏说："客邪胶固于血脉，主客交浑，最难得解""医以杂药频试，补之则邪火愈炽，泻之则损脾败胃，滋之则胶邪愈固，散之则经络益虚，疏之则精气愈耗，守之则日削近死。盖但知其伏邪已溃，表里分传，里证虽除，不知正气衰微，不能托邪出表，邪留不去，因与血脉合而为一，结为痼疾也。"此乃是发前所未发。邪在气分不解，滞久必伤血分，故用三甲散法。

既是湿热疫，当有湿重于热、热重于湿及湿热并重之分，医者当自为分辨，乃不至误。

四、《疫疹一得》论治燥热疫

清代余霖学医最重五运六气学说，自序谓"参合司天、大运、主气、小运，著为《疫疹一得》"。他在书中开篇便立"参合六十年客气旁通图""运气便览""运气之变成疾"及"论四时运气"等专篇来论述运气，对五运六气学说进行了详尽的诠释。他强调：医者不按运气，固执古方，百无一效。

他在《疫疹一得·论四时运气》中说："天有不正之气，人即有不正之疾。疫症之来，有其渐也，流行传染，病如一辙，苟不参通司天大运，主气小运，受病之由，按经络源流而施治，焉能应手取效？"所以他诊治疫病先看运气，如他在《疫疹一得·论疫疹因乎气运》中说："乾隆戊子年（1768年），吾邑疫疹流行，一人得病，传染一家，轻者十生八九，重者十存一二，合境之内，大率如斯。初起之时，先恶寒而后发热，头痛如劈，腰如被杖，腹如搅肠，呕吐兼作，大小同病，万人一辙。……原夫至此之由，总不外乎气运。人身一小天地，天地有如是之疠气，人即有如是之疠疾，缘戊子岁少阴君火司天，大运主之，五六月间，又少阴君火（客气），加以少阳相火（主气），小运主之，二之气（主气少阴君火）与三之气（主气少阳相火）合行其令，人身中只有一岁，焉能胜烈火之亢哉"。因此他认定戊子年疫病的发作是君火、相火所为。他在《疫疹案》中说，"瘟既曰毒，其为火也明矣，且五行各一其性，唯火有二：曰君，曰相，内阴外阳，主乎动者也。火之为病，其害甚大，土遇之而赤，金遇之而熔，木遇之而燃，水不生则涸，故《易》曰：'燥万物者，莫乎火'。古人所谓元气之贼也。以是知，火者疹之根，疹者火之苗。"由此可知，余氏论疫重在运气君、相二火，故他按火年运气创立清瘟败毒饮之方取效于临床。

余霖在《运气便览》中还列出了五运主岁用药：甲、己岁，甘草为君。乙、庚岁，黄芩为君。丁、壬岁，栀子为君。丙、辛岁，黄柏为君。戊、癸岁，黄连为君。一年（之药）为君，余四味为臣。

（一）清瘟败毒饮

生石膏（大剂六两至八两，中剂二两至四两，小剂八钱至一两二钱）　小生地黄（大剂六钱至一两，中剂三钱至五钱，小剂二钱至四钱）　乌犀角（大剂六钱至八钱，中剂三钱至四钱，小剂二钱至四钱）　真川连（大剂六钱至四钱，中剂二钱至四钱，小剂一钱至一钱半）　生栀子　桔梗　黄芩　知母　赤芍　玄参　连翘　竹叶　甘草　牡丹皮

另有五十二种加减法。

疫症初起，恶寒发热，头痛如劈，烦躁谵妄，身热肢冷，舌刺唇焦，上呕下泄。六脉沉细而数，即用大剂；沉而数者，用中剂；浮大

而数者，用小剂。如斑一出，即用大青叶，量加升麻四五分引毒外透。此内化外解、浊降清升之法，治一得一，治十得十。

此十二经泻火之药也。斑疹虽出于胃，亦诸经之火有以助之。重用石膏直入胃经，使其敷布于十二经，退其淫热；佐以黄连、犀角、黄芩泻心肺火于上焦，牡丹皮、栀子、赤芍泻肝经之火。连翘、玄参解散浮游之火，生地黄、知母抑阳扶阴，泻其亢甚之火，而救欲绝之水；桔梗、竹叶载药上行；使以甘草和胃也。此皆大寒解毒之剂，故重用石膏，先平甚者，而诸经之火自无不安矣。

按：余霖论君火、相火二火为疫，火必刑肺，而成燥热疫。其实，余氏是用石膏、生地黄辛甘寒清泻少阳相火（经云：相火之下，水气承之），用犀角、玄参、黄连咸苦寒清泻少阴君火（经云：君火之下，阴精承之），用甘草、栀子、黄芩、黄连、知母（代替黄柏）清泻五运之火，赤芍、牡丹皮合生地黄、犀角、玄参清血分之火热，连翘、竹叶清上焦之火，桔梗、竹叶载药上行。此也是疫病重病期的权用之药，故余霖在清瘟败毒饮后列瘟后二十症用方。根据《黄帝内经》的理论，大热必有中寒，故用此方者要慎重。余霖自己也说："疫疹者，四时不正之疠气，夫何气，乃无形之毒，胃虚者感而受之。"既是胃虚，又有中寒，用此大寒之剂可不慎哉！《伤寒论》于此用大剂石膏白虎汤，必用炙甘草、粳米温中。

（二）医案

1. 紫黑呃逆治验

丙午夏四月，塞道掌侄孙兆某者，病疫已十一日，原诊辞以备后事。塞公另延一医，用理中汤，兆某妻舅工部员外伊公，素精医术，不肯与服。曰：若治此症，非余某不可。其家因有人进谗言予用药过峻，惧不敢请，伊公力争，恳予甚切。予因知遇之感，慨然同往。诊其脉，沉细而数；验其症，周身斑点，紫黑相间，加以郁冒直视，谵语无伦，四肢如冰，呃逆不止，舌卷囊缩，手足动摇，似若循衣。此实危证，幸而两目红赤，嘴唇焦紫，验其是热。检视前方，不过重表轻凉，此杯水投火，愈增其焰，以致变证蜂起。予用大剂，更加玄参三钱，大青叶二钱，使其内化外解，调服四磨饮（人参、槟榔、沉香、乌药各等分）。本家惧不敢服，伊公身任其咎，亲身煎药，半日一夜，连投二服，呃逆顿止，手足遂温，次日脉转洪数，身忽大热，以毒外透也。予向伊公曰：按法治之，二十一日得痊。但此剂不过聊治其焰，未拔其根，药力稍懈，火热复起。一方服至五日，病势大减，药亦减半。服至八日，药减三分之二，去大青叶。服至十日，药减四分之三，以后诸症全退，饮食渐进。计服石膏五斤十四两，犀角四两六钱，黄连三两四钱。举家狂喜，始悔进谗言之误也。

2. 舌甲治验

正红旗护军活隆武者，乃太仆寺员外郎华公胞侄也，系予世好。丙午夏，出疹本轻，尊人畏予用药过峻，惧不敢邀，及至舌卷囊缩，方邀予治。诊其脉，细数有力；观其色，气壮神昂，非死候也；及验其舌，其黑如煤，其坚如铁，敲之嘎嘎有声。因问曰：前医何以不药？尊人曰：彼云满舌皆黑，前人列于不治。予曰：水来克火，焉有苔厚如甲哉？按此起病之初，舌苔必白而厚，此火极水化之象，误以为挟寒，妄肆温表，燔灼火焰，以致热毒阻于中焦，离不能下降，坎不能上升，热气熏蒸，由白而黄，由黄而黑矣。治宜重清胃热，兼凉心肾，非大苦大寒，不能挽回。即用大剂，重用犀、连，更加生地、知、柏、抑阳扶阴，连投四服，其苔整脱亦如舌大，后用三小剂而痊。

按：此两例医案，均是丙午年夏时得疫病。该年中运是寒水太过，司天之气是少阴君火，在泉之气是阳明燥金，"水火寒热，持于气交而为病。始也热病生于上，清病生于下，寒热凌犯而争于中，民病咳喘，血溢，血泄，鼽嚏，目赤眦疡，寒厥入胃，心痛，腰痛，腹大，嗌干，肿上"。三月、四月的二之气主气是少阴君火，客气是厥阴风木，"寒气时来……其病淋，目瞑，目赤，气郁于上而热"。五月、六月的三之气主气是少阳相火，客气是少阴君火，"寒气时至，民病气厥，心痛，寒热更作，咳喘，目赤"。可知该年是寒气偏重，气温偏低，火气内郁。所以两例患者病情都是上热下寒、寒热错杂，而见目赤、脉细数、四肢如冰、呃逆、舌卷囊缩，初起舌苔白厚。因此，要用清瘟败毒饮调服四磨饮来治。四磨饮，有人参、槟榔、沉香、乌药各等分组成，《本草纲目》载：沉香治上热下寒，气逆喘急，大肠虚闭，小便气淋，男子精冷。乌药治寒郁气滞，善于疏通气机，能顺机，能顺气畅中，散寒止痛。《药性论》说：槟榔宣利五脏六腑壅滞，破坚满气，下水肿，治心痛、风血积聚。《本草纲目》载：槟榔治泻痢后重，心腹诸痛，大小便气秘，痰气喘急。且乌药、槟榔均治天行疫瘴。人参调补元气。

其实，余霖深知外寒之危害，故往往用《活人》败毒散解表。

《活人》败毒散治时行疫疠头痛，憎寒壮热，项强，睛暗，鼻塞声重，咳嗽痰喘，眼赤口疮，热毒流注，脚肿腮肿，诸疮斑疹，喉痹吐泻。

羌活　独活　柴胡　前胡　川芎　枳壳　桔梗　茯苓　薄荷　甘草

疫症初起，服此先去其爪牙，使邪不盘踞经络，有斑即透，较升、葛、荆、防发表多多矣。如口干舌燥加黄芩，喉痛加豆根，倍加桔梗、甘草。古方引用生姜，姜乃暖胃之品，疫乃胃热之症，似不宜用，以葱易之。

此足太阳、少阳、阳明药也。羌活入太阳而理游风；独活入太阴而理伏邪，兼能除痛；柴胡散热升清，协川芎和血平肝，以治头痛目昏；前胡、枳壳降气行痰，协桔梗、茯苓以泻肺热而除湿消肿；甘草和里；而发表更以薄荷为君，取其辛凉，气味俱薄，疏导经络，表散能除高巅邪热。古人名曰败毒散。

3. 昏愦呃逆治验

右营守府费公名存孝者，年近七旬，癸丑四月，病疫已八日矣。诊其脉，细数无至；观其形色，如蒙垢，头汗如蒸，昏愦如痴，谵语无伦，身不太热，四肢振摇且冷，斑疹引于皮内，紫而且赤，幸不紧束。此疫毒内伏，症亦危矣。如斑不透，毒无所泄，终成闷证，毙在十四日。检视前方，不外荆、防、升、葛。不知毒火壅遏之证不清，内热不降，斑终不出，徒肆发表，愈增其势，燔灼火焰，斑愈遏矣。予用大剂，石膏八两，犀角六钱，黄连五钱，加大青叶三钱，升麻五分。使毒火下降，领斑外透，此内化外解，浊降清升之法。次日，周身斑现，紫赤如锦，精神若明若昧，身亦大热，手足遂温，间有逆气上冲，仍照本方加生地一两，紫草三钱，调服四磨饮（人参、槟榔、沉香、乌药各等分）。其侄惧逆气上冲，予曰：无防，服此即止。进门时，见又贴有堂号，因问曰：又延医乎？其侄曰：相好请来，但诊其脉，不服药耳。予曰：予治此证，前人未有，昨日敢服此方令叔活矣。然见者必以为怪，君其志之。后医者至，果见予方，大叱其非，曰：一身斑疹，不按古法，用如许寒凉水注，斑疹如何能透？急宜提表，似或可救，即用荆、防、升、葛，更加麻黄，连服二煎，及至半夜，呃逆连声，四肢逆冷，足凉过膝。举家惊惶，追悔莫及。守城而进，叩门求见，问其所以，曰：变矣。问服何方？曰：他方。予曰：既服他方，仍请他治之。其侄见予不往，权将四磨饮原方，连灌二煎，呃逆顿止，手足遂温。转恳予素契者，登门叩恩，予怜其以官为家，又系异乡人，仍按本方大剂调治，二十一日痊愈。计用石膏五斤四两，犀角五两二钱，黄连四两八钱。此癸丑四月间事也。

4. 目闭无声治验

世袭骑都尉常公，系户部郎中观公名岱者，中表弟也。癸丑五月病疫。观公素精医术，调治半月，斑疹暗回，而诸症反剧，已备后事。乃弟因一息尚在，复邀予治。诊其脉，若有若无；观其色，目闭无声，四肢逆冷，大便旁流清水。予谢以不治。阖家拜垦，但求开方，死而无怨。予见嘴唇微肿，紫而且黑，知内有伏毒，非不可救。热乘于心肺，故昏闷无声；乘于肝，故目闭；乘于脾，故四肢逆冷；乘于大肠，故旁流清水。检视前方，亦是清热化斑等剂。观公素性谨慎，药虽不错，只治其焰，未拔其根，当此危急之秋，再一探视，死在三七。予按本方，用犀角八钱，黄连六钱，加滑石一两，木通三钱，猪苓、泽泻各二钱，桑皮三钱，瓜蒌霜三钱，另用石膏一斤，竹叶一两，熬水煎药。连进三煎，次日脉起细数，手足遂温，旁流亦减，小水亦通，目开而声出矣。仍用本方去滑石、木通、猪苓、泽泻、桑皮、瓜蒌。又一服，以后逐日减用，七日而痊。观公登门道谢曰：舍表弟之症，一百死一百，一千死一千，君能生之，敢不心悦而诚服！

5. 半身不遂治验

癸丑四月，国子监冯公名海粟者，适至舍间，叙及陈令亲疫后又痢。子曰：若以痢治之，防变别证。及至七月，冯公复至，言陈舍亲病痿两个月，百药无效，相邀起之。及至，诊其脉，沉紧弦数；观其色，若无病然，但偃仰在床，不能反侧，自腰以下，痛如火燎。检视前方，总不外滋阴补气，杜仲、续断、牛膝、虎胫等类。予曰：以此症而施此药，谁曰不然？但以脉合症，以症合形，乃热毒流于下注，非痿也。遂用小剂败毒饮加知、柏、木瓜、萆薢、川膝、威灵仙、木通。两服痛减，而足能运动，六服扶起能立，未至十服，能挪步矣。后用汤药，每送扶桑丸（又名桑麻丸。桑叶、白蜜各一斤，黑芝麻四两。将芝麻擂碎熬浓汁，和蜜炼至滴水成珠，入桑叶末为丸，早盐汤送下，晚酒送下），一个月而痊。

附一：纪晓岚《阅微草堂笔记》卷十八

乾隆癸丑（1793 年）春夏间，京师多疫。以张景岳法治之，十死八九；以吴又可法治之，亦不甚验。有桐城一医（余霖），以重剂石膏治冯鸿胪星实之姬，人见者甚骇异。然呼吸将绝，应手辄痊。踵其法者，活人无算。有一剂用至八两，一人服至四斤者。虽刘守真之《病原式》、张子和之《儒门事亲》，专用寒凉，亦未敢至是，实自古所未闻矣。考喜用石膏，莫过于明缪仲淳，本非中道，故王懋竑《白田集》有《石膏论》一篇，力辩其非。不知何以取效如此。此亦五运六气适值是年，未可执为定例也。

附二：叶天士治疫方——甘露消毒丹（一名普济解毒丹）

飞滑石十五两，绵茵陈十一两，淡黄芩十两，石菖蒲六两，川贝母、木通各五两，藿香、射干、连翘、薄荷、白豆蔻各四两。各药晒燥，生研细末（见火则药性变热），每服三钱，开水调服，日二次。或以神曲糊丸，如弹子大，开水化服，亦可。（《温热经纬》）

雍正癸丑，疫气流行，抚吴使者嘱先生制此方，全活甚众，时人比之普济消毒饮云。

叶天士云： 时毒疠气，必应司天。癸丑太阴湿土气化运行，后天太阳寒水，湿寒合德，挟中运之火，流行气交，阳光不治，疫气乃行。故凡人之脾胃虚者，乃应其疠气，邪从口鼻皮毛而入。病从湿化者，发热，目黄，胸满，丹疹，泄泻。当察其舌色，或淡白，或舌心干焦者，湿邪犹在气分，用甘露消毒丹治之。若壮热，旬日不解，神昏谵语，斑疹，当察其舌，绛干光圆硬，津涸液枯，是寒从火化，邪已入营矣，神犀丹治之。

王士雄按：此（甘露消毒丹）治湿温时疫之主方也。六元正纪，五运分步，每年春分后十三日，交二运，征，火旺。天乃渐温。芒种后十日，交三运，宫，土旺。地乃渐湿。温湿蒸腾，更加烈日之暑，铄石流金。人在气交之中，口鼻吸受其气，留而不去，乃成湿温疫疠之病，而为发热倦怠，胸闷腹胀，肢酸咽肿，斑疹身黄，颐肿口渴，溺赤便闭，吐泻疟痢，淋浊疮疡等症。但看病人舌苔淡白，或厚腻或干黄者，是暑湿热疫之邪，尚在气分，悉以此丹治之立效。并主水土不服诸病。

附三：叶天士治疫方——神犀丹

乌犀角尖（磨汁）、石菖蒲、黄芩各六两，真怀生地（冷水洗净浸透捣绞汁）、金银花（如有鲜者捣汁用尤良）各一斤，粪清、连翘各十两，板蓝根（无则以飞净青黛代之）九两，香豉八两，玄参七两，天花粉、紫草各四两。

各生晒研细，用火炒，以犀角地黄汁粪清和捣为丸，切勿加蜜如难丸，可将香豉煮烂，每重三钱，凉开水化服，日二次，小儿减半。如无粪清，可加人中黄四两研入。

王士雄按：神犀丹治温热暑疫诸病，邪不即解，耗液伤营，逆传内陷，痉厥昏狂，谵语发斑等症，但看病人舌色干光，或紫绛，或圆硬，或黑苔，皆以此丹救之。若初病即觉神情昏躁，而舌赤口干，是温暑直入营分。酷暑之时，阴虚之体，及新产妇人，患此最多，急须用此，多可挽回，切勿拘泥日数。误投别剂，以偾事也。兼治痘疹毒重，夹带紫斑危证，暨痘疹后余毒内炽，口糜咽腐，目赤神烦诸症。

按：此三例医案，均是癸丑年夏月得疫病。该年中运是火运不及而寒水过盛，司天之气是太阴湿土，在泉之气是太阳寒水，全年气候偏寒湿，气温偏低，火气内郁。该年三月、四月的二之气主客气都是少阴君火，"其病温厉大行，远近咸若"。这与癸未年发生的疫病相似。本年与丙午年都是寒气外束、火气内郁，故用药一致。由其病机可知，清瘟败毒饮乃权用之药，用多恐致阳气衰败，慎之。

再按：丙午年、癸丑年的疫病与戊子年的疫病有区别，戊子年所患的是燥热瘟疫，根据戊子年燥热疫病创立的清瘟败毒饮，不能照搬用于丙午年、癸丑年，丙午年、癸丑年两年流行的是寒疫而内有郁火，不可同日而语。

以上引癸丑年疫病治验案例数则，何以用药不同？因寒、热、湿不同，或患者体质不同，读者细细思之！

五、杨栗山《伤寒瘟疫条辨》

清代名医杨栗山在吴又可《瘟疫论》杂气从口鼻而入盘踞膜原和《伤寒缵论》"伤寒自气分而传入血分，温病由血分而发出气分"，以及《伤寒论·辨脉法》"清邪中于上焦，浊邪中于下焦"等的影响下，提出了"杂气由口鼻入三焦，怫郁内炽""杂气伏郁血分，为温病所从出之源"的观点。我们由火热伏郁血分而逆推之，知此火为少阴君火，所以杨氏说"此伏热之毒滞于少阴"，进而推知必有外寒。土生于火，故炽火必乘中焦土位。于是著成《伤寒瘟疫条辨》一书，创立了以中焦为病变中心，以火郁为病机关键，以由中焦而涉及上下，由血分而达气分为传变方式，以宣通怫郁为治疗大法的辨治体系。创立升降散等治温十五方。认为"开导其里热，里热除而表证自解"。

升降散

白僵蚕（酒炒）二钱　全蝉蜕（去土）一钱　广姜黄（去皮）三分　川大黄（生）四钱

右（上）为细末，合研匀。病轻者，分四次服，每服重一钱八分二厘五毫，用黄酒一盅、蜂蜜五钱，调匀冷服，中病即止。病重者，分三次服，每服重二钱四分三厘三毫，黄酒盅半、蜜七钱五分，调匀冷服。最重者，分二次服，每服重三钱六分五厘，黄酒二盅、蜜一两，调匀冷服。一时无黄酒，稀熬酒亦可，断不可用蒸酒。胎产亦不忌。炼蜜丸，名太极丸，服法同前，轻重分服，用蜜、酒调匀送下。

按： 杨栗山认为，虽然患者"表里三焦大热，其证治不可名状"，但归根结底，是寒凉外遏，火热内郁，符合《黄帝内经》理论，故用宣泄郁火的升降散治疗。白僵蚕辛苦咸平，能胜风除湿；蝉蜕味辛咸凉，为轻清之品。二味均为虫药，既有宣郁透达火热之效，又能透风湿于火热之外。而且二味均咸，咸能入血分，能引苦寒之大黄入血分火清以泻里热，所以杨氏说"急以咸寒大苦之味，大清大泻之"。姜黄辛苦温，能行气散结，协大黄破瘀逐血、消肿止痛，协白僵蚕、蝉蜕以使火郁外达及解毒散风除湿。四药相伍，升清降浊，升阳降火，一升一降，使内外通达，气血调畅，则三焦火热之邪自然得消，故名"升降散"。方中所用米酒、蜂蜜，他说："米酒性大热，味辛苦而甘，令饮冷酒，欲其行迟，传化以渐，上行头面，下达足膝，外周毛孔，内通脏腑经络，驱逐邪气，无处不到……且喜其和血养气，伐邪避恶"。蜂蜜甘平性凉无毒，有清热养阴润燥之功，故可用于丹毒斑疹、腹内留热、呕吐便秘之症。

其余方子是：神解散、清化汤、芳香饮、大复饮、小复饮、大清凉散、小清凉散、加味凉膈散、加味六一顺气汤、增损大柴胡汤、增损普济消毒饮、解毒承气汤、增损双解散、增损三黄石膏汤。

六、戴天章《瘟疫明辨》

清代名医戴天章增删吴又可《瘟疫论》著成疫病学专著《瘟疫明

辨》，在中医疫病学史上占有重要地位。戴天章经过对历代疫病著作的潜心研究，并结合自己的临床经验，总结出疫病气、血、舌、神、脉五辨及疫病的五兼、十夹、四损、四不损等辨证心得，以及治疫的汗、下、清、和、补五大法的具体应用，剖析精详，简明扼要，临床价值极大。现将五辨、五兼及十夹录于下，以供读者参阅。

（一）疫病五辨

1. 辨气

风寒，气从外收敛入内。病无臭气触人，间有作臭气者，必待数日转阳明腑证之时，亦只作腐气，不作尸气。瘟疫气从中蒸达于外，病即有臭气触人，轻则盈于床帐，重则蒸然一室。且专作尸气，不作腐气。以人身脏腑气血津液，得生气则香，得败气则臭。瘟疫，败气也。人受之，自脏腑蒸出于肌表，气血津液，逢蒸而败，因败而溢，溢出有盛衰，充塞有远近也。五行原各有臭气，木臊、金腥、心焦、脾香、肾腐，以臭得其正，皆可指而名之。若瘟疫，乃天地之杂气，非臊、非腥、非焦、非腐，其触人不可名状，非鼻官精者，不能辨之。试察厕间粪气，与凶地尸气，自判然矣。辨之既明，治之毋惑。知为瘟疫，而非伤寒，则凡于头痛发热诸表证，不得误用辛温发散。于诸里证，当清当下者，亦不得迟回瞻顾矣。

2. 辨色

风寒，主收敛。敛则急，面色多绷急而光洁。瘟疫，主蒸散。散则缓，面色多松缓而垢晦。人受蒸气，则津液上溢于面，头目之间多垢滞，或如油腻，或如烟熏，望之可憎者，皆瘟疫之色也。一见此色，虽头痛发热，不宜轻用辛热发散。一见舌黄烦渴诸里证，即宜攻下，不可拘于下不厌迟之说。

3. 辨舌

风寒在表，舌多无苔。即有白苔，亦薄而滑，渐传入里，方由白而黄，由黄而燥，由燥而黑。瘟疫一见头痛发热，舌上即有白苔，且厚而不滑，或色兼淡黄，或粗如积粉。若传经入胃，则兼二三色。又有白苔即燥与至黑不燥者。大抵疫邪入胃，舌苔颇类风寒，以兼湿之故而不作燥耳，唯在表时舌苔白厚，异于伤寒。能辨于在表时，不用辛温发散，入里时而用清凉攻下，斯得矣。

4. 辨神

风寒之邪伤人，令人心知所苦，而神自清。如头痛作寒热之类，皆自知之。至传里入胃，始神昏谵语。缘风寒为天地正气，人气与之乖忤而后成邪，故其气不昏人神情也。瘟疫初起，令人神情异常，而不知所苦。大概躁者居多，或如痴如醉，扰乱惊悸，及问其何所苦，则不自知。即间有神清而能自主者，亦多梦寐不安，闭目即有所见，有所见，即谵妄之根。缘瘟疫为天地邪气，中人人病，中物物伤，故其气专昏人神情也。

5. 辨脉

瘟疫之脉，传变后与风寒颇同，初起时与风寒迥别。风寒从皮毛而入，一二日脉多浮，或兼紧兼缓兼洪而皆浮，迨传入里，始不见浮脉，其至数亦清楚而不模糊。瘟疫从中道而变，自里出表，一二日脉多沉，迨自里出表，脉始不沉，乃不浮不沉而数，或兼弦兼大，而皆不浮，其至数则模糊而不清楚。其初起脉沉迟，勿作阴寒断。沉者邪在里也，迟者邪在阴分也，脉象同于阴寒，而气色舌苔神情，依前诸法辨之。察脉之后，再以此辨之，便不误矣。自不同于阴寒，或数而无力，亦勿作虚视，缘热蒸气散，脉不能鼓指，但当解热，不宜补气。受病之因有不同，故同脉而异断也。

（二）疫病五兼

1. 兼寒

其一有兼寒者，初起一二日，头痛发热，身痛恶寒，诸表证，悉与时疫同。而以脉辨则不同，时疫多软，散而不浮，兼寒则多浮数、浮弦、浮大，甚至有浮紧者。再以症辨，亦微有不同，时疫多汗，兼寒则无汗为异。亦异于单受寒者，单受寒，无烦躁、口苦、口臭症，时疫兼寒，必有烦躁、口苦、口臭也。一遇此等，更当辨其受寒与时疫孰轻孰重，疫重寒轻者，烦躁证，无汗恶寒少，则当以败毒散加知母、石膏，或达原饮加羌、防、柴、葛，或六神通解散尤捷。寒重疫轻者，恶寒无汗必甚，烦躁必轻，则只用败毒散。其寒束于外，无汗恶寒既甚，症郁于内，烦躁更甚者，冬月大青龙汤，可借用。余月九味羌活汤最为恰当。此症若治寒遗疫，必有斑黄狂衄之变，治疫遗寒，复有厥逆呕利胸腹痞满之忧，驯至沉困者不少，不可不知。然此皆为初起一二日言也，若日久则邪疫勃发，表寒不能自存，而变为热，则唯以治疫之法治之而已。

2. 兼风

其一有兼风者，初起一二日，表证与时疫悉同，唯鼻塞鼻鸣，嚏喷咳嗽，与时疫略异。脉亦多浮，而与时疫之不浮不沉而数者微异。治法不大相远，即于时疫诸方中加荆、防，咳加前胡、杏仁、苏子而已。大抵时疫兼寒，能令病势增重，兼风反令病势易解。以寒主凝泣，则疫邪内部，郁一分，病势增痼一分，风主游扬，则疫邪外疏，疏一分，病势解散一分。

3. 兼暑

时疫兼寒兼风，四时皆有，至若兼暑一症，唯长夏有之。初起一二日，与时疫无异，只胸满呕利为异，而脉则兼弦细芤迟，不似时疫不浮不沉而数。治法于时疫诸方中，微减发表之味，如用羌即不用独，用柴即不用前。盖时疫多汗，暑证更多汗，两邪逼出表汗，则表必虚，故发表之味，不可重复也。寒润之药尤宜减，清热之味亦宜减，以邪从表出，郁热必轻，过用清凉，恐致寒中，而增呕胀泄利。况表气太泄，里气必虚，易犯厥脱之证，故清凉寒润，不可太多也。最宜加用分利燥脾之品，木通为上，滑石次之，猪苓、赤茯、泽泻又次之。盖分利则暑与疫皆从清道而出，邪有去路，正不必徒以寒凉逆折取效也。间有表见身痛，宜用香薷，里见腹满，宜用苍术者。再时疫兼暑，则病势反缓，以疫中温气属亢阳，暑为阳中之阴，阳得阴则解，虽不能尽解，然得一分阴气，则和一分亢阳，每见时疫兼暑，其谵妄舌燥诸症反缓者，职此故也。

4. 兼疟

时疫有似疟，有转疟，有兼疟之不同，用药亦有微异。似疟者，寒热往来，或一日二三次，或一次，而时无定也，时疫初起多有之。转疟者，时疫谵妄烦渴大剧之后，已经大汗大下，仍有余邪不解，复作寒热，转成疟象也，时疫末路多有之。兼疟之证，乃寒暑时疫合病也，其症寒热有常期，疟证全具，但热多寒少，且多燥渴扰乱，热势迅速，神情昏愦，秽气触人为异，秋令多有之。时疫所以似疟者，因邪气盘错于募原，欲出表而不能透达，欲陷里而未得空隙，故见半表半里之少阳证也。治法宜达原饮，加柴胡为主，时疫所以转疟者，因汗下后，邪气已衰，正气来复，邪正相争，故在先阳气独亢，有热无寒者，今则以阴液渐回，而寒热相争矣。在先邪气秉纲，昼夜燥热无休止时者，今则邪气渐退，正气渐复，而寒热发作有时矣。治法以养正为主，祛邪佐之，小柴胡汤、炙甘草汤、柴胡四物汤、参胡三白汤，量余邪之盛衰，视阴阳之盈亏，酌而用之。至若兼疟之证，最为难治。吴又可曰：疟疾二三发，或七八发后，忽然昼夜烦热，发渴不恶寒，舌上苔刺，心腹痞满，饮食不进，下症渐具，此时疫症见，疟疾症隐也。以疫症方药治之则生，疟家方药治之则剧。治之如法，脉静身凉，每日或间日，寒热复作有常期者，时疫解而疟邪未尽也，仍以疟法治之。愚按时疫与疟病，不甚相远，疫乃湿温二气合病，疟乃风寒暑湿四气合病，其邪气之杂而不纯相类。疟邪横连募原，时疫亦发于募原，其受邪之处相类，但时疫之温气，发则为亢阳，故宜下宜清之症多，疟之暑气，停则为郁滞，故宜宣利之症多耳。所以时疫初起，方用达原饮，与疟之主方用清脾饮，药品亦多相类，至其传变，则缓急轻重，迥乎不同也。善悟者，于此处细参，思过半矣。

5. 兼痢

时疫本多自利证，表证初起，即每日解数次稀臭水者，是也。详见后白利条下，更有春夏之交，得时疫即兼下利红白，而里急后重者，名为疫痢。初起慎不可从痢治。盖痢属里证，今兼疫邪之发热头痛，为表里俱病，先用治疫之法解其表，表解而里自和，其痢多有不治自愈者。若用治痢之法，先清其里，里气虚而表邪陷，轻者增其烦躁沉困，重者遂至呃逆昏愦而危矣。所以古人于疫痢初起，专主仓廪汤，其方乃人参败毒散，一意解表，但加陈仓米，以和中养脾胃，俟表证解后，里热证具，方可议清议下，不但香连、芍药、承气之类宜缓，即淡渗分利之剂，亦宜缓投于表证未解之先也。若太阳证不见，而微见少阳阳明证者，则柴葛五苓散，不妨借用。痢证夹表，不可清里，不特时疫兼症为然，凡一切痢证微兼身热，即宜慎用苦寒淡渗，用之若早，必增呕逆，此历验不爽者。疫证兼利，其热势反多缓，亦由痢为暑气，阳中之阴，能和亢阳，且郁蒸乏热，有所疏泄故也。若疫毒太甚，骤发即下纯红纯紫恶血，或兼见神烦谵妄诸恶症者，黄连、大黄，又在急用，不可拘此论矣。

以上五条，其辨明所以为瘟疫兼症，固已不惮逐类详审。然总以前所备具气、色、舌、神、脉五辨为主。五者之中，必有一二确据，方于疫门求治，否则各按各门施治可也。若混以时疫治之，为害甚矣。

（三）疫病十夹

1. 夹痰水

饮入于胃，经蒸变而稠浊者为痰，未经蒸变而清稀者为水，痰与水，一物也。痰能作热，水能作冷，时疫属热证，故夹痰者，更增其热。脉证治法，无甚参差，但于治疫药中，加瓜蒌、贝母，甚则加牛黄。夹水者，脉证往往相悖，治法则有不同，不可不细辨也。时疫之脉必数，而夹水在胸膈，其脉多缓，甚则迟弦，此脉夹水之辨也。时疫之舌，一经传里，即转黄转燥转黑。若有水在胸膈，则烦躁谵妄沉昏诸症备具，而舌色白润，间有转黄黑者，亦必仍有白苔，或满舌黄黑，半边夹一二条白色，或舌尖舌本俱黄，中夹一段白色，此舌夹水之辨也。时疫胸满，心下硬痛，手不可按，一有水在胸膈，心下虽满痛，按之则软，略加揉按，则辘辘有声，此症夹水之辨也。时疫见夹水脉症，虽有表，不宜纯用辛凉发散，纯用辛凉，则表必不解，而转见沉困。有里证不可遽用苦寒，早用苦寒，必转加昏愦。此水气郁遏热邪，阳气受困，宜于发表清里药中加辛燥利气利水之品，以祛水气，迨水气去，郁遏发，然后议攻议凉，则无不效者矣。燥湿则半夏、苍术，利水则木通、苓、泽，利气则莱菔、草果、木香，甚至有须用大戟、芫花者。在时疫虽属热邪，往往有投三承气、黄芩、白虎而不效，偶用温暖药收功者。遂相讼清热之非，不知热邪乃其本气，夹杂乃其间气也。

2. 夹食

时疫夹食者最多，而有食填膈上，食入肠胃之不同。入肠胃，则为阳明诸热证，治法备于三承气汤。唯食填胸膈，往往有脉沉手足冷者，误认三阴，投以温剂，亦无一毫热渴发见，但烦躁倍增，甚则一二日即死。盖胸中乃阴阳升降之路，食填之，则气闭，气闭则热郁于下，而无所疏泄，误温则热愈郁，热郁于内，故外无发热症，热郁于下，故上无口渴症。疫热以出表为轻，入里为重，在浅为轻，入深为重。此证一温，则逼邪入里入深，以致速死而无热证也。人至死尚不知误治之害，可惨已极。如气、色、神、舌、脉，辨得为疫证矣，而遇脉沉手足冷，即当细询其胸膈，若痞塞闷满，即是夹食。再辨其舌苔白厚，而微兼淡黄，益为食填膈上之明验。于治疫药中，加枳、桔、青皮、莱菔子、曲糵，甚则用吐法以宣之，使膈开而阳气宣达，然后热证自见，当解表，当清里，自无误治矣。

3. 夹郁

时疫夹气郁者，初起疫证悉同，而多脉沉，手足冷，呕逆胸满，颇类夹食。但夹食为有物，为实邪，舌苔厚白而微黄，胸膈满痛，不可按，而亦不移。夹气为无物，为虚邪，舌苔白薄，胸膈满痛窜动而可按，宜先宣通其郁，然后解表清里，自无不效。若不舒郁，而徒发表，则里气不能外达，而难于彻汗，遽用清下，则上气不宣，多致痞逆。唯于解表药中，加苏梗、木香、大腹皮、香附等类，以宣其气，则表易解。于清里药中，加川贝母以舒其郁，则里易和。贝母为舒郁要药，但力性缓，必用至五钱一两，方能奏效。

4. 夹血

时疫传里之后，畜血最多，治从攻里，兹不具论。唯本有内伤停瘀，复感时疫，于初起一二日，疫之表证悉具，而脉或芤或涩，颇类阳证阴脉。但须细询其胸腹胁肋四肢，有痛不可按而濡者，即为畜血确验。其芤涩非阳证见阴脉，乃表证见里脉也。治法必兼消瘀，红花、桃仁、归尾、赤芍、延胡索之类，量加一二味，表邪方易解，涩芤之脉方易起，若误认芤涩为阴脉，而投温剂，轻者变剧，重者危矣。

5. 夹脾虚

时疫较之风寒，本为难治，以风寒传变有次序，时疫传变无常经。风寒表邪，一发即散，时疫散而复集，且往往复之再三。风寒传里证，一攻即和，时疫攻而复合，有下之一二十次者，此时疫之难治也。而脾虚者更为难治，盖时疫必得汗下而后解，脾虚者，表不能作汗，里不任攻下。或得汗矣，而气随汗脱。得下矣，而气从下脱。治此等症，汗勿强汗，发表必兼养正，人参败毒散是也。下勿轻下，攻里必兼固气生津液，黄龙汤是也，其外症无大分别，唯脉不任寻按。然邪有进退，当其邪进方张之时，脉亦有寻按有力者，不可拘泥也，必合气色神情脉证以细参。如面色萎黄，神情倦怠，气息微促，及心悸耳鸣，皆脾虚中气不振之象，更须通体合参。如通体皆见有余实象，而独见一二虚象，则虚象反为吃紧。通体见虚象，而独见一二实证，则实证又为吃紧。总须权衡标本。凡证之属表，属上焦，属六腑者，皆为标。证之属里，属中焦、下焦，属五脏，皆为本。若实证居标，虚证居本，则虚证为重。虚证居标，实证居本，则实证为重。到此虚实关头，必着意参详，庶几无失。

6. 夹肾虚

时疫夹脾虚者，为难治矣，夹肾虚者更难。时疫属热证，肾气虚则手足冷。时疫属实邪，肾气虚则眩晕惊悸，腰膝痿软。肾虚之中，又有阴虚前虚之分，时疫必待汗下清而后解，阳虚者一经汗下清，则脱绝之症随见。阴虚者，一经汗下，则枯竭之症随见。必须时时谛察。凡在表时，见腰痛异常，小便频数，膝胫冷软，其人平日非有淋浊阳痿，即系遗泄好内，须询明。于通表药中，加人参、白芍，阳虚兼杜仲，阴虚兼知母，以照顾肾气。免后来意外之变，若入里当下，必以陶氏黄龙汤为主。当清必以人参白虎汤为主。或屡清屡下，而热更甚，舌上燥而无苔，或有黑苔，愈清而愈长，或有燥苔，愈下而愈燥，此皆肾虚之证。察其阳明，无实邪可据，当从肾虚，治以六味地黄汤，易生地，加知柏。王太仆所谓寒之不寒，责以无水，壮水之主，以制阳光者此也。或仍不应，则合生脉散以滋水之上源，或用四物汤流通经络，似此热势燎原，非杯水所能救，必大作汤液。药味必以两计，汤液必以斗计，乃有济耳。见几早，十救二三，涸竭已见，十难救一。或更兼脾胃败证，如呕呃哕利之类，汤药不下，百难救一矣。

7. 夹亡血

疫证亡血有三：其一，未病之先，素亡血而阴虚，一受疫，则邪热乘虚煎熬，亡阴最易，解表清里，用药必步步照顾荣血。如九味羌活汤之用生地，人参败毒散之用人参是也。其二，当受病之时，忽然吐衄，女子崩漏，甚至血晕昏厥，势甚危急，亦疫证常有也。病家但知血之可骇，往往不知受疫，医家亦忽其客邪，唯汲汲于止血，清凉滋补，多至危殆，不知血由疫逼，唯当治疫，疫邪解而血自止。此症不遽见于疫在表时，而见于发热数日之后，人犹易知，唯疫郁于阴经，而暴见此症者难识。以其症外无头痛发热之可据耳，但见微恶寒而大作呕，急当视其气、色、神、脉、舌苔，若舌有白苔，气色有一二疫象，即是疫毒无疑，以达原饮为主。呕加藿香，胀加青皮，但治疫毒，血证自已。若脱血太甚，而气欲绝者，加人参以固中气，俟疫证传变归经，然后按经治之，此疫证兼血之最危者。其三，疫邪大张之后，烦热燥渴之余，而见亡血证，则又瘟疫常态，详见血证各条。

8. 夹疝

疫邪夹疝，其肾囊少腹引痛，全是疝症。当照辨气、色、神、脉、舌苔法辨之。一有疫邪，不必治疝，但治疫而疝自消。若依常治疝法，用吴萸、桂、附、茴香诸燥品，轻者变为囊痈，重者呃逆、哕、厥、沉昏而莫救矣。

9. 夹心胃痛

时疫有兼心胃痛者，于其痛时，察其气、色、神、脉、舌苔，若有一于时疫，但治时疫，虽平时因寒而发，此则唯治其热，盖以疫邪客于募原，传于太阴，而发心胃痛之痼疾。于达原饮中，加木香、苍术，以开道郁疫，使其透发于表，而痛自己。若误认平常心胃痛，用桂、附、姜、萸，必致危殆。

10. 夹哮喘

哮喘，乃肺家素有痰火，一受疫邪，其湿热之气，从其类而入肺，发其哮喘，遇此当察其气、色、神、脉、舌苔，有疫但治疫，其哮喘自除，于治疫药中，加贝母、瓜蒌、淡豉、桑皮，疫邪哮喘并解，法更精密。

以上诸条，凡言兼者，疫邪兼他邪，二邪自外入者也。凡言夹者，疫邪夹内病，内外夹发者也。二邪兼发，以疫为重，他邪为轻，故略兼治他邪而病即解。二邪夹发，如夹水食血气痰等实邪，则以夹邪为先，疫邪为后。盖清其夹邪，而疫毒始得透达，透达方能传变，传变方能解利也。如夹脾虚、肾虚、亡血诸虚证，则以治邪为主，养正为辅。盖疫邪最易伤正，故不可养正遗邪也，如夹疝、哮、心胃痛诸旧病，则但治疫邪，旧病自己，盖旧病乃新邪所迫而发也。

疫邪见症，千变万化，然总不出表里二者。但表证中有里邪，里证中有表邪，则又不可不细察也。故列证分表里以尽其常，又细辨以尽其变，使人一目了然，胸有定见，少救横夭于万一耳。

按：从历代名医论治疫病的情况看，他们首要重视的就是五运六气学说，论治疫病都是从运气入手，这难道不应该引起现代医务工作者的重视吗？

附录 疫病论治实例

一、论治 2003 年"非典"寒疫病

2003 年发生的非典型肺炎属中医寒疫（依据《黄帝内经》和《伤寒例》定其病名）病范畴，不同于四时温病。其特点是：发病急剧，来势凶猛，传染性强，病情险恶。目前西医学认为其病原体是 SARS 病毒，尚无治疗有效药。

（一）中医对非典型肺炎病因的认识

翻开中医医学史可知，历史上每次疫病的防治都没有离开五运六气的指导，这次"非典"疫病，也不应例外。《黄帝内经》云丑未之岁，"太阴司天，湿气下临……胸中不利……""阴专其政，阳气退辟……寒雨数至……民病寒湿……二之气……其病温厉大行，远近咸若，湿蒸相薄，雨乃时降""呼吸气喘""咳唾则有血""太阴之胜，火气内郁"。又云："伏明之纪……寒清数举……阳气屈伏……其气郁……邪伤心。"该年司天之气为湿土，在泉之气为寒水，二之气主气客气都是少阴君火，湿蒸相薄，暴雨时降。由此可知，"非典"疫病是寒湿外束、火热内郁造成的。《素问·本病论》说："丑未之年……民病伏阳在内，烦热生中……以久成郁，即暴热乃生……化成疫病。"又说："庚辰阳年太过……后三年化成金疫也，速至壬午，徐至癸未，金疫至也……又只如庚辰……后三年化疠，名曰金疠，其状如金疫也""君火欲升，而中

273

水运仰之……日久成郁……化疫、瘟疠"。又如少阳司天之年，二之气的主气是少阴君火，而客气是太阴湿土，故曰："二之气，火反郁……其病热郁于上，咳逆呕吐，疮发于中，胸嗌不利，头痛身热，昏愦脓疮。"后三年即是癸未年。就是说，这是在五运六气作用下的气候造成的。在此气候作用下，生成了 SARS 病毒。古人云：治时病不知运气，如涉海问津。诚哉言也！清代医学家余霖在《疫疹一得》中说："运气之说，《黄帝内经》言之详也。夫人在气交之中，与天地相为流通，苟不立其年以明其气，临病施治之际，乌乎以用补泻之药哉？但运气不可不知也，常有验、有不验者何则？阴阳之消长，寒暑之更易，或失其常，在知者通其活变，岂可胶柱鼓瑟、按图索骥也耶？而时气流行，有病者，有不病者。盖邪之所凑，其气必虚，故虚者感之，而实者其邪难入也。又有一家传染者，盖家有病人，有忧患而饮食必少，饮食少而气馁矣，时与病人相近，感其病气，而从口鼻入也。"验之实际，2003 年时至阳历五月底，天气还很寒凉，而且雨水偏多，春升阳气被郁，完全符合《黄帝内经》所论癸未年的气候特点。2003 年"非典"疫病的病因是寒湿热三气为邪，寒湿在卫分、气分，郁火在血分、营分。"非典"疫病从一开始就是气血、气营两伤，曾有资料显示，"非典"疫病血证瘀毒明显，是火伤血营所致。吴又可《瘟疫论》所论崇祯辛巳瘟疫是湿热二气所致瘟疫，辛为寒水运不足而湿气盛，湿热二气在气分，盘踞膜原。余霖《疫疹一得》所论燥热瘟疫，相火所致，热在气分，邪在肺胃。李东垣所论内伤疫病，认为脾胃阳气不足而"血中伏火"是至疫之源，阳气不足"血中伏火"与这次疫病相同。

（二）病机分析

2003 年疫病的病因是寒湿外束、君火内郁，是寒湿热三气为病。癸未年太阴湿土司天，太阳寒水在泉，其运为火不足而寒气过盛。合观之是寒湿合气，流行气交，民病寒湿，邪伤心脾。寒湿在表，故畏寒、发热、头痛、全身酸痛不适。寒湿伤损脾胃之阳，故食欲不振而乏力。寒湿为邪，故见满舌白苔或白腻苔。君火内郁血分，还未发出气分，则不发热。君火内郁而蒸，由血分而发出气分，则引动相火，气血，气营两燔，故发高热，或发皮疹。《疫疹一得》说："火者疹之根，疹者火之苗也。"君火属心，心主血脉，故"非典"疫病有明显的热毒、血证瘀毒，而见舌质红或深红、暗红。 火热刑克肺金而伤阴津，故出现少痰干咳或血丝痰、呼吸困难的症状。经云："热淫所胜……病本于肺，尺泽绝，死不治。"病位在肺，故出现呼吸窘迫综合征，导致呼吸衰竭，故"非典"疫病多见扰心伤肺证。

《伤寒缵论》说："伤寒自气分而传入血分，温病由血分而发出气分。"《叶香岩外感温热篇》说："温邪上受，首先犯肺，逆传心包。肺主气属卫，心主血属营。辨营卫气血，虽与伤寒同，若论治法，则与伤寒大异也。"又说："大凡看法，卫之后方言气，营之后方言血。在卫汗之可也，到气才可清气，入营犹可透热转气，如犀角、玄参、羚羊角等物；入血就恐耗血动血，直须凉血散血，加生地、丹皮、阿胶、赤芍等物。"王士雄按："若伏气温病，自里出表，乃先从血分而后达于气分。故起病之初，往往舌润而无苔垢，但察其脉软而或弦，或微数，口未渴而心烦恶热，即宜投以清解营阴之药，迨邪从气分而化，苔始渐布，然后再清其气分可也。伏邪重者，初起即舌绛咽干，甚有肢冷脉伏之假象，亟宜大清阴分伏邪，继必厚腻黄浊之苔渐生，此伏邪与新邪先后不同处。更有邪伏深沉，不能一齐外出者，虽治之得法，而苔退舌淡之后，逾一二日舌复干绛，苔复黄燥，正如抽蕉剥茧层出不穷，不比外感温邪，由卫及气自营而血也。"叶香岩和王士雄的论述极有参考价值。张石顽论湿热瘟疫病因说，一皆火毒为患，但火有君火、相火之分。我在拙著《中医内伤火病学》中说，君火走血分，相火走气分，其治不同。余师愚《疫疹一得》所论燥热疫，乃相火所致，走气分，故用石膏见效。杨栗山《伤寒瘟疫条辨》自序说："热淫于内……乃论杂气伏于血分，为温病所从出之源，变证之总。"又说："治温病要得主脑，譬如温气充心，心经透出邪火，横行嫁祸，乘其瑕隙亏损之处，现出无穷怪状，令人无处下手，要其用药，只在泻心经之邪火为君，而余邪自退。"此乃君火所致之疫病。薛生白《湿热病篇》："湿热证，咳嗽（喘逆，面赤气粗）昼夜不安，甚至喘不得眠者，暑邪入于肺络。宜葶苈、枇杷叶、六一散等。"赵立勋《湿热条辨类解》说："本证看似咳嗽轻证，实则为暑热、暑湿袭伤肺络之重证，而非一般的肺热咳喘或痰热喘咳。其证以剧烈频繁咳嗽为特征，多为干咳，或有少量清稀白痰，伴气急喘粗，身热面赤，烦躁不宁等，若稍有疏忽，或治疗不当，即可因肺络灼伤而发展为咳血、咯血的暑瘵证。"虽属湿热病，但营郁热旺于肺，故见干咳。《叶香岩三时伏气外感篇》说："春月暴暖忽冷，先受温邪，继为冷束，咳嗽痰喘最多。辛解凉温，只用一剂，大忌绝谷。若甚者宜昼夜竖抱勿倒，三四日（徐云：秘诀）。夫轻为咳，重为喘，喘急则鼻掀胸挺。"少阴之火不上刑肺，即下行肠胃而腹泻。经云："诸呕吐酸，暴注下迫，皆属于热"，故《伤寒论》少阴病有急下证。正如王猛英所说，"非典"疫病既有血分伏火致瘀，又有外感寒湿伤气，所以资料显示，患者脉数，舌质红或深红、暗红，舌苔早期多满白苔，当火热由血分出气分后，中期舌苔多见白腻，少数患者有黄腻苔。

以上所言非典型肺炎的临床特征，只是其共性，患者因个体的差异，又会有不同的临床症状。那么如何把握二火各自的临床表现呢？刘完素《伤寒直格》根据《黄帝内经》病机十九条概括二火症状如下："诸病喘呕吐酸，暴注下迫，转筋，小便浑浊，腹胀大鼓之如鼓有声，痈疽疡疹，瘤气结核，吐下霍乱，瞀郁肿胀，鼻塞鼽衄，血溢血泄，淋闭身热，恶寒战栗，惊惑悲笑谵妄，衄蔑血汗皆属于热（少阴君火，乃真心、小肠之气也）。"又说："诸热瞀瘛，筋惕悸动，搐搦瘛疭，暴瘖冒昧，躁扰狂越，骂詈惊骇，胕肿疼酸，气逆冲上，禁栗如丧神守，嚏呕疮疡，喉痹，耳鸣及聋，呕涌溢，食不下，目昧不明，暴注胸瘛，暴病暴死，皆主于火也（手少阳相火，乃心包络、三焦之气也）。"这就把二火分得一清二楚了。李东垣称少阴君火为阴火，即心火。《内外伤辨》说："阴火炽盛，是血中伏火"。《脾胃论》说："脾胃不足，皆是血病"，而"脾胃不足之源，乃阳气不足，阴气有余。当从元气不足升降浮沉法，随症用药治之"。李东垣之论正符合"非典"疫病的内因。外伤寒湿必是阳气不足，主气和客气的少阴君火"是血中伏火"。

由上述可知，"非典"疫病的病因是寒湿外束、君火内郁。临床上可分为早期、中期、恢复期三个阶段，以分证治疗，并因时因人因地制宜，进行个体化治疗，随时调整治法治则，随症加减。

（三）治疗原则

总的治疗原则是解表祛寒湿，清热凉血，润肺止咳。活血化瘀应贯彻始终。经云癸未年的治则是：上（司天）苦温，中（运）咸温，下（在泉）甘热；少阴之胜，治以辛寒，佐以苦咸，以甘泻之。病位在肺，六经属阳明。而君火，六经属少阴。阳明有解表清下之法，少阴有急下之法，所以还可用通腑泻下法。若引动相火，又当治相火。《黄帝内经》云：相火之下，水气承之；君火之下，阴精承之。说明治相火重在滋阴，治君火重在养精。滋阴用生地、玄参、麦冬等即可，而养精却要用血肉有情之品，如张仲景用猪肤、阿胶、鸡蛋、人尿、胆汁、鳖甲等。表解寒湿，必用咸温。经云"太阴之胜，治以咸热"，治中运不足也用咸温。化湿要用苦温。

顾祖庚在《认疫治疫要言》中说，"治疫之法，总以毒字为提纲，凭他如妖似怪，自能体会无疑。君如不信，试观古今治疫之方，何莫非以解毒为主，吴又可之专用大黄，非解毒乎？张路玉之酷喜人中黄，而以童便配葱、豉为起手方，非解毒乎？叶天士之银花、金汁必同用，非解毒乎？至于犀角、黄连、生甘草等味，十方九用，非解毒乎？故嘉言喻氏有要言不烦曰：'上焦如雾，升而逐之，佐以解毒；中焦如沤，疏而逐之，佐以解毒；下焦如渎，决而逐之，佐以解毒。'观其旨，上中下则有升、疏、决之异，而独于解毒一言，叠叠紧接，不分彼此，岂非反复叮咛，示人以真谛也哉。"（唐笠山《吴医汇讲》）治"毒"虽为要言，但必须明白至"毒"之因，方可下手无错。

（四）临床辨证用药

1. 早期

早期逐邪为第一要务，宜解表宣散郁火为主。

刘奎《松峰说疫》说："但瘟之愈，终由汗解，往往有下后，而仍自解以汗者，是瘟疫之需汗也，恐急矣。"《黄帝内经》癸未年的治则是：司天之气太阴湿土用苦温，在泉之气太阳寒水用甘热，中运火气不足用咸温。又说："治少阴火用辛咸甘寒法"，所以解表除寒湿，用苦咸甘温法，药用羌活、姜黄、威灵仙、肉苁蓉、藿香、苍术、佩兰、香薷、豆豉、薄荷、芦根、地龙、寒水石、石膏、白僵蚕、蝉蜕等。首选方药是《金匮要略》升麻鳖甲汤（升麻、当归、甘草各二两，炒蜀椒一两，炙鳖甲手指大一片，雄黄半两、研。上六味以水四升，煮取一升，顿服之，老少再服，取汗）和《伤寒论》麻黄升麻汤加减。升麻鳖甲汤，蜀椒、雄黄祛寒湿解毒，为治疫病要药；升麻、甘草、鳖甲宣散血分郁火且解毒；当归、鳖甲滋阴活血化瘀；炙鳖甲咸温，合蜀椒以祛寒湿；升麻、甘草辛咸寒，散血中伏火，发汗以解表，正合"非典"疫病治法。不发热是火在血分，尚未出气分，故去蜀椒、雄黄。麻黄升麻汤，麻黄、升麻为治疫病要药；麻黄、桂枝、白术、干姜、茯苓除寒湿，升麻、石膏、黄芩、知母、天冬、玉竹、甘草清热解毒散郁火；当归、芍药养血活血。又有杨栗山《伤寒瘟疫条辨》的升降散（白僵蚕、蝉蜕、姜黄、大黄、蜂蜜、黄酒），白僵蚕气味咸平，以酒制之则祛寒；蝉蜕气味甘咸寒，入血分而发散郁火；姜黄气味辛苦，化湿而活血解郁；大黄气味苦寒，为治疫妙品；蜂蜜清热润燥。薛生白在《湿热病篇》中也说："湿热证，恶寒无汗，身重头痛，湿在表分，宜藿香、香薷、羌活、苍术皮、薄荷、牛蒡子等味。头不痛者，去羌活。湿热证，恶寒发热，身重关节疼痛，湿在肌肉，不为汗解，宜滑石、大豆黄卷、茯苓皮、苍术皮、藿香叶、鲜荷叶、白通草、桔梗等味。不恶寒者，去苍术皮。"张石顽说："香豉、人中黄，又为时疫之专药，以其总解温热，时行外内热毒也。"所以解表剂中应有气味辛咸温的威灵仙及味甘咸温的肉苁蓉等，或配用栀子豉汤，栀子泻火除烦、凉血解毒、清热利湿，豆豉解表除烦热。一开始即用除血分郁火的药，也可选用味甘、咸、微苦的防风通圣丸加减。

2. 中期

中期为喘憋期，急则治标，宜清营血化瘀定喘，发出气分则清气通腑，下不厌早。但"非典"疫病是寒湿热三气所致疫病，虽可参考春温治法，然因有寒湿之邪不可墨守其成法，要据证论治。况且所列之方，乃为共性而设，还要分个体差异，随症加减。

君火内郁刑克于肺，由血分出气分而高热不退，肺阴肺络受伤，故干咳。清气解毒凉血，润肺通络止咳，用咸甘法，佐以辛苦。急则治表，首选《普济本事方》海蛤散（海蛤粉、滑石、甘草、芒硝、鸡蛋清）加减，海蛤散主治血结胸膈，揉而痛不可抚近，正合非典型肺炎血瘀胸痛证。龙绘堂《蠢子医》说："病在血分多从小肠而出，不必另寻出路，下法以此为正。"所以海蛤散用咸寒的芒硝通腑，以泻血分火毒瘀毒；海蛤粉咸寒，化痰止咳；滑石、甘草清热利湿；鸡蛋清润燥。又清营血可选用清营汤、犀角地黄汤，气营（血）两燔选用玉女煎去牛膝、熟地黄，加细生地、玄参方或清瘟败毒饮，火热与营血相搏，瘀毒伤络，可选用三甲散加减，用醉地鳖虫、醋炒鳖甲、土炒穿山甲、僵蚕、柴胡、桃仁、苏木、赤芍、西洋参、芦根、白茅根、丹皮、地龙、水蛭等。张元素《医学启源》说"甘寒泻火，苦寒泻湿热，甘苦寒泻血热；黄芩治肺中湿热，泻肺中火邪；生地黄，其用有三：凉血一也，除皮肤燥二也，祛诸湿热三也"。药用羚羊角、犀角、玄参、生地黄、赤芍、牡丹皮、紫草、地龙、百合、沙参、贯众、海浮石、海蛤粉、寒水石、青黛、芒硝、白僵蚕、蝉蜕、杏仁、枇杷叶、金银花、连翘、石膏、竹叶、黄连、黄芩、黄柏、阿胶、猪肤等。

杨栗山说："温病伏热内郁咳嗽，白虎汤合升降散（白僵蚕、蝉蜕、姜黄、大黄、黄酒、蜂蜜）、小清凉散（白僵蚕、蝉蜕、金银花、泽兰、当归、生地黄、石膏、黄连、黄芩、栀子、牡丹皮、紫草，入蜜、酒、童便冷服）加竹叶。若烦闷则加味凉膈散（白僵蚕、蝉蜕、姜黄、大黄、黄连、黄芩、栀子、连翘、薄荷、芒硝、甘草、竹叶、黄酒、蜂蜜）、增损三黄石膏汤（白僵蚕、蝉蜕、石膏、薄荷、豆豉、黄连、黄芩、栀子、黄柏、知母、黄酒、蜂蜜），并加桔梗。"如薛生白《湿热病篇》说："湿热证……邪陷营分，宜大剂犀角、紫草、茜草根、贯众、连翘、鲜菖蒲、银花露等味""毒邪深入营分，走窜欲泄，宜大剂犀角、生地、赤芍、丹皮、连翘、紫草、茜草根、金银花等味""口渴苔黄起刺""宜鲜生地、芦根、生首乌、鲜稻根等味""舌苔干黄起刺，或转黑色，大便不通者，热邪闭结胃腑，宜用承气汤下之"。苔腻，利湿用薏苡仁、滑石、芦根等。涉及气分，则用石膏、竹叶、知母、芦根等。见血则加白茅根、大蓟、小蓟、茜草等。其中犀角、地龙、羚羊角尤为要药。李东垣《兰室秘藏》安神丸（黄连、朱砂、生地黄、当归身、炙甘草）治膈上血中伏火，经云："热淫所胜，治以甘寒，以苦泻之。以黄连之苦寒祛心烦除湿热为君；以甘草、生地黄之甘寒泻火补气，滋生阴血为臣；以当归补血不足；以朱砂纳浮溜之火而安神明也"，均可参考。通腑首选调胃承气汤，用气味咸寒的芒硝泻血中郁火为主药。又可据个体病情选用增液承气汤、导赤承气汤、新加黄龙汤、桃仁承气汤等加减。但凡见舌满白苔或白腻苔者，应或多或少加用威灵仙、蜀椒等治寒湿之药。气味咸寒的地龙、海蛤粉、海浮石等为治咳喘的要药。气味咸寒的犀角、羚羊角、蝉蜕为透发营血郁火要药。在急则治标中，要时时注意心脾之阳受损。因为寒湿本伤心脾之阳，寒凉治标再伤其阳，则会出现心脾阳虚而见沉迟之脉的内闭喘脱证者，宜益气固脱，通闭开窍，可选用参附汤加减，送服安宫牛黄丸。

3. 恢复期

恢复期患者以气血两伤，心肺两虚，寒湿热瘀毒未尽及阳气不足为病机特征。液伤阴耗可选用黄连阿胶汤、加减复脉汤等。气血两伤、余邪未尽者，可选用炙甘草汤加减，或八珍汤加减。心肺两虚者，可选用天王补心丹加减，滋养心血以安君火，滋阴清热以安肺，益气扶正以卫外。

最终可选用李东垣补脾胃泻阴火升阳汤（柴胡、升麻、羌活、炙甘草、黄芪、人参、苍术、黄连、黄芩、石膏）、升阳散火汤（生甘草、防风、炙甘草、升麻、葛根、独活、白芍药、羌活、人参、柴胡）、火郁汤（升麻、葛根、柴胡、白芍药、防风、甘草、连须、葱白）、补中益气汤加减及清暑益气汤加减，以益气扶阳平君火，调理善后。

（五）中医预防"非典"疫病

预防用药与治疗用药不同。"非典"疫病的病因是寒湿夹君火，所以预防必须从以下三方面着手，一是扶阳气之不足，二是散所郁之君火，三是避疫。因此可选用李东垣补脾胃泻阴火升阳汤、升阳散火汤、火郁汤、补中益气汤、清暑益气汤等。火重者，可选用防风通圣丸。但李东垣方温脾阳有余，温肾阳不足，故必另选用威灵仙、肉苁蓉、炙鳖甲等咸味药温肾阳。再者，李东垣只是散火，尚显清血热之力不足，故必另选用玄参、地龙、寒水石、玄明粉、牡丹皮、蝉蜕等咸寒凉血。避疫可选用雄黄、蜀椒、犀角、威灵仙、苍术、人参、槟榔等。在饮食方面，各种书报刊已介绍很多，只要符合以上病因就可选用。

（六）常用治疫方药

古人治疫的方药很多，现取部分举例于下。

1. 豆豉，张石顽说："香豉为治疫病专药。"

2. 柴胡，《药性论》："主时疾内外热不解。"

3. 浮萍，《松峰说疫》："能发瘟疫之汗者，莫过于浮萍。"

4. 寒水石，《别录》："除时气热盛"，此为咸寒药，主治少阴君火。

5. 犀角，吴瑭《温病条辨》化斑汤方论注："主治百毒蛊疰，邪鬼瘴气，取其咸寒，救肾水，以济心火，托斑外出，而又败毒辟瘟也。"

6. 金银花，《重庆堂随笔》："清络中风火实热，解瘟疫秽恶浊邪。"

7. 大青叶，《本草正》："治瘟疫热毒发狂，风热斑疹……凡以热兼毒者，皆宜蓝叶捣汁用之。"《名医别录》："疗时气头痛，大热，口疮。"

8. 青黛，《开宝本草》："主天行头痛寒热。"

9. 白头翁，《神农本草经》："主温虐狂易寒热。"

10. 绿豆，《松峰说疫》："绿豆甘寒，亦清热解毒之品，兼行十二经，祛逐疫毒，无微不入。"

11. 芒硝，《药品化义》："主治时行热狂。"

12. 威灵仙，《开宝本草》："主诸风，宣通五脏……久服之，无瘟疫虐。"

13. 苍术，李时珍说："张仲景辟一切恶气，用苍术同猪蹄甲烧烟，陶隐居亦言术能除恶气，弭灾疹。故今病疫及岁旦，人家往往烧苍术以辟邪气"；张山雷说："苍术，气味雄厚，较白术愈猛，能彻上彻下，燥湿而宣化痰饮，芳香辟秽，胜四时不正之气，故时疫之病多用之"。《验方新编》以"苍术末，红枣，共捣为丸如弹子大，时时烧之，可免时疫不染"。《松峰说疫》掌中金方治瘟疫就是以苍术为君，配合姜、白矾而成。

14. 木香，《神农本草经》谓："辟毒疫。"

15. 蜀椒，《雷公炮制药性解》谓："堪辟瘟疫。"

16. 石膏，《疫疹一得》说："非石膏不足以治热疫。"

17. 大黄，《辍耕录》说："大黄洵治疫之妙品。"

18. 乌药，《本草拾遗》说："治天行疫瘴。"

19. 槟榔，《本草纲目》说："御瘴疠。"

20. 贯众，《名医别录》说："凡大头瘟疫肿连耳目，用泄散而不遽应者，但加入贯众一味，即邪势透泄而热解神清。"《本草经疏》说："疫气发时，以此药置水中，令人饮此水则不传染。"

21. 降香，《海药本草》说："主天行时气。"

22. 地龙，《本草拾遗》说："疗温病大热，主天行诸热。"

23. 人参正气存内，邪不可干。阳气大虚，非人参不可。古人常常用补气药以御瘟疫，如由人参等16味药组成的神仙百解散，常服可辟瘟疫，人参败毒散也治瘟疫。

24. 升麻，《神农本草经》说："主解百毒……辟瘟疫。"

25. 麻黄，李时珍说："麻黄乃肺经专药……实为发散肺经郁火之药"，因此古人用麻黄等发散肺经郁火以防疫，如《日华子本草》谓麻黄"御山岚瘴气"。《圣济总录》"辟瘟疫不相传染"的方剂绝瘴散就是以麻黄为君药。

26. 麻油,《串雅内外编》说:"凡入瘟疫之家,以麻油涂鼻中,然后入病家去,则不相传染;即出,或以纸捻鼻深入,令嚏之方为佳。"

27. 甘草,《本草图经》说:"甘草能解百毒,为众药之要。"

28. 雄黄,《验方新编》说:"雄黄研细末,水调,多敷鼻孔中,与病人同床,亦不传染,神方也。"《医方简义》的避瘟丸,由雄黄、鬼箭羽、丹参、赤小豆组成,服之可不染瘟疫。《圣济总录》雄黄丸,可辟瘟疫不相传染。并说:"凡时行瘟疫,皆四时不正之气,感而病者,长少率相似。此病苟不辟除,多致传染。宜有方术,预为防之。"

29.《活人》败毒散(羌活、独活、柴胡、前胡、川芎、枳壳、桔梗、茯苓、薄荷、甘草),治时行疫疠。一方加人参。

30. 荆防败毒散治时疫。

31.《瘟疫论》的达原饮。

32.《伤寒瘟疫条辨》的升降散。

二、2003 年冬末禽流感

2003 年冬末暴发的禽流感也是由运气造成的。太阳寒水在泉与主气太阳寒水合邪,"羽虫耗",羽虫为火类,寒水克火,故火类飞禽患病,多暴死。

三、2005 年四川资阳、内江疫病分析

2005 年 7 月 23 日新闻报道,从 6 月 24 日开始在四川资阳、内江地区发现不明原因疾病,患者发病初期出现高热、乏力,伴恶心、呕

吐，后出现皮下瘀血、休克等症状，发病急，死亡率高。

2005 年 7 月 25 日新华网报道，有关专家初步认定，疫情是由猪链球菌感染引起的人－猪链球菌感染。

猪链球菌病属国家规定的二类动物疫病，是一种人畜共患传染病。自然感染的部位是上呼吸道、消化道和伤口。表现为急性出血性败血症、心内膜炎、脑膜炎、关节炎、哺乳仔猪下痢和孕猪流产等。本病流行无明显季节性，但有夏、秋季多发，潮湿闷热天气多发的特点。有时甚至可呈现地方性暴发，发病率和死亡率都很高。

主要症状有：起病急、高热、伴有头痛等全身中毒症状，重者可出现以中毒性休克、脑膜炎为主要临床表现的病例。人感染该病的潜伏期为数小时至数天，平均潜伏期为 2～3 天。多数病例发病急、临床表现重，约 50% 病例发生中毒性休克综合征。

猪链球菌感染不仅可致猪败血症肺炎、脑膜炎、关节炎及心内膜炎，而且可感染特定人群发病，并可致死亡，危害严重。

1968 年（阴历戊申年）丹麦首次报道了人体感染猪链球菌导致脑膜炎的病例，1975 年（阴历乙卯年）荷兰也有病例报道。此后，英国、加拿大、德国、法国、瑞典、美国、澳大利亚、比利时、巴西、西班牙、日本、泰国、中国等地先后有过报道。据《数理医药学杂志》2000 年第 3 期报道，1998 年 7 月至 8 月，中国江苏省如皋市发生了猪链球菌病，随着病死猪的出现，在特殊人群中发生了人－猪链球菌感染综合征，7 月 20 日至 8 月 8 日累计发现 17 例，其中死亡 7 例。2005 年（阴历乙酉年）6 月以来，中国四川资阳、内江又发现了猪疫。

以上报道共有 4 个年份，即戊申（1968 年）、戊寅（1998 年）、乙卯（1975 年）、乙酉（2005 年），都与火有关。戊申、戊寅两年，寅申为少阳相火司天年，中运又为戊火太过年。乙卯、乙酉两年，卯酉为阳明燥金司天年，中运为燥金不及而火有余，加上三之气的主气是少阳相火，故在阴历五月至六月出现 42℃的高温。根据《黄帝内经》运气学说理论，火旺对五畜中的羊马（火畜）有利，对猪（水畜）则凶，故宜发生猪疫病。火属心，心主血，其火性炎上、克金、乘土，故其病多发脑膜炎、心内膜炎、呼吸道、消化道及出血现象。其病热，反寒中。治疗方法可于本书中求之。

参考文献

[1] 裘吉生. 珍本医书集成 [M]. 上海：上海科学技术出版社，1986.

[2] 浙江省中医研究所.《温疫论》评注 [M]. 北京：人民卫生出版社，1977.

[3] 邱模炎. 中医疫病学 [M]. 北京：中国中医药出版社，2004.

[4] 张剑光. 三千年疫情 [M]. 南昌：江西高校出版社，1998.

[5] 陈业新. 灾害与两汉社会研究 [M]. 上海：上海人民出版社，2004.

[6] 中国中医研究院. 中国疫病史鉴 [M]. 北京：中医古籍出版社，2003.

[7] 田合禄. 五运六气临床应用大观 [M]. 太原：山西科学技术出版社，2005.

[8] 田合禄，田蔚. 中医运气学解秘 [M]. 太原：山西科学技术出版社，2002.

[9] 顾植山. 疫病钩沉 [M]. 北京：中国医药科技出版社，2003.

[10] 上海古籍出版社. 纬书集成·周易乾凿度 [M]. 上海：上海古籍出版社，1994.

[11] 白贵敦，毛小妹. 从运气学说看 SARS 的流行趋势 [J]. 中国中医药信息杂志，2003（7）：5-6+91.

[12] 南京中医学院医经教研组. 黄帝内经素问译释 [M]. 上海：上海科学技术出版社，1959.

[13] 王莒生，王伏声，王洪，等. 传染性非典型肺炎 100 例证候学分析 [J]. 中医杂志，2003（8）：594-595.

[14] 赵东，仝小林，段军，等.肺毒疫中医证候演变规律初探 [J]. 中医杂志，2003（9）：691–692+699.

[15] 马俊义，赵增毅，孙武装，等.严重急性呼吸综合征（SARS）33 例临床分析 [J]. 疑难病杂志，2003（4）：196–198.

[16] 王融冰，刘军民，江宇泳，等.传染性非典型肺炎 30 例舌象分析 [J]. 中医杂志，2003（7）：532.

[17] 刘敏雯，钟世杰，刘涛.103 例 SARS 患者发病的中医时间和运气学说特点 [J]. 中国中西医结合急救杂志，2003（4）：208–210.

[18] 宋正海.中国古代自然灾异群发期 [M]. 合肥：安徽教育出版社，2002.

[19] 宋正海.中国古代重大自然灾害和异常年表总集 [M]. 广州：广东教育出版社，1992.

[20] 宋正海，高建国，孙关龙，等.中国古代自然灾异相关性年表总汇 [M]. 合肥：安徽教育出版社，2002.

[21] 田合禄，田蔚.中医运气学解秘：医易宝典 [M]. 太原：山西科学技术出版社，2002.

[22] 梁峻.中国古代医政史略 [M]. 呼和浩特：内蒙古人民出版社，1995.

[23] 宋正海，高建国，孙关龙，等.中国古代自然灾异动态分析 [M]. 合肥：安徽教育出版社，2002.

[24] 郭霭春.中国医史年表 [M]. 哈尔滨：黑龙江人民出版社，1984.

[25] 邱国珍.三千年天灾 [M]. 南昌：江西高校出版社，1998.

[26] 张剑光.人类抗疫全记录 [M]. 上海：华东师范大学出版社，2003.

[27] 戴传昌.人类疫情报告完全手册 [M]. 上海：百家出版社，2003.

[28] 李建中.世纪大疫情 [M]. 上海：学林出版社，2004.

[29] 郭学德，郭彦森，席会芬.百年大灾大难 [M]. 北京：中国经济出

版社，2000.

[30] 张年顺.近 1200 年疫病流行与干支纪年的相关性研究——兼驳运气能预警 SARS 的认识 [J].中国医药学报，2004（3）：133–134.

[31] 丁文.从二十年气候变化看五运六气的实用价值 [J].吉林中医药，1980（1）：6–12+57.

[32] 陈友芝.运气学说与杭州流行病 [J].浙江中医学院学报，1991（2）：13–14.

[33] 田文，商双喜，柳少逸.脑血管猝发意外与运气学说的关系（附 635 例分析）[J].山东中医学院学报，1984（1）：26–28.

[34] 郭镜智，张志豪.五运六气与福建异常气候 [J].福建中医药，1982（2）：2–5.

[35] 郝少杰.五运六气学说与气候关系的探讨（附：西安 30 年气象资料分析）[J].陕西中医，1983（5）：1–4.

[36] 李民听.从兰州气候谈运气学说 [J].陕西中医，1985（5）：199.

[37] 李自然."五运六气"初探 [J].天津中医，1985（5）：43–47.

[38] 刘玉芝，顾万龙，庞天荷.郑州地区 30 年气象要素资料对运气学说的验证 [J].河南中医，1985（2）：29–32.

[39] 李保双，徐朝英.包头地区十五年气象、部分流行病与运气学说之关系探讨 [J].中医研究，1998（6）：3–5.

[40] 徐建华.运气学说的现代气象验证初探——连云港（新浦）台 1954—1983 年气象资料分析 [J].北京中医，2001（3）：8–9.

[41] 冯玉明，程根群.中医气象与地理病理学 [M].上海：上海科学普及出版社，1997.

[42] 何金新.试从运气学说探讨麻疹流行的关系 [J].中医杂志，1962（1）：38–39+21.

[43] 盛国荣.运气学说在肝病治疗上的实际应用 [J].福建中医药，1962

（1）：23–27.

[44] 林朗晖.运用"五运六气"学说浅证流年病种 [J]. 福建医药杂志，1983（1）：48–50.

[45] 刘玉芝.郑州地区六种传染病流行资料对运气学说的验证 [J]. 河南中医，1988，8（5）：2–7.

[46] 张健，周冬枝，雷毅华.运气学说与急性心肌梗塞关系初探 [J]. 中医药学报，1991（3）：1–4.

[47] 顾植山."三年化疫"说非典 [J]. 中国中医基础医学杂志，2003（12）：1–3.

[48] 顾植山.从 SARS 看五运六气与疫病的关系 [J]. 江西中医学院学报，2003（3）：13–16.

[49] 顾植山.《内经》运气学说与疫病预测 [J]. 中医药临床杂志，2004（1）：93–95.

[50] 王奕功，张琳.运气学说预测全球性流感大流行初探 [J]. 湖南中医杂志，1999（4）：52.

[51] 汪德云，江丽娜.运气学说在儿科的运用 [J]. 湖北中医杂志，1984（5）：23.

[52] 汪德云.十二指肠溃疡自然发生率与胎历时间有关 [J]. 中医药学报，1984（6）：32+18.

[53] 汪德云.运气学说病理定位律的临床运用 [J]. 山东中医学院学报，1988（2）：34+58+74.

[54] 靳九成，杨旻卉，吴卫群，等.胎历值岁运气综合病理定位预测研究 [J]. 湖南中医杂志，1999（6）：64–72.

[55] 刘玉芝，符文增.300 例肝火上炎型眩晕患者出生时相运气特征研究 [J]. 河南中医药学刊，1998（4）：6–7.

[56] 张剑宇，刘冬岩，李丽，等.运气学说中的时间病理节律 [J]. 山

西中医，1990（1）：6–9.

[57] 程国俊，聂宗兰，周素君，等.1137 例死亡病人与子午流注、五运六气学说关系的调查报告 [J].上海针灸杂志，1984（4）：32–33.

[58] 刘玉山.日干支运气同化病理论初探及 150 例临床报告 [J].北京中医药大学学报，1996（4）：34–36.

[59] 王树芬.我国历史上的大疫及其发生规律初探 [J].中医杂志，1995（6）：370–371.

[60] 竺可桢.竺可桢文集 [M].北京：科学出版社，1979.

[61] 张天麟.长江三角洲历史时期气候变迁的初步研究 [J].华东师范大学学报（自然科学版），1982（4）：101–120.

[62] 陈渭南，高尚玉，邵亚军等.毛乌素沙地全新世孢粉组合与气候变迁 [J].中国历史地理论丛，1993（1）：39–54.

[63] 文焕然，文榕生.中国历史时期冬半年气候冷暖变迁 [M].北京：北京科学出版社，1996.

[64] 王子今.秦汉时期气候变迁的历史学考察 [J].历史研究，1995（2）：3–19.

[65] 赵明锐.探索"岁火太过"与太阳黑子 [J].上海中医药杂志，1981（11）：40–42.

[66] 黄惠杰.从两城区冠心病死亡率窥探运气发病学和"太阳生物学"[J].中医药信息，1986（4）：3–4.

[67] 刘济跃，李冰，田文.论五运六气对现代时间医学发展的指导作用 [J].山东中医药大学学报，1997（2）：93–98.

[68] 王树芬.从气象学角度探讨五运六气学说的科学性 [J].安徽中医学院学报，1988（2）：6–9.

[69] 秦广忱.中国古代一项特殊的农业季度问题——论《素问》的农

业季节历 [J]. 自然科学史研究，1985（4）：333-341.

[70] 孟庆云. 五运六气：医学气象历法 [J]. 吉林中医药，1984（4）:5-8.

[71] 赵辉，边玉麟. 平气之年推算方法及其意义 [J]. 安徽中医学院学报，2000（6）：4-7.

[72] 唐农. 试论运气学说中"主气"的物候学基础与辨证意义 [J]. 湖南中医学院学报，1995（3）：1-3.

[73] 苏颖.《内经》医学物候学思想研究（一）[J]. 长春中医学院学报，2002（1）：1-2.

[74] 郝葆华，王益平，杨万章. 物候学定律在《内经》中的反映：中医物候学思想研究（三）[J]. 陕西中医学院学报，1990（1）：45-47.

[75] 王米渠，林乔，吴斌，等. 运气与寒暑的基因研究切入 [J]. 甘肃中医学院学报，2002（4）：4-7.

[76] 傅立勤. 干支纪年与五运六气的天文背景 [J]. 中国医药学报，1986（1）：31-34.

[77] 郑军. 干支纪年和五运六气来源的重新发现 [J]. 中国医药学报，1988（1）：35-40+52-78.

[78] 郑军. 客运客气周期与极移周期一致的论证 [J]. 中国医药学报，1989（1）：27-31.

[79] 赖文，李永宸. 东汉末建安大疫考——兼论仲景《伤寒论》是世界上第一部流行性感冒研究专著 [J]. 上海中医药杂志，1998（8）：2-6.

[80] 李顺保. 伤寒论版本大全·宋本伤寒论 [M]. 北京：学苑出版社，2000.

[81] 赵永生.《伤寒例》当为《伤寒论》概论析 [J]. 河南中医，2000（5）：3-4.

[82] 邓铁涛，赵立诚，邓中炎.《伤寒论》叙例辨 [J]. 中医杂志，1982（8）：4-6.

[83] 王永谦. 怎样看待《伤寒论·伤寒例》[J]. 辽宁中医杂志，1983（12）：12-14.

[84] 张汤敏，具炳寿，孙仁平. 解读中医论疫治法 [M]. 北京：化学工业出版社，2004.

[85] 肖林榕. 温病学家治疫病经验 [M]. 北京：中国医药科技出版社，2003.

[86] 宋乃光，刘景源. 中医疫病学 [M]. 北京：人民卫生出版社，2005.

[87] 田合禄. 中医内伤火病学 [M]. 太原：山西科学技术出版社，1993.

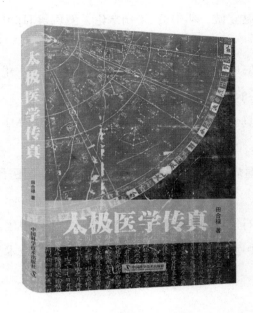

　　《太极图说》曰："无极而太极。太极动而生阳，动极而静，静而生阴，静极复动。一动一静，互为其根。分阴分阳，两仪立焉。"《易经》言："易有太极，是生两仪，两仪生四象，四象生八卦。"由此可知，易学对中医学的发展壮大起到了十分重要的作用，中医学的发生发展与易学密切相关，所以我们常说"医易同源"，或曰"医源于易"。

　　本书共4章，首先深度分析了"太极"一词的多种含义，从不同角度阐释了太极为一元之气，蕴含着日、月、地体系的运动规律；继而从阴阳、五行、八卦、河图、洛书、五运六气，以及疾病的诊治等方面言明中医学运用太极学说来阐发人体的组织结构、生理与病理变化及用药治疗原则，指出中医学中处处有太极，同时还提出了太阴脾为水的新概念，突出不被大家重视的少阳三焦说，建立了少阳三焦和太阴脾为太极水火的新观点，从而为心血管疾病、神志病及诸多疑难杂症等找到了治疗的理论根据，并提出人类发生学的观点。太极学在中医学领域发挥着非常大的主导作用，所以学习中医不可不知太极学。

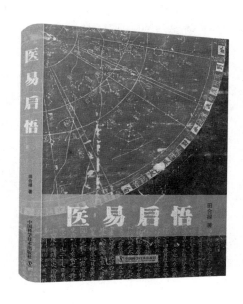

　　《周易》与中医学是中国古代文化不可或缺的部分，其在各自的领域发挥着重要作用。

　　《易经》有言："易有太极，是生两仪，两仪生四象，四象生八卦。"而中医学中脏腑和经络的数目、性质及功能，又与阴阳五行、八卦、十干、十二支一一相应，可谓是"同源共宗"。两者均以阴阳为基础，共同探索天文，物候及人的生命、疾病之间的关系与发展规律。本书共三篇，上篇为医易总论，叙述了《周易》中的医学思想及《黄帝内经》中的易学思想，从而建立并奠定了医易学说的基础。中篇瑰集各家学说，详细介绍了《周易》对中医基础理论发展的贡献，并对三焦、心包络、命门、君相二火提出了自己的新观点。下篇阐释了《周易》对中医临床医学各科的指导作用，并列举了医案实例，以期从中窥得历代名医运用易理解决临床疑难病症的思路及方法。全书以古为据，内容翔实，不失为一部将易理与医理完美融合的好书，适合广大中医爱好者及中医文化研究者参考阅读。

中国科学技术出版社·荣誉出品

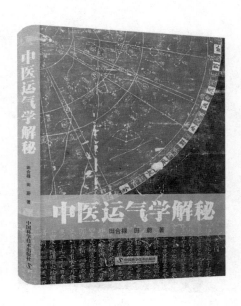

《运气易览》有云:"运气者,以十干合,而为木火土金水之五运;以十二支对,而为风寒暑湿燥火之六气。"五运六气在中医整体观念的指导下,以阴阳五行学说为基础,以天干地支等符号作为演绎工具,推论气候变化规律及其对人体健康和疾病的影响。人与自然界是一个动态变化的整体,运气运行所形成的正常气候是人类赖以生存的必备条件。人体各组织器官的生命活动,一刻也不能脱离自然条件,只有顺从自然的变化,及时地做出适应性调节,才能保持健康。

运气学涉及天文、地理、历法、医学等多方面的知识,在中医学中占有比较重要的地位。本书共12章,从六十甲子历、客主加临、标本中气等多方面进行介绍,同时将天文历法、气化规律及定数等概括于甲子系统中,以解释五运六气对子午流注与灵龟八法的指导作用,以及具体阐述运气学说的内涵及应用价值。全文引经据典,深入浅出,适合广大医易爱好者及中医学者参考阅读。